解表疏腠护络辨证录

张金波 著

山东科学技术出版社
·济南·

图书在版编目（CIP）数据

解表疏腠扩络辨证录 / 张金波著. -- 济南 : 山东科学技术出版社，2025. 6. -- ISBN 978-7-5723-2401-7

Ⅰ. R243

中国国家版本馆 CIP 数据核字第 2024JN7157 号

解表疏腠扩络辨证录

JIEBIAO SHUCOU KUOLUO BIANZHENG LU

责任编辑：马　祥

装帧设计：孙　佳

主管单位：山东出版传媒股份有限公司

出 版 者：山东科学技术出版社

地址：济南市市中区舜耕路 517 号

邮编：250003　电话：（0531）82098088

网址：www.lkj.com.cn

电子邮件：sdkj@sdcbcm.com

发 行 者：山东科学技术出版社

地址：济南市市中区舜耕路 517 号

邮编：250003　电话：（0531）82098067

印 刷 者：济南乾丰云印刷科技有限公司

地址：济南市历城区孙村街道春深路 688 号

邮编：250104　电话：（0531）88907287

规格： 16 开（170 mm × 240 mm）

印张： 15　**字数：** 219 千　**彩页：** 8　**印数：** 1~1500

版次： 2025 年 6 月第 1 版　**印次：** 2025 年 6 月第 1 次印刷

定价： 58.00 元

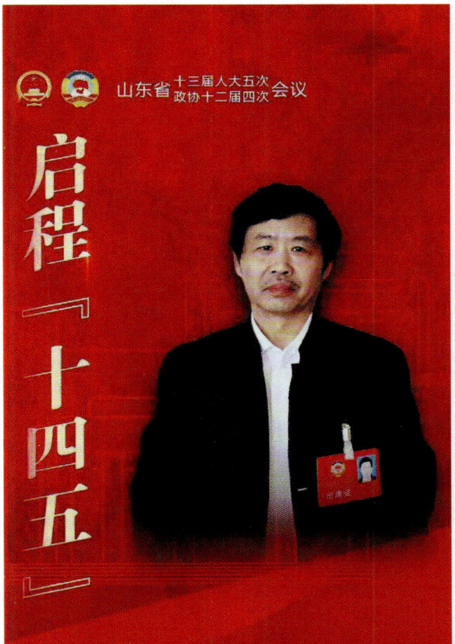

张金波 山东省政协委员
烟台市中医医院治未病中心主任

山东有传统文化优势，有很多有根可循的中医名门大派，应该以齐鲁优秀的传统文化做根基，以正统的医学流派为平台，为山东中医药的传承创新发展追根溯源，努力发掘、整理、培养一批中医传统医学流派。

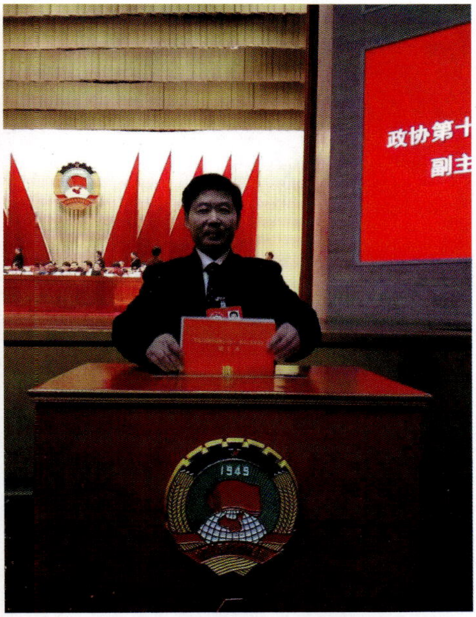

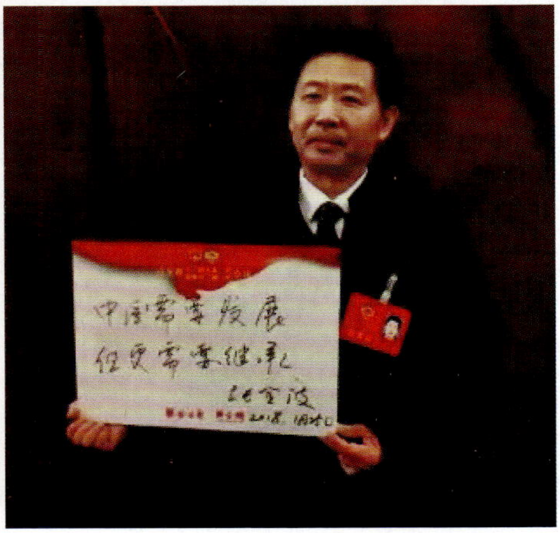

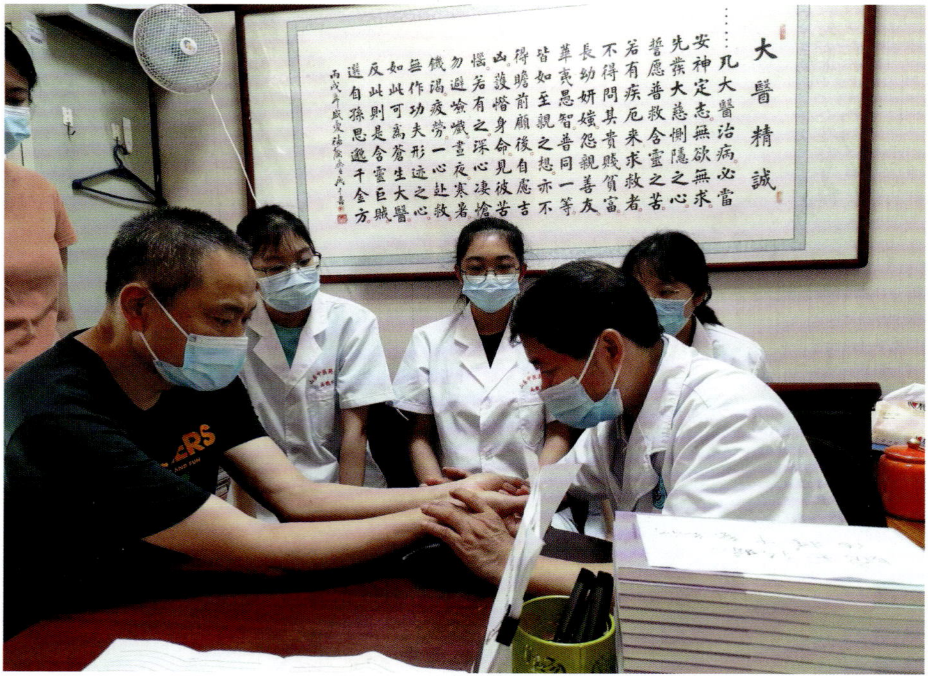
大醫精誠
凡大醫治病必當
安神定志無欲無求
先發大慈惻隱之心
誓願普救含靈之苦
若有疾厄來求救者
不得問其貴賤貧富
長幼妍媸怨親善友
華夷愚智普同一等
皆如至親之想亦不
得瞻前顧後自慮吉
凶護惜身命見彼苦
惱若有之深心淒愴
勿避嶮巇晝夜寒暑
饑渴疲勞一心赴救
無作功夫形迹之心
如此可為蒼生大醫
反此則是含靈巨賊
選自孫思邈千金方

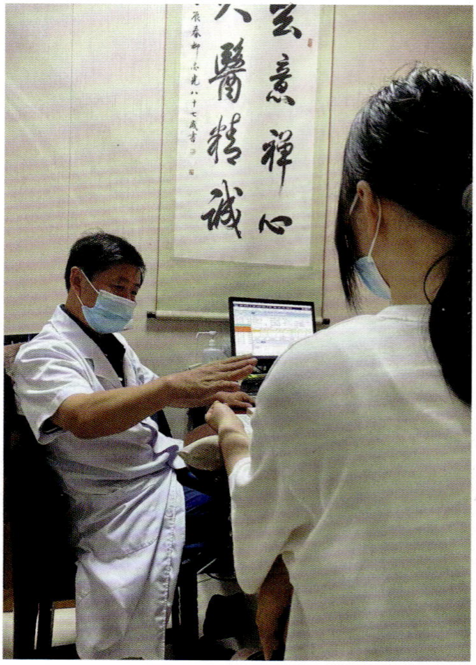

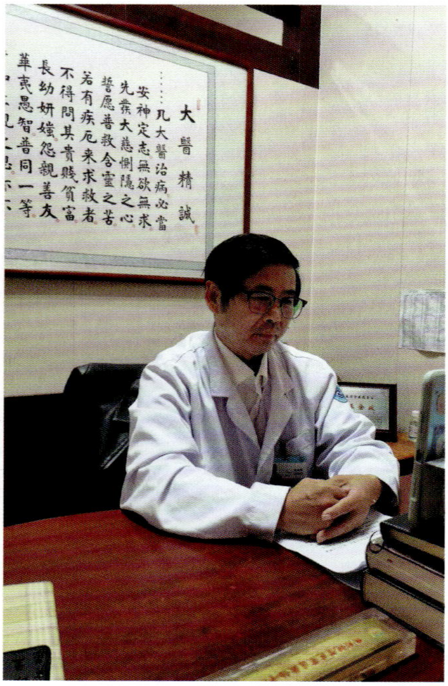

十五年

廣寒香透宮樓雲疏

影搖明滅錦繡敬仰

詩情魂維繫秋

甲辰中秋 金波

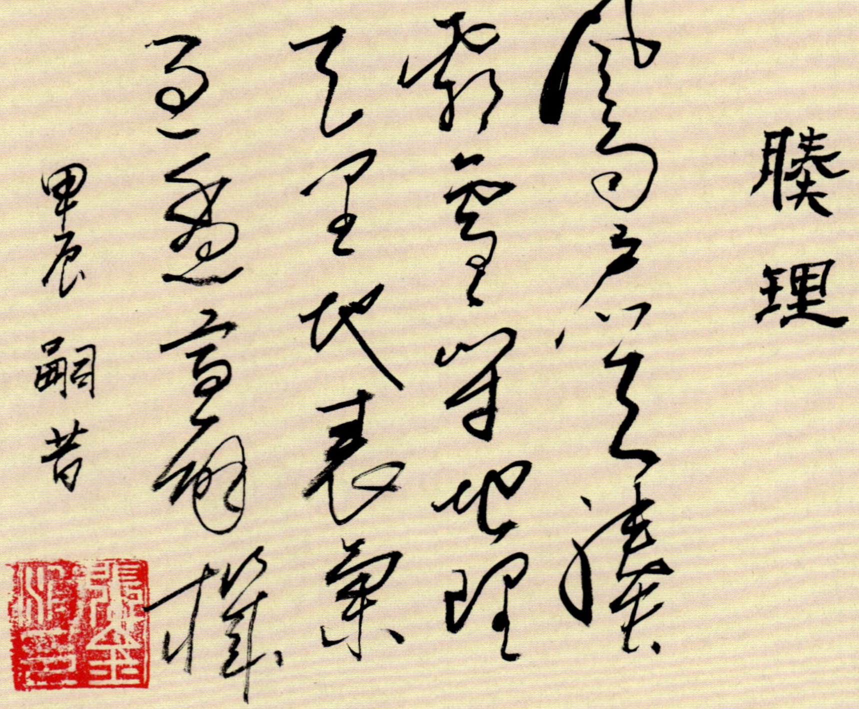
腠理
甲辰 翩若

抒情每年写童诗
亦为高贵之耕田
修不为名去方使笔
不使人间作孽钱

甲辰金波

七律 露台观酒

古今多色法墨士

黄壶山远林书声

诗粽搁玉穿经泄云

高凉风光放眼收

癸卯 金波诗并书

前言

中医理论犹如一座深邃而神秘的宝库，历经数千年的传承与发展，不断为人类的健康福祉贡献智慧与力量。在这浩如烟海的中医理论体系中，解表疏腠扩络理论以其独特的视角和重要的临床意义，逐渐引起了众多中医学者和临床医生的关注。

腠理玄府，作为人体与外界沟通的门户，其开阖、通塞与人体的健康息息相关。外邪入侵，常由腠理而入。体内气、血、津液的运行，亦赖腠理玄府之通畅。解表是疏表、散表、开表、发表的总称，旨在宣解通透邪气，使人体处于中正和平的状态。疏腠之术，重在调理腠理玄府的功能，使其开阖启闭有度；扩络之则，扩脉络，通气液，旨在增强经、脉、络的通畅性，为气、血、津液的运行提供更“宽阔”的通道。三者相互关联、相互协同，共同构成解表疏腠扩络理论的核心。

解表疏腠扩络的理论基础源于笔者的临床实践和对自然界草木生长过程的启发。临床发现解表药不但治疗外感六淫袭表入腠，玄府不畅引起的外表证，也治疗外感失治或误治，由外腠入里舍于里腠，或内伤七情，气液积聚，痰、湿、浊、瘀、气互结，玄府失畅，腠理密塞，甚至闭塞的里证。例如，越鞠丸治疗肝气郁结证，麻杏甘石汤治疗失眠症，小青龙汤治疗胸痹胸闷气短证，麻黄连翘赤小豆汤治疗瘀热在里的黄疸证，半夏麻黄丸治疗“心下悸”，桂枝去芍加麻辛附子汤治疗“心下坚大如盘，边如旋杯”的痰饮积聚证，以及薯蓣丸治疗“虚劳诸不足，风气百病”。这些方中都有大量解表药。大量的古籍文献也证明，自秦汉至明清，成名的医家在治疗内科杂病时皆配伍解表药。为什么没有表证的内科杂病也用解表药？多年来笔者始终不解古人之意。笔者偶然观察到树木的生长过程，树木增粗的过程和树皮表面开裂的程度成正比，树越粗，年轮越大，树皮开裂得越深，树木增高、增粗的阔扩过程实质上也是树皮开裂疏解的过程，这说明表解才能内阔。人与万物共同沉浮于生长之门，人的机体亦有表，无论是外感六淫袭表入腠引起的外表证，还是外感失治或误治，由外腠入里舍于里腠，或内伤七情，气液积聚所致的里证，其基本病机皆是腠理玄府密塞或闭塞，气机失畅。解表药的辛散、开发、扩阔、宣通之性不仅能宣解肌肤表膜腠理玄府，而且能通透体内所有组织表膜腠理的玄府，达到解表宽（阔）中、疏腠扩络的功效。这是解表疏腠扩络的肇始，是一种司外揣内、取象比类的思维假想。

为了解开心中的谜团，笔者于2017年攻读了山东中医药大学中医基础理论专业的研究生，授业于孙广仁老师，受到老师的悉心指导和点拨。三年研究生生活，笔者时常奔波于课堂和图书馆，查阅大量古籍，终于在《素问·脏气法时论》“肾苦燥，急食辛以润之，开腠理，至津液，通气也”，刘河间《伤寒直格》“开发郁结，则气通，津液宽行”中找到了解表疏腠扩络的雏形。解表药多为辛味药，提示解表药可解表开腠，流通津液，畅通络道。特别是《伤寒直格》的“宽”字，提示辛味药可使肌表扩张，络道内径扩宽，络道内空间开阔，则气机通畅。笔者还发现《黄帝内经》中“肺主一身之气”“肺主皮毛”“肺主身之表”的表不仅指机体皮毛等外表，而且包括体腔内五脏六腑、组织、器官、内外三焦之表膜及经、脉、络道的表膜（因其位置在内，故可称为内表）。这从文献层面证实了解表疏腠扩络治疗内科杂病的机制。解表疏腠扩络的假想虽然有了文献支撑，形成了初步的理论雏形，但笔者仍没有信心与同道分享，只能在临床中默默探索和证实。笔者有幸拜于国医大师王新陆老师门下，战战兢兢地向老师汇报了解表宽中、解表扩络的想法，竟得到了老师的肯定，他说："解表药不但有加速微循环的扩络功效，而且临床杂症辨证时配伍解表药还能提高其他类药物原来的功效，这也是我常讲的援药思维。"老师建议笔者申请科研课题，用科学的数据和语言去证实自己的假想。

随后，笔者于2015—2017年主持"清燥润肺防治雾霾对燥邪犯肺型慢性阻塞性肺疾病影响的实验研究"项目；2017—2019年主持"解表宽中化浊行血防治雾霾PM2.5对慢性阻塞性肺疾病影响的实验观察"项目；2019—2022年主持"基于解表宽中扩络假说探讨小青龙汤对'寒饮蕴肺型'慢性阻塞性肺疾病大鼠肺动脉血管内皮素-1（ET-1）影响的实验研究"项目；2023年主持"基于NF-κB/HIF-1α通路研究解表扩络对肺动脉高压大鼠血管内皮功能障碍的干预机制"项目。实验研究从细胞分子水平证明"解表扩络"药既可以降低血管内皮收缩因子ET-1水平，又可以升高血管内皮扩张因子一氧化氮（NO）水平。解表药物通过调控血管ET-1和NO，松弛肺动脉血管壁紧张度，扩展血管内径空间，改善动脉型肺动脉高压的机制，阐明了解表药"解表疏腠扩络"的功效是通过降低血管内皮素收缩因子ET-1水平，升高血管内皮素扩张因子NO水平实现的，从细胞及分子水平证明了解表疏腠扩络的机制。

《解表疏腠扩络辨证录》是笔者基于多年理论思考、临床实践及实验验证的结晶。它以丰富的临床案例为基础，深入探讨了解表疏腠扩络理论在多种疾病中的应用。每一则案例都是对解表疏腠扩络理论的实践和检验，也是对临床经验的总结与升华。通过这些案例，我们可以看到解表疏腠扩络理论在治疗感冒、发热、头痛等外感疾病中的显著疗效，也可以看到它在调理慢性疾病、疑难病症方面的独特优势。在编写过程中，笔者力求做到理论与实践相结合，既深入阐述了解表疏腠扩络理论的内涵与外延，又详细介绍了其在临床中的具体应用方法和技巧。同时，笔者还注重对临床经验的总结与提炼，将多位专家、学者的宝贵经验汇聚其中，以便更好地传承和推广这一理论。

本书的出版，对于推动中医理论创新与发展、提高中医临床诊疗水平具有一定的意义。它不仅为广大中医临床工作者提供了一部实用的参考书籍，也为中医爱好者和研究者提供了了解中医理论的新窗口。笔者相信，通过本书的推广，解表疏腠扩络理论将会得到更广泛的关注和应用，为更多的患者带来健康。最后，笔者感谢所有参与本书整理及协助整理资料的同学们，正是他们的辛勤付出和无私奉献，才使得本书得以顺利出版。同时，笔者也希望广大读者能够对本书提出宝贵的意见和建议，以便我们不断改进和完善。

张金波

2024 年 10 月 1 日于烟台

目录

第五章　解表疏腠扩络药物

第六章　解表疏腠药应用

第七章　医　案

第一章
解表疏腠扩络理论历史沿革及肇始

解表疏腠扩络理论植根于《黄帝内经》，秉持《素问·至真要大论》“开发腠理，致津液，通气也”的宗旨，根据刘完素《素问玄机原病式》之玄府气液学说，在“发开郁结，则气通，津液宽行”基础上进一步发挥而成。“发开郁结，则气通，津液宽行”正是中医学解表药疏表、散表、开表、发表功效在不同疾病过程中的具体体现，解表药不仅走表，而且走里，既治外表证，也治里表证，外感疾病固当使用，内伤杂病亦不可或缺。解表药的辛散、开发、走窜、宣通之性，不仅宣解开发体表腠理玄府，而且能通透体腔内三焦、脏腑、经络、器官、骨髓等所有组织表的腠理玄府，起到“解表疏腠扩络”，使营卫、气血、津液宽行的功效。

通过研究历代文献发现，“开发腠理，致津液，通气也”是历代中医治病的基本方法，也是解表疏腠扩络思想的肇始阶段，并在历代医家的不断总结和发挥中日趋完善。换言之，解表疏腠扩络理论是历代医家临床经验的升华，是对解表药功效的高度凝练和概括。

第一节　解表药疏腠扩络功效到方法论的历史沿革

一、秦汉时期解表疏腠药在内科杂病中的运用

《神农本草经》集秦汉以前中医药学之大成，观其所载不难发现，解表药的治疗范围十分广泛，并不局限于外感表证。古今医家皆认为：“有

一分恶寒，便有一分表证。”《神农本草经》提到白芷“主女人漏下赤白，血闭，阴肿，寒热，风侵头目泪出，长肌肤、润泽”等；谈到柴胡“主心腹肠胃中结气，饮食积聚，寒热邪气，推陈致新。久服轻身，明目益精”；谓葛根“主消渴，身大热，呕吐，诸痹，起阴气，解诸毒”。可见，解体表“寒热”，只是这些药物的众多主治之一，其效用并不局限于解表，内伤、外感尽可用之。

东汉张仲景在《伤寒杂病论》中运用多种解表药相互配伍，创制各类经方以治疗六经病证，外感表证可用之，内伤杂病亦可用之，不仅用于表证、实证，还用于里证、虚证。例如，治疗“心下悸”的半夏麻黄丸中含有麻黄，治疗“心下坚大如盘，边如旋杯”的桂枝去芍加麻辛附子汤中含桂枝、麻黄、细辛、生姜，治疗“虚劳诸不足、风气百病”的薯蓣丸中含防风、桂枝、柴胡、生姜等，这些皆是解表药活用于内伤杂病的例证，均有解表疏腠扩络的思维。

二、南北朝及五代时期解表药的临床应用范围进一步扩大

在南北朝及五代时期医家的不断实践探索下，解表药的临床应用范围进一步扩大，如南北朝时期的《名医别录》论细辛，曰：“主温中，下气，破痰，利水道，开胸中，喉痹痹，齆鼻，风痫，癫疾，下乳结，汗不出，血不行，安五脏，益肝胆，通精气”等。五代《日华子本草》言羌活：“治一切风并气，筋骨拳挛，四肢羸劣，头旋，眼目赤疼及伏梁，水气，五劳七伤，虚损冷气，骨节酸痛，通利五脏。”

三、唐代解表药的主治范围再次拓展

唐代，药王孙思邈对于解表药的应用更广泛，其《备急千金要方》中解表药治疗的病证涵盖伤寒、诸风、风毒到五脏六腑及各科杂症，远远超出单纯解表的主治范围。如卷十四《风虚心悸第六》治疗心气虚心悸23首，应用解表药18首，卷十一《肝虚实第三》治疗肝虚实11首，应用解表药9首，卷四《妇女方下·补益第一》处方14首，皆应用解表药。后《外台秘要》，以第十六卷《虚劳上》为例，该卷共载药方132首，

其中含解表药者共计 89 首。

四、宋代解表药已成为临床内外杂病普遍使用的基本药物

宋代，两部官修方书《太平圣惠方》和《圣济总录》收录的大量处方药中均应用解表药，充分反映了解表药已成为临床内外杂病普遍使用的基本药物。如《太平圣惠方》卷三治肝虚补肝的 7 首方剂中，6 首方剂含解表药；而治疗肝气不足的 5 首方剂中，4 首含解表药；治疗肝实泻肝的 6 首方剂均有解表药。《圣济总录》卷四十一“肝脏门”治疗肝虚的 17 首方，13 首应用解表药；治疗肝实的 16 方，15 首应用解表药。

五、金元时期进一步将解表药应用于各种内伤杂病

金元时期，张元素以“风升生”理论总结归纳了众多解表药和治风之品，以春气生发、风性轻扬概括了其生长、升发、条达、舒畅等特性，并赋予其“风药”之名，标志着对解表药的认识达到了新的高度。而其弟子李东垣将解表药进一步发挥治疗内伤脾胃诸病及各种杂病，创制了众多名方，成效显著，成为补土派一大用药特色，深刻影响了中医临床各科。元代倪维德《原机启微》所载常见眼病分为 18 类，创制内服方剂 40 首，其中应用解表药者达 35 首。

六、明代确立了解表药妇科证治规范

明代《傅青主女科》中调经、治崩、治带、安胎均离不开解表药，用药亦不回避产后，为后世树立了用解表药治疗妇科病的典范。

七、清代进行了全面总结和归纳

清代，许多解表药的效用得到了全面的总结和归纳。正如杨时泰《本草述钩元》对荆芥的论述：“肝经气分药，能搜肝气，主恶风贼风，口面㖞斜，手足筋急，或遍身痹痹，通血脉，除湿痹，散结聚气，转送五脏不足气，又主血劳，风气壅满（是血虚热盛），背脊疼痛，虚汗，筋骨烦痛诸证也。”邹澍《本经疏证》论桂枝，曰：“其用之之道有六：曰和

营，曰通阳，曰利水，曰下气，曰行瘀，曰补中。”对于被称为“发表第一药”的麻黄，特别指出：“麻黄非特治表也，凡里病能从表分消者，皆用之……”说明邹氏已能从脏腑之表的水平认识解表药。《神农本草经百种录》更称麻黄“轻扬上达，无气无味，乃气味之最清者，故能透出皮肤毛孔之外，又能深入积痰凝血之中。凡药力所不到之处，此能无微不至。”张锡纯论述薄荷：“其力能内透筋骨，外达肌表，宣通脏腑，贯串经络……若少用之，亦善调和内伤。”所谓“宣泄郁滞”“旁达百骸”“彻内彻外”“无微不至”“内透筋骨”“外达肌表”“内之宣络脉而疏通百节，外之行孔窍而直透肌肤”正是对解表药“疏腠扩络”功效的形象概括。

八、总结

解表药一般包括发散风寒药和发散风热药，后扩大范围至一些芳香化湿药和祛风湿药等。其味辛，气淡，质轻，性浮，具疏散通络、宣散透邪、通阳畅气、升举清阳、开通郁结、发散郁热、宽中顺气、散瘀和血、助肺宣发、助脾胜湿、助肝疏泄、助肾散精、扩脉助心、引药入经等功效，充分体现了“解表宽中疏腠扩络”的功能。这从历代医家的典籍中得到体现，如：张仲景就在桂枝汤中使用桂枝，在麻杏石甘汤中使用麻黄，在葛根芩连汤中使用葛根；唐代孙思邈在小续命汤中应用麻黄、防风；《外台秘要》石膏汤应用麻黄、香豉；《太平惠民和剂局方》人参败毒散应用羌活、独活、前胡、柴胡；钱仲阳泻黄散用藿香、防风，泻青丸用羌活、防风；张元素九味羌活丸用羌活、防风、细辛；刘完素防风通圣丸、双解散用荆芥、防风、麻黄、薄荷；李东垣清胃散用升麻，补中益气汤用升麻、柴胡；朱丹溪痛泻要方应用防风；罗天益顺气和中汤用升麻、柴胡、细辛、蔓荆子；从张景岳举元煎的升麻，到喻昌清燥救肺汤的桑叶；从《医方类聚》玉屏风散的防风，到《傅青主女科》完带汤的荆芥穗、柴胡；从王清任血府逐瘀汤用柴胡，到杨栗山升降散的蝉蜕、僵蚕；从张锡纯创制升陷汤用柴胡、升麻，到当代名医赵绍琴善用表药宣展气机，疏通三焦腠理玄府，给邪以出路等。

第二节　解表疏腠扩络理论的形成

解表疏腠扩络理论，是当代“齐鲁河间宣通医学流派”对于传统河间理论的一次重要继承与发展，是建立于“玄府气液”学说之上的一次理论革新，更是集百家之长、融各家之粹、展当代之新的中医理论创举。

表与腠理的含义构成了该理论的重要基石，“表”不仅是指体表，机体组织、五脏六腑、经脉、器官、三焦内外及六经层次也皆有表，而且表又有无限可分的特性；腠理是存在于人体的一切组织结构表膜的腠理络道，可分为外表腠理、内表腠理、里表腠理等腠理结构。可以看出，表与腠理关系紧密，表指位置，腠理指生理结构。解表的作用在于疏腠，解内表可以疏内表之腠，解外表可以疏外表之腠，解里表可以疏里表之腠。其实，远在《黄帝内经》时期，表与腠理的理论就日臻完善。至于“表”，有“五脏与六腑为表里”“三阴与三阳为表里”的生理特性，也有“以我知彼，以表知里”“外内之应，皆有表里”的司外揣内的诊断方法，更有“表里当俱泻，取之下俞”“发表不远热，攻里不远寒”的治疗手段。至于“腠理”，《黄帝内经》则更倾向于皮肤体表的纹理，我们在“邪客于皮则腠理开”“腠理开，风寒舍于皮肤之内”“藏于腠理皮肤之中”“令人汗空疏、腠理开”等论述中可略见端倪。“齐鲁河间宣通医学流派”认为，《黄帝内经》表里理论、腠理理论的开始，标志着狭义的“表与腠理”的临床应用已具备充足的理论支持，更是后续广义“表与腠理”发展的思想基石。至东汉末年张仲景，将“表与腠理”的学术思想完全引入方剂的配伍及疾病的治疗当中。他认为表里是阴阳属性的体现，在六经辨证中，判断病邪在表在里显得尤为重要，所以才有了“脉促者，表未解也”“在表，当解之熏之”“需表里实，津液自和”“表解者，乃可攻之”“表解乃可攻痞”“表和里实，当下之”等著名论断。同时，他指出腠为气血所注的三焦通会元真之处，理是皮肤脏腑的纹理。可见，张仲景已经开始察觉，腠理并非仅仅局限于体表，而是皮肤表面、脏腑器官都具有的生理结构，这为腠理的微观化奠定了基础。在治疗上，张仲景对于表与腠理的问题运用“汗法”解决，“表未解也，喘而汗出者”使用葛根黄芩黄连汤治疗；“伤寒表不解，心下有水气”，使用小青龙汤治疗；“下之微喘者，表未解故也”，使用桂枝加厚朴杏子汤治疗；“脉浮者，病在表”，使用麻黄汤治疗；“血弱气尽，腠理开”，使用小柴胡汤治疗；“身体津脱，腠理开”，使用越婢加术汤治疗。由此，解表疏腠的治疗方法由张仲景开始，正式融入中医文化的历史长河中。

至于后世医家，无论是孙思邈、王惟一，还是陈无择，都基本沿用了狭义的表与腠理，与《黄帝内经》时期的“表”与“腠理”的含义基本一致，直到“金元四大家”之首刘完素的出现，使得“表”与“腠理”的涵盖范围得到了进一步提高。首先，刘完素通过自己的临床实践与对经典的反复研读后发现，玄府并非仅仅指代汗孔，它是气液出行的腠道纹理，也是幽冥之门，更是气机升降出入的道路门户，人的脏腑、皮毛、肌骨、九窍等所有机体组织均含有，由此以后的医家才发现，机体的玄府腠理与生命活动息息相关。同时，刘完素亦认为体内亦有表邪，他在《素问病机气宜保命集》中提道“表邪缩于内，当散表邪而愈。”在治疗“暴下无声，身冷自汗，小便清利，大便不禁，气难布息，脉微呕吐”时，使用重药浆水散（半夏、附子、干姜、高良姜、桂枝、甘草）散之。刘完素使得“表”与“腠理”的含义更加广泛，广义的解表与疏腠的治疗方法也逐步进入医家的视野中，同时“河间学派”也由此诞生。

后经“齐鲁河间宣通医学流派”张枢德、马宗盛、马同官、张文坡、马玉堂、张书正等的不断总结、传承与发展，至第五代传承人张金波集流派先辈之精华，创造性、概括性地提出了“解表疏腠扩络”的治疗方法，利用味辛的药物，解人体不同层次的表膜，疏人体不同层次的腠理，达到表解、腠疏、络扩的临床疗效。

“络”，最早出现于《黄帝内经》，是指经脉的细小分支，按照分支大小、深浅、位置的不同，络脉又被分为别络、孙络、浮络。别络有十五条，为十二经脉分出的十二别络，加上任脉别络、督脉别络、脾之大络。孙络是最细小的络脉，难以计数，分布于全身，《灵枢 · 脉度》提道“经脉为里，支而横者为络，络之别者为孙”；而浮络是循行于人体浅表部位的络脉，《素问·皮部论》多次提道“部中有浮络”，而在《灵枢·经脉》中，浮络被称为“诸脉之浮而常见者”。络脉在疾病发展的过程中，具有很重要的诊断与治疗意义，我们从《黄帝内经》中不难发现，浮络、孙络、别络、经脉、脏腑是《黄帝内经》时期外感疾病由浅入深的发生过程，如《素问·缪刺论》提道“夫邪之客于形也，必先舍于皮毛，而不去，入舍于孙脉，留而不去，入舍于络脉，留而不去，入舍于经脉，内连五脏，散于肠胃，阴阳俱感，五脏乃伤，此邪之从皮毛而入，极于五脏之次也，如此则治其经焉”。再如，《素问·调经论》提道“风雨之伤人也，先客于皮肤，传入于孙脉，孙脉满则传入于络脉，络脉满则输于大经脉，血气与邪并客于分腠之间，其脉坚大，故曰实”。在诊断络病上，《素问·三部九候论》提出“其脉代而钩者，病在络脉”，而在治疗络病上，多处篇章中还提出了“络满经虚，灸阴刺阳；经满络虚，刺阴灸阳”“夏刺络俞”“孙络病者治其孙络血，血病身有痛者治其经络”“视其血络，刺出其血”“病在血，调之络”等治疗方法。《黄帝内经》为后世医家诊断、治疗、研究络病奠定了坚实的理论基础。

而后临床诸家针对络病开始发挥，张仲景在《伤寒杂病论》中发明桂枝茯苓丸、旋覆花汤、鳖甲煎丸等方剂治疗络病；孙思邈在《备急千金要方》中收录小续命汤、八风散、丹参膏等方剂治疗络病；《太平惠民和剂局方》中使用大防风汤、川芎茶调散、追风散等方剂治疗络病；刘完素在《素问病机气宜保命集》中载方麻黄续命汤、大秦艽汤、防风通圣散、天麻丸等方剂治疗络病；朱丹溪在《丹溪心法》中运用省风汤、家宝丹、八味顺气丸等方剂治疗络病；张景岳在《景岳全书》中收载调气平胃散、败毒散、乌药顺气散等方剂治疗络病……直到清代叶桂的出现，络病的发展再一次迎来了突破。叶桂打破了《黄帝内经》时期“邪气在络而病新”的固有观点，前瞻性地提出了“久病入络”“痛久入血络”等学术观点，他认为当病邪在机体内侵袭时间过久时，邪气会稽留在络脉，因此在治疗久病、久痛等疑难杂症时，应该考虑治疗络脉，同时提出了“腑以通为用、络以辛为泄”的治疗大法。他认为“通血脉，攻坚垒，佐以辛香，是络病大旨”，又认为“初病气结在经，久则血伤入络，辄仗蠕动之物，松透病根”。因此，在治疗积聚，当患者阴邪聚络时，他使用当归须、延胡索、官桂、薤白、橘核以“辛温入血络”；当患者脉络凝痹时，他使用蜣螂虫、当归须、桃仁、川郁金、川芎、生香附、煨木香、生牡蛎、夏枯草攻积除坚。当患者牙痈络痹时，他使用羚羊角、僵蚕、川桂枝尖、煨明天麻、炒丹皮、黑山栀、钩藤宣通络痹；当患者咳嗽风温化燥时，他使用冬桑叶、玉竹、大沙参、甜杏仁、生甘草、薏苡仁清泻络热。叶桂对于络病的发展影响十分深远，至后世诸多医家如吴鞠通、张锡纯、丁甘仁、俞岳真、吴以岭都受到叶氏很大的启发。

“解表扩络”的理念最早由笔者提出，有别于其他医家对于“络”的理解，“齐鲁河间宣通医学流派”认为，人体的“络”不仅包含传统中医中的浮络、孙络、别络，更是包含经、脉及一切具有腔隙管道的系统，有玄府、微玄府、细玄微府在机体一定的部位相叠、相加、相贯形成的腔隙隧道，腔外表膜称为外表，腔内表膜称为里表。扩络解表是解表药疏表、散表、开表、发表功能体现，在文献中有表药、疏散药、风药等诸多称谓，其中风药一词始于金元时期的张元素和李东垣。古往今来，查阅文献，解表药的内伤杂病临床应用由来已久，会用并善用解表剂者，开端于仲景，规范于河间，提倡于东垣。笔者根据历代医家的文献，结合解表药的临床疗效提炼了“解表疏腠扩络”理论。

外感、内伤杂病的基本病机是腠理密塞或闭塞，玄府开阖启闭功能紊乱，玄府不畅，气液（营卫、气血、津液、精、神）运行，交济失常则积聚，痰湿浊瘀毒等病理产物随之而生，络道玄府成为病邪易于伏留客入舍里之地，因此治疗上选择“扩络”的方法进行治疗。扩络法最大的优势不仅在于吸纳了传统中医对于络病的治疗方法，更能够与时俱进，在临床治疗中活用具有疏表、散表、开表、发表等解表扩络药治疗各种内外疾病，因辛者行也，行者散也，散者扩也，扩者通也，只要络道腠理玄府通畅，气液以流，腠理密而不塞，疏而不漏，则阴平阳秘，精神乃治。临证时，也同样需要辨证用药，患者气虚时需要佐入补气药，患者血虚时需要佐入补血药，患者津枯时需要佐入生津药，患者血瘀时需要佐入化瘀药，患者痰凝时需要佐入化痰药，患者阴虚时需要佐入养阴药，患者阳虚时需要佐入补阳药，患者病久时需要佐入虫类药等治疗方法，不一而足。临床发现解表药配伍在各类功效的方剂中，皆有增效的作用。

由此可知，“解表疏腠扩络”虽为“齐鲁河间宣通医学流派”最具代表性、创新性的治疗方法，但它植根于传统中医，与古代诸多医家的理论密不可分，同时经过历代传承人的发展，已然成为中医不可或缺的特色治疗方法。

“解表宽中”“疏腠扩络”“舒肌扩脉”的理论是河间“玄府气液”宣通理论体系的延伸，是在治则治法上的具体体现，继承、发展和丰富了“河间宣通医学流派”的内涵。

第二章
解表疏腠扩络理论基本内容

第一节　表的概念和基本内容

一、表的定义

中医对“表”的传统认知，通常认为“表”即指肌表，是人体最外层的“皮肤层”，但也仅限于“肌表”水平，其余都是“里”。而中医传统理论中的“表证”，通常是指外感邪气从皮毛、口鼻侵入人体，正气抗邪表现在体表（肌肤）的轻浅证候，表证的部位也仅限于身体皮毛、肌腠外。恶寒发热、头身痛、打喷嚏、鼻塞、流鼻涕、喉咙痒痛、微有咳嗽、气喘、舌淡红、苔薄、脉浮为外邪袭表证。事实上，解表法的应用绝不应该局限于此，如《伤寒论》中葛根汤治疗下利、张从正麻黄桂枝汤治疗泄泻及喻嘉言人参败毒散“逆流挽舟”治疗下利等，均是解表法的拓展运用。

张仲景常把“表”称为“外”，指体表部位，包括毛皮、肌肤、血脉。《伤寒论》对“表”的论述，第16条“桂枝本为解肌”，即从桂枝汤来论述，是指桂枝汤的治疗部位是表的肌肤皮毛。第29条称“反与桂枝，欲攻其表”，说明桂枝汤具有开表发腠扩络治疗“表证”“外证”的作用。第43条“太阳病，下之微喘者，表未解故也，桂枝加厚朴杏子汤主之”；第164条“解表宜桂枝汤”；第42条“太阳病，外证未解，脉浮弱者，当以汗解，宜桂枝汤”等，均为表证的基本治法。另外，参照《金匮要略·脏腑经络先后病脉证第一》的论述：“四肢九窍，血脉相传，壅塞不通，为外皮肤所中也”，《金匮要略·肺痿肺痈咳嗽上气脉证并治》中记载的“风伤皮毛”，可知表的部位包括皮毛和肌肤。再参照《伤寒论》第53条“以荣行脉中，卫行脉外，复发其汗，荣卫和则愈，宜桂枝汤”。桂枝汤所指的表证，需要通过发汗使营卫气和，营卫行在脉中脉外，因此“表”也包括血脉的表。这与《素问·阴阳应象大论》的思想相对应，该篇指出：“邪风之至，疾如风雨，故善治者治皮毛，其次治皮肤，其次治筋脉，其次治六腑，其次治五脏。”总而言之，“表”不单指体表，机体组织皆有表。因此，中医表里辨证的“表里”是辨别病变部位的内外、浅深、在脏表、在腑表、在经表、在络表、在三阴表、在三阳表的两个纲领，不是表的本质内涵。因为表证是正气抗邪外出的表现，不能简单地将表证理解为外邪侵袭浅表部位的病变，更不能机械地认为皮毛病变一定是表证，五脏六腑也可有表证。

二、表分内外并具有无限可分性

从《黄帝内经》中“肺主一身之气”与“肺主皮毛”的关系角度探讨“肺主身之表”，可以发现中医学的表不仅指机体皮毛等外表，也应包括体腔内，五脏六腑、组织、器官、内外三焦之表膜和经脉络道的表膜，又因其位置在内，故可称为内表。故广义的表包括机体皮肤之外表及脏腑、组织、器官、三焦内外、经脉络道内外表膜之表两部分。

人体脏腑、组织、器官、内三焦、经脉络道均为立体空间结构，均可分为内层表和外层表，以及“表之外表”“表之内表”。脏腑亦分里表、外表，即脏腑内层膜为里表，脏腑外层膜为外表。脏腑、血管、经络、四肢百骸及三焦内外表膜也属表，也分为“表之外表”“表之内表”，这是宏观分法。从微观上分，组成脏腑、组织、器官、经脉、络道表的细胞、分子等本身也分表里，表里相对，且具有无限的可分性。由于表具有无限可分的特点，是精准治疗的理论来源，因此解表疏腠法是一种精微辨证法。广义的表除包括机体皮肤的外表和脏腑、组织、器官、三焦内外腠膜、经脉络道内外表膜部分，也应有肺的主持和调节。肺主一身之表，该表不仅包括体表，还包括脏腑、组织、血管（经脉）、经络等的表，也应受肺宣卫气津液于皮毛的治节。《灵枢·营卫生会》记载“谷入于胃，以传于肺，五脏六腑皆以受气者，此营血之荣于五脏六腑十二经脉也……太阴主地，太阳主天，卫气日行于太阳之肤表，而夜行于五脏之募原，乃太阴所主之地中也……”募原应指机体内腔（内三焦），脏腑、经脉等所有的器官之表膜。三焦也应分内外三焦。

三、“表”的现代组织学认识

从组织胚胎学的角度来研究，“表”所指部位，属于人体上皮组织，上皮组织简称上皮，是指覆盖于体表以及各种腔、道、管、囊的内外表面的上皮，根据其功能，上皮组织分为被覆上皮和腺上皮两大类。被覆上皮覆盖于身体表面或衬贴在体腔和有腔器官内表面，其中内皮是指分布于心、血管、淋巴管腔面的单层扁平上皮组织，间皮是指分布在胸膜、腹膜、心包膜、肠系膜及包囊在器官表面等处的单层扁平上皮组织。上皮组织具有保护、吸收、分泌、排泄和感觉等功能，机体内外的物质交换都要通过上皮组织实现。因此，表证的病位，除皮肤肌表外，还广泛包括心血管、淋巴管、胃肠、子宫、呼吸道等腔面以及肠系膜、心包膜、腹膜等表面，其实质是人体脏腑、组织的表。因此，还必须接受肺宣津于皮毛的治理和调节。故《黄帝内经》载：“肺主一身之表”“肺主身之皮毛”“肺主一身之气”。

第二节　腠理的概念和基本内容

一、“腠理”含义之疏证

《史记·扁鹊仓公列传》记载有“腠理”之名：“君有疾在腠理，不治将恐深”“疾之居腠理也，汤熨之所及也”。这是对腠理的最早记载。《素问》之《生气通天论》《阴阳应象大论》《举痛论》《风论》《骨空论》《皮部论》及《灵枢》的《五癃津液别》《五变》《本藏》等篇多处提到腠理，腠理指的是什么，历代医家都各抒己见。清代翁藻的《医钞类编·肢体门》称：“腠理亦曰玄府。玄府者，汗孔也。”《素问·骨空论》

有“理腠”之名，直名“骨腠”。王冰注《素问·皮部论》也作了如下论述：“腠理，皆谓皮空及纹理也。”由此而言，腠理是指存在于人体一切组织结构表膜的腠理络道。

二、腠理的结构层次

腠理由无数玄府、玄微府、玄细微府相贯相叠而成，是皮肤、肌肉、脏腑器官表膜之纹理、间隙（空隙、缝隙），如《黄帝内经灵枢集注·淫邪发梦第四十三》中云：“腠理者，在外肤肉之文理，在内脏腑募原之肉理，卫气所游行出入之理路也。”其不仅分布于体表肌肤，也存在于体内五脏六腑之中，在人身表里内外皆有，腠理因其在一身上下内外所处部位之不同而各有其名，《黄帝内经》把它们分别称为毛腠/理、皮腠/理、肤腠/理、肌腠/理、肉腠/理、分腠/理、骨腠/理、节腠/理、三焦腠/理等。

毛腠/理、皮腠/理、肤腠/理是人身外层体表之腠理，如《素问·六元正纪大论》云：“……民病皮腠……”《素问·刺要论》曰：“……病有在毫毛腠理者，有在皮肤者，有在肌肉者，有在脉者，有在筋者，有在骨者，有在髓者……”《素问·六元正纪大论》言：“……其病气怫于上，血溢目赤，咳逆头痛，血崩胁满，肤腠中疮。”

肌腠/理，肉腠/理，分腠/理则更深一层，如《素问·六元正纪大论》云：“……身热头痛呕吐，肌腠疮疡……”《素问·生气通天论》言：“阳气者，精则养神，柔则养筋。开阖不得，寒气从之，乃生大偻；陷脉为瘘，留连肉腠；俞气化薄，传为善畏，及为惊骇；营气不从，逆于肉理，乃生痈肿。”《素问·水热穴论》曰：“帝曰：夏取盛经分腠何也？岐伯曰：夏者火始治，心气始长，脉瘦气弱，阳气留溢，热熏分腠，内至于经，故取盛经分腠，绝肤而病去者，邪居浅也。”

节腠/理，骨腠/理，三焦腠/理为人身内里之腠理，如《素问·九针论》：“八者风也，风者人之股肱八节也，八正之虚风伤人，内舍于骨解腰脊节腠之间，为深痹也。”《素问·骨空论》：“扁骨有渗理腠，无髓孔，易髓无空。”《素问·本脏》：“肾应骨，密理厚皮者三焦膀胱厚，粗理薄皮者三焦膀胱薄，疏腠理者三焦膀胱缓，皮急而无毫毛者三焦膀胱急，毫毛美而粗者三焦膀胱直，稀毫毛者三焦膀胱结也。”《灵枢·论勇》：“……三焦理横，其心端直，其肝大以坚……其焦理纵，𩩲骬短而小，肝系缓，其胆不满而纵。”

最深为五脏六腑之腠理，如《金匮要略·脏腑经络先后病脉证》中提出：“腠者，是三焦通会元真之处，为血气所注；理者，是皮肤脏腑之文理也。”

腠理（包括皮毛、肌肉、筋膜、脉络、骨节、脏腑表膜之纹理、间隙/空隙/缝隙）皆由无数玄府、玄微府、玄细微府相贯相叠而成，且相互贯通，其核心功能一致，皆为通会元真、灌注气血之处，是营卫、气血、津液、精、神运行的通道。如《读医随笔·升降出入论》云：“人身肌肉筋骨，各有横直腠理，为气所出入升降之道。”

三、腠理的功能和作用

腠理是元真之气与营卫、气血、津液运行输布的通道，是人体物质运动变化的重要场所。肌肤的腠理玄府与作为体腔内脏腑之间空隙的三焦腠理玄府相互连通，内外表里腠理玄府虽然在结构上相似，但所处部位在脏、在腑、在经、在脉、在表、在里、在内、在外不同，因此在功能上既有共性也有特性。论结构，古医学籍有“皮腠”“骨腠”“肉理”等之分；论功能，内外表里腠理玄府有宣泄和通透渗下之分，如《素问·举痛论》云“炅则腠理开，荣卫通，汗大泄”，《灵枢·五癃津液别》中所说的“天暑衣厚则腠理开”“天寒则腠理闭”等，指皮肤的外腠理，以宣泄为主要功用。《金匮要略·脏腑经络先后病脉证》指出“腠者，三焦通会元真之处，为血气所注；理者，皮肤脏腑之文理也”，指的是脏腑的腠理，又称内腠理，以通透、渗透下为主要功用。王冰注《素问·举痛论》明言“腠理为渗泄之门”；刘完素《素问玄机原病式》所述“玄府者，谓玄微府也”“然玄府者，无物不有。人之脏腑、皮毛、肌肉、筋膜、骨髓、爪牙，至于世之万物，尽皆有之，乃气出入升降之道路门户也。”“人之眼耳鼻舌，身意神识，能为用者，皆由升降出入之通利也。

有所闭塞者，不能为用也。”“气血不能宣通，神无所用而不遂其机。”皆是具体论述机体内外腠理玄府的宣泄、通透、渗下功能。

第三节　络脉的概念和基本内容

一、络脉的含义

广义之络包含“经络”之络与“脉络”之络。

经络之络是经络系统的重要组成部分，是对经脉支横旁出的分支部分的统称。如《灵枢·脉度》云：“经脉为里，支而横出者为络，络之别者为孙”，说明在形态上经脉较为粗大，是主干，络脉是细小支横别出的部分。经脉粗直为主干，贯通上下，若有外邪入侵，其传变迅速，不易形成气血阻滞；络脉细微，纵横交错，缠绕而呈网络，如外邪袭来，不易传变，常致气滞血瘀，络脉阻滞。故有“久病入络入血”之谓。

脉络之络是指血脉的分支部分，脉络在《灵枢》亦称血络。狭义之络仅指经络的络脉部分。《灵枢·经脉》言：“十二经脉者，伏行于分肉之间，深而不见……脉之见者皆络脉也”，表明络脉循行部位表浅，这是络脉的体表部分，也就是络脉中的浮络，即体表的浅层细小静脉，是支络，具有浮于浅表，可视可见的特点。同时，另一部分则内源于脏腑，呈离心性向外散布，直达腠理皮肤，称为内脏体表部分。这部分络脉位置深隐，视之难见，病之难察，依其所处部位不同，有筋络、骨络、脏络、腑络、髓络等不同。

络脉在循行上沿经布散，纵横交错，形成一个遍布全身内外、从大到小、成树状或网状的如环无端、流注不已的循环系统，是脏腑内外整体协调联系的重要组织结构。无论广义络脉还是狭义之络脉，构成络脉系统的各分支，既有十五别络、孙络、浮络和血络之分，又有阴络、阳络、脏络、腑络及系络和缠络之异，各支各类彼此连接，犹如网络，纵横交错，遍布全身，内络脏腑，外联肢节，成为沟通机体内外、保障脏腑气血灌注的功能性网络，也是协调机体内外环境统一和维持机体内稳态的重要结构。

二、络脉的组织结构和分布特点

络脉在人体的部位有深浅之分，虽然《灵枢·百病始生》有“阳络伤则血外溢，阴络伤则血内溢”的描述，但真正使其成为理论体系用以指导临床，则当推清代叶桂《临证指南医案》。其谓在体表、头面浅表部位者为浮络，属阳络范畴；分布于体内深部，系于脏腑及其外廓者为脏络、腑络，属阴络范畴；而经脉介于二者之间，构成浮络、经脉、腑络、脏络、脏腑的层次系统。阳络位于浅层，易被外邪所伤，阳络伤轻则发斑发疹，甚则络脉损伤，血外溢而成咯血、衄血等；阴络位于里层，病久邪由表入里，伤及阴络，渐入脏腑，继而血内溢而致尿血、便血，甚则留伏较深，而成为坚结不散之癥疾。

三、络脉的功能

络脉的生理功能除具有与经脉共同的生理作用外，重点是加强了十二经脉中表里两经之间的联系，输送营卫气血，渗灌濡养周身，保证经气环流，成为具体联系的纽带和效应的信使。《临证指南医案》指出：“凡经脉直行，络脉横行，经气治于络，络气还于经，是其常度”，形象地描述了络脉的流通运行状态。其次是加强血络主干与主干之间、主干与分支之间、分支与分支之间的气血联系、津液渗灌和神机运转，以协调机体的整体平衡和维持体内环境的稳定。

经脉以运行“气”为主，即所谓“经气”；络脉以运行“血”为主，即所谓“血气”。络脉渗灌气血津液，具有满溢灌注和双向流动的特性。气血在十四经循环过程中，由各经溢于所属的络脉之中，将血气渗灌全身，从而发挥营阴阳、濡筋骨、利关节的作用；体内体表部分自五脏六腑发出，成网状散布于经脉之间，与经脉支横别出的部分相互交叉，其中阴络走阳，阳络走阴，阴阳之间，络气相互渗灌，最终出于孙络，散于肌肤。

关于络脉生理功能的认识，可概括为以下几个方面。①络脉流通：是指络脉维系着气血的运行，成为气血运行的通道。络脉支持气血的运行，不同于十二经脉的如环无端、单向流动，它是既能使经脉中的气血流溢蓄积于络脉之中，又能反向流通，表现为双向性流通的特点。②络脉渗灌：络脉流通不是目的，仅仅是过程。通过络脉流通，运行其中的气血，通过络脉自身的逐级旁岔深入分化，不断蓄溢渗透，灌注到相应的脏腑组织器官中，以实现养营作用。③络脉反注：反注即反流回注。络脉反注，是指络脉在渗灌的同时又不断地将脏腑组织器官的代谢废物，吸收入血液中，并实现气血的回流，将代谢废物运走。络脉的流通渗灌和流通反注，使络脉在支持气血运行方面呈现双向流动的特性，即络脉中的气血既能离经脉方向流动而布散于脏腑组织，又可向经脉方向流动而依次注入络脉与经脉，具有“双向流动”“满溢渗注”的特点。

第四节　表、腠理与络脉的关系

一、“玄府”内涵探讨

（一）玄府的定义

玄府理论的概念早在先秦时期已经具有雏形，如《素问·水热穴论》中记载“所谓玄府者，汗空也”。《素问·调经论》曰：“玄府不通，卫气不得泄越，故外热。”张介宾《类经·针刺三十八》云：“汗属水，水色玄，汗之所居，故曰玄府。从孔而出，故曰汗空。然汗由气化，出乎玄微，是亦玄府之义。”古代汉语中“空”和“孔”通用，“汗空”即为汗孔。《黄帝内经》中的玄府是指具有汇聚汗液、泄越卫气作用的“汗孔”，一是因汗由气化，玄色属水，汗从孔出，故有其名；二是因汗由气化，机制玄微，因此得名，也有可能。

金代医家刘完素对玄府内涵进行了延伸和拓展，在《素问玄机原病式》中写道：“皮肤之汗孔者，谓泄气液之孔窍也；一名气门，谓泄气之门也；一名腠理者，谓气液出行之腠道纹理也……一名玄府者，谓玄微府也。”他指出玄府也被称为玄微府，不仅存在于皮肤腠理，而且广泛存在于脏腑、肌肉、筋膜及骨髓的表膜腠理，万物皆有，是气机升降出入的通道。“玄府者，谓玄微府也。然玄府者，无物不有。人之脏腑、皮毛、肌肉、筋膜、骨髓、爪牙，至于世之万物，尽皆有之，乃气出入升降之道路门户也。”“人之眼耳鼻舌，身意神识，能为用者，皆由升降出人之通利也。有所闭塞者，不能为用也。”“气血不能宣通，神无所用而不遂其机。”河间“玄府气液说”延伸其义，认为“世之万物，尽皆有之”。对于人体而言，玄府无处不在，是存在于一切肌体组织之中的细微孔隙，是气机升降出入之门户，津液输布流通之道路。刘氏论及的玄府涵义大致有三：一者，玄府是存在于世界万物内部的微小孔隙，是物质存在及其空间运动的客观形式；二者，人体玄府广泛存在于所有形质可见和具有特定功能的组织、器官中，是气机升降出入的门户，是津液流通输布的道路；三者，人体的玄府也是神机出入的场所。神机乃生命之表现和枢机，凡视、听、言、动等生理活动都与玄府宣通与否有关。张从正在《儒门事亲·三消论》中明言玄府即为“腠”，是“气液出行的腠道纹理”。刘完素的玄府说是对人体组织结构和生理功能认识的重大发展，是营卫、气血、津液等基本物质在体内运行输布和运动代谢认识的理性升华，有效地指导医疗实践。刘完素认为玄府阻塞会导致多种疾病，治疗应重视郁结的开发，使玄府气液宣通。后世医家王明杰在《玄府论》一文中，将其归结为广义玄府，指出玄府不仅指孔窍，也指腠理。在中医学中，将腠理定义为肌肉间的空隙和皮肤纹理。腠是指空隙，司马迁在《史记·扁鹊仓公列传》中记载“君有疾在腠，不治将恐深”，即言病邪在腠；理指纹理，《说文》道：“理，治玉也。顺玉之纹而剖析之。”这是指玉的纹理，也是玉裂缝的地方。在人身上，纹理则是指皮肤、肌肉、脏腑的组织表膜纹理。由于组织在形成纹理的同时必然产生组织空隙，故常将腠和理合称为腠理。简而言之，腠是肉眼看不见的组织间隙，理是肉眼可见的表皮纹路，腠理是细微间隙，是邪气、正气出入的场所。

（二）玄府的结构

为了更好地理解玄府的结构，首先要理解气门、气街、三焦、玄府的概念及功能。

1. 气门的概念及功能

“气门”一名首载于《黄帝内经》。《素问·生气通天论》言：“日西而阳气已虚，气门乃闭。”王冰注云：“气门，谓玄府也。所以发泄经脉荣卫之气，故谓气门也。”荣行脉中，卫行脉外，两者相随，同周共度。从病机与治疗的角度理解，气门开阖启闭适度，汗液排泄正常，这是荣卫两气“相交相济”的功能。荣卫不和则汗孔开阖启闭失司，荣卫调和则气门开阖启闭适度有序。反之，也会影响营卫的正常交济功能。

肺主呼吸合皮毛，气门乃皮毛的重要组成部分，人体进行内外清浊之气交换有赖于气门，《黄帝内经》称汗孔为“气门”，究其原因，是其具有开阖启闭、交济脏腑、经脉内外荣卫之气的功能，认为其有“助肺呼吸，供气出入”的作用。清代医家唐容川在《医学精义》中提道“皮毛属肺，肺多孔窍以行气，而皮毛尽是孔窍，所以宣肺气，使出于皮毛以卫外也。”由此可推知，肺通过孔窍进行气体交换，而皮毛通过汗孔及气门，随着肺的宣发肃降有形运动，使气体出入机体，即“遍身毛窍，俱暗随呼吸之气以为鼓伏”。现代生物学研究表明，肺和皮毛在胚胎学上密切相关，二者都是由外胚层发育而来的。从现代进化论的观点来看，皮肤的呼吸作用对较低等动物至关重要，而高等动物在生物进化过程中逐渐适应内呼吸，产生了特化的皮肤腠理代肺呼吸。现代生化理论强调，在人的体液中，二氧化碳依靠其很强的水溶性，通过皮肤汗孔随汗液蒸发而排出体外，同时皮肤汗孔也能吸入含氧的微量气体。这也证实了气门可“暗随呼吸之气以为鼓伏”，而非谬说。

2. 气街的概念与功能

气街有四，又名四街、四气街，是分布在“三焦内膜”腠理络道的门户，是脉气运行的通路，是经脉之气汇聚流通的共同通路。对于气街的论述，《灵枢·卫气》记载：“胸气有衔，腹气有街，头气有街，胫气有街。”《灵枢·动输》称“四街者，气之径路也。”这说明头、胸、腹、胫各部位均有气进行内外交通的通道。《灵枢·卫气》曰：“故气在头者，止之于脑；气在胸者，止之膺与背俞；气在腹者，止之背俞与冲脉于脐左右之动脉者；气在胫者，止之于气街与承山、踝上以下。”这是指气机通行的道路，气在头部运行，治病取脑之百会；经气到胸部取胸膺（中府）和背俞穴（肺俞）；经气到腹部，病变取背俞和脐左右动脉附近冲脉的腧穴（肓俞与天枢）；经气到下肢则联系气冲穴、承山穴和踝的上下部。因此，通过三焦内腠气街和三焦外腠气门的横向通畅和传导，脏腑营卫、气血、津液在这些穴位部位通过气街直达于外，灌注于诸经，诸经营卫、气血、津液也可以借由气门进入，濡养脏腑。滑伯仁认为“脏腑腹背，气相通应”，所言之“通应”之路应当指的是气街。气街以横向分布为主，沟通联系前后、脏腑体表内外关系，纵贯人体上下，成为经络联系的统一体。

气街相贯形成脏腑与诸经气血横向内外交通的路径。气街以三焦内外腠理为基础，十二经以气街为门户，通过气街和气门前后贯通内外，在躯干部由气街将胸膺与背部相贯通，在腹部由气街将腹与背腰部相贯通形成经络联系。因此，位于气街部位的腧穴不仅可以治疗局部疾病，还可以治疗相应内脏的疾病。手足三阳经和督脉均循行至头面，分别与脑、头面、五官相联系，其气注入头面部的腧穴。《灵枢·海论》以脑为髓海，其腧穴上在百会，下在风府。《灵枢·根结》言手足各阳经在头颈部“入”穴。手三阴经均进胸，分别与肺、心、心包相联系，输注聚集经气于胸和背俞穴；足三阴经均循行至腹，分别与肝、脾、肾及六腑联系，输注汇聚经气于腹部及背俞穴。因此，分布在相应的气街部位的腧穴可治疗各相应部位的疾病。例如，可取头部气街的腧穴百会、风池等治疗临床上头痛、头晕等疾病；可取胸气街腧穴中府、肺俞等穴治疗胸满、咳喘等疾病；可取腹气街腧穴中脘、天枢、胃俞、脾俞、大肠俞等穴治疗腹痛、腹泻；可取胫气街腧穴髀关、伏兔、足三里等穴治疗下肢麻痹。《灵枢·卫气》在论述气街的主治时指出“所治者，谓头痛眩仆，腹痛中满暴胀，及有新积”，说明气街的主治特点也是以通为用的。

3. 溪谷的概念及功能

“溪谷”是《黄帝内经》的原创概念，《素问·气穴论》对之有明确定义：“肉之大会为谷，肉之小会为溪，肉分之间，溪谷之会，以行荣卫，以会大气。”这一概念在《黄帝内经》的多个篇章中有多处使用，如《素问·阴阳应象大论》曰：“溪谷属骨”；《素问·痿论》曰：“冲脉者，经脉之海也，主渗灌溪谷”；《素问·气交变大论》曰：“水不及……其脏肾，其病内舍腰脊骨髓，外在溪谷踹膝”；《素问·六元正纪大论》曰：“其运寒，其化凝惨凓冽，其变冰雪霜雹，其病大寒留于溪谷”；《灵枢·痈疽》曰：“中焦出气如露，上注溪谷，而渗孙脉，津液调和，变化而赤为血。”纵观多处记载可知，溪谷是人体中隐微而重要的一种结构，与经络、穴位、骨骼以及血液的化生存在密切的关系。溪谷是经脉在气穴处发出的分支，是经脉之气能布达外周、荣养周身的结构基础。

（三）三焦的概念及功能

三焦理论，发源于《黄帝内经》，发展于《难经》，虽然后世医家不断进行完善，推陈出新，但因历史悠久等原因，流传至今仍存在许多争议。据《黄帝内经》《难经》记载，三焦概念有二。一为概念名词，是以胸膈部、上腹部及脐腹部的脏器组织划分为上焦、中焦、下焦的合称。有学者认为，三焦作为概念名词及各部所属脏腑的代称，后代运用颇为广泛，从汉代张仲景至清代吴塘，从记载三焦病证到《温病条辨》将三焦作为温病辨证纲领，无不受其影响。二为部位名词，是作为六腑之一的概念，有其特定的作用及生理功能。至于其形质，自《难经》提出三焦“有名而无形”（“二十五难”及“三十八难”）后，多有争议。历代医家都将三焦无形、有形、何形作为争鸣的焦点所在。近代医家多推崇虞抟、张景岳之说。虞氏《医学正传》认为：“三焦者，指腔子而言，包涵乎肠胃之总司也。”张氏《类经·藏象类》认为，三焦“盖即脏腑之外，躯体之内，包罗诸脏，一腔之大府也。”虞氏、张氏认为三焦形质是躯体内的空腔，尤其是指脏腑之间的空隙相互连通所形成的通道。脏腑的功能是靠三焦腠理玄府内门户和外相通应实现的。焦，古亦作“膲”。三焦，可作“三膲”，即人身上下内外，相联之油膜也。膜，意为“肉不满壳”，所以说三焦为体内空腔与“膲”字之义不谋而合。三焦作为六脏之一，运行水液是其生理功能一，正如《素问·灵兰秘典论》所言“三焦者，决渎之官，水道出焉。”三焦还可通行元气，如《难经·六十三难》所言“三焦者，原气之别使也，主通行三气，经历五脏六腑。”后世医家另有三焦游行相火之说，自金元刘完素《素问玄机原病式》言“右肾属火，游行三焦，兴衰之道由于此”后，张洁古《医学启源》、虞抟《医学正传》、赵献可《医贯》等遂沿其说而各有发挥。至《景岳全书·命门余义》则明言“一阳之元气，必自下而上，而三焦之普濩，乃各见其候”。普濩者，普遍散布之义。至此，命门为本，相火为用，经三焦而周游不息普濩全身的认识，已较系统。有学者曾详细论述过三焦的两个系统，“以心、肝、肾为中心的三焦相火系统”便是其中之一。也有学者认为，后世所言三焦游行相火，与《难经》三焦通行元气学说并无二致。相火者，在生理上实乃阳气之谓，三焦游行相火与三焦通行元气，可理解为源流的关系，仍属三焦行气之例。

从以上分析不难看出，不管是在功能上和形态上，三焦应分内外。脏腑之外，躯体之内，包罗诸脏，为一腔之大府，为躯体内空腔，当为内三焦。躯体外之肌表腠理应该是外三焦，这从《黄帝内经》对脏腑和外皮肤腠理联系形成的十二经脉及隧道中不难看出，如《素问·皮部论》言“凡十二经络脉者，皮之部也。”又言：“欲知皮部……以经脉为纪者，诸经皆然。”若按手足同名经相合，则称六经皮部。六经皮部各有专名：太阳皮部称关枢，阳明皮部称害蜚，少阳皮部称枢持，太阴皮部称关蛰，少阴皮部称枢儒，厥阴皮部称害肩。脏腑和外界经内三焦腠理玄府（焦理郗）与外三焦皮肤腠理玄府（焦理郗）联系形成了十二经脉。

综上，腠理，泛指皮肤肌肉之间隙、纹理，为元气与津液流布的通道。因腠理之疏密直接影响着汗孔之开阖及汗液、津液之排泄，故其与玄府（气门、气街）关系密切。在《黄帝内经》，此三者有着千丝万缕的联系，名异实同，大同小异。作为六腑之一的三焦，是躯体内包罗诸脏的一腔之大腑，是脏腑之间的空隙形成的通道，功能为通行元气和运行水液。三焦通利，则气机的升降出入、津液的输布排泄方可正常进行。六腑三焦与皮肤肌肉间隙的腠理以及汗孔代称的气门之间，上下相应，内外贯通，保证了元气周流不息，津液四布，从而维持人体正常的生理功能。由此可见，中医学对于人体气机运行，津液输布，构筑了一个严密的网络管道体系网：外有开口于外三焦的鬼门、气门，内有散存于脏腑之间、三焦内膜腠理的气街（焦理郗）。内外相贯，无处不在的腠理（玄府）不仅是气机运动的门户，津液流通的道路，更是全身经、脉、络形成的基础。

（四）玄府的生理

1. 玄府是各种微细结构的总称和功能概括

玄府作为一种遍布机体各处的微观结构，可以从两方面理解，结构上至微至小、幽微难见，功能上通达畅利、至为玄妙。相关名称主要有气街、气门、鬼门、汗孔、汗空、毫窍、腠理等。它们之间名异而实同，大同而小异。

气门、气街、玄府、汗孔、汗空、空窍是构成内外腠理膜原的腠理络道及门户，是机体与天地自然之接壤之门、相通之所，通过开阖启闭以实现“天人相应”的人与自然和谐统一。“鬼门”一词，除指特定意义的腧穴外，亦有汗孔、毛孔、汗空之义，即所谓“开鬼门，洁净府”，名虽异而实则一。腠理，泛指皮肤、肌肉、筋骨、脏腑之中的纹理、间隙。膜原，亦称募原，最初见于《黄帝内经》，是指有形有质的实体，是满布于人体全身上下内外的一种膜状组织，尤其分布于腹腔、肠胃及脏腑之间。清代名医薛雪提出“膜原乃三焦之门户”。对于三焦的争辩由来已久，发端于《难经》之“有名无形”，至宋金以前，尚处于一枝独秀的状态。明代以后，百花齐放，理论纷然。在概念上历经演变，所指不一。概括起来有四种：六腑三焦、通道三焦、部位三焦、少阳三焦，是体用结合的综合概念。其生理功能不外乎有二：一是运行水液，通行元气；二是脏腑之间相互关联所形成的通道。三焦通利，则气机升降出入正常，津液的输布通畅。如《金匮要略·脏腑经络先后脉证》言：“腠者，三焦通会元真之处。”因此，三焦与机体内部组织器官腠理的内外玄府（气街、气门）内外相通，上下相应，以保证元气（营卫、气、血、津液、精、神）周流不息，运行四布，维持人体生理功能的正常运行。

2. 玄府是气液运行通道门户

玄府既不是六腑，也不是奇恒之腑，而是人体各组织腠理的统称，是全身气液运行之通道。《素问·水热穴论》最早记载了“玄府”一词，即“所谓玄府者，汗空也”，人体的汗孔，是玄府最初的含义。刘完素在前人的基础上，赋予了玄府新的内涵，认为玄府是“气液出行之腠道纹理”，“玄府者，无物不有，人之脏腑、皮毛、肌肉、筋膜、骨骼、爪牙，至于世之万物尽皆有之，乃气出入升降之门户也。”

（五）玄府的病理

玄府在病理上为“贵开通、忌闭阖”，但玄府正常生理功能为有开有阖，阖中有闭，开阖启闭有度，具体应是开阳阖阴、启阴闭阳、阖阴开阳、闭阳启阴，开上阖下、阖下开上，闭上启下、启下闭上，才能宣通不闭，气的升降出入才能正常。根据感邪虚实、发病部位、深浅、上下左右、在脏在腑、三阴三阳、在表在里（外表里表、表之外表、表之内表）的不同选择开阖、启闭等疏腠开玄之法。病在三阳，在外、在上、在腑表之外表可开阳阖阴，宣闭散邪。病在三阴，在内、在下在脏表之内表可启阴闭阳，通闭透邪。

1. 玄府郁闭，气化失常

玄府是气、血、津液等物质在机体经脉络道内运行的门户，是五脏六腑相输相合及与外相舍的隧道，气、血、津液要对人体组织进行滋养必须保证玄府通畅，只有这样才能发挥气、血、津液正常的生理功能。《素问·六微旨大论》云：“出入废则神机化灭，升降息则气立孤危。故非出入，则无以生长壮老已，非升降，则无以生长化收藏。”古人称此阶段为气机失常，玄府郁闭或闭塞。如《金匮钩玄》曰：“郁者，结聚而不得发越也，当升者不得升，当降者不得降，当变化者不得变化也。”从宣解通透玄府理论的角度看，郁的实质即在于腠理玄府失和而闭塞。《灵枢·贼风》曰："此皆尝有所伤于湿气，藏于血脉之中，分肉之间，久留而不去，若有所堕坠，恶血在内而不去，卒然喜怒不节，饮食不适，寒温不时，腠理闭而不通。"疾病发生的根本是腠理玄府郁闭。玄府郁闭则气血不行、津液失调、升降出入失常。阴阳平衡，人自安和。阴济于阳，则气生而不化热；阳温津液，则津不凝涩，渗入血脉，血运通畅。津液滋养，阳气不会出现郁而化热的状态。玄府作为津液运行道路的门户，玄府开阖启闭失常则会出现一系列问题，津液运行不畅，津液凝涩，阳气就会郁而化热。

2. 玄府闭塞气液不通而为病

维持各脏腑生理功能的必要条件是人体气液的宣通运行，而玄府通畅则气液宣通，玄府气液宣通则"五脏元真通畅，人即安和"。刘完素认为六淫邪气是导致玄府闭塞的主要原因。若玄府闭塞，则"气血不能宣通，神无所用，而不遂其机"诸病由作。刘完素云："人之眼、耳、鼻、舌、身、意、神识，能为用者，皆由升降出入之通利也。有所闭塞者，不能用也。若目无所见，耳无所闻，鼻不闻臭，舌不知味……悉由热气怫郁，玄府闭塞而致。"

（六）现代生物学对玄府的研究

1. 玄府的微循环说

在《形色外诊简摩》中，周学海明确指出细络即玄府。玄府可能是一种细络系统，属于中医学经络系统中细小的孙络进一步分化形成的。玄府作为经络通道的门户，能直接渗灌气血于组织、器官，且能双向流动。玄府开阖有序，气血渗灌正常，决定了躯体、五官、内脏器官、神明意识活动、四肢百骸的正常运转，其重要地位可见一斑。此种设想与现代医学微循环理论不谋而合。现代微循环学说，如离子通道、细胞间隙等与"玄府"气液宣通理论，无疑存在不少相通之处，以微循环理论和技术探索玄府的实质是有所裨益的。

2. 玄府与离子通道的研究

作为迄今为止中医学中有关人体结构中最为细小的单位，玄府与现代医学的离子通道关系密切，经过众多学者的研究发现，其关系主要体现在五个方面：①存在的普遍性；②结构的微观性；③进行离子交换；④信息交流特征；⑤通道开放和关闭。因玄府与离子通道、气与离子、阴阳与阴离子、阳离子可能存在某种内在联系，故研究离子通道可能有助于玄府的科学诠释。

3. 玄府与细胞间隙的研究

细胞作为生命的基本单元，在人类对其认识不断深化后，细胞膜的诸多功能相继被发现。研究证明，细胞与细胞之间的联系，是依靠细胞外液来实现的，细胞外液存在于细胞膜围成的细胞间隙，是机体赖以生存至关重要的内环境。无论是从结构层次及其特点，还是生理功能等诸多方面考虑，腠理玄府与细胞间隙都是可分而不可离的。尤其是玄府作为气机升降出入的道路门户，其流通营卫、气血、津液、精神的功能与细胞间隙中细胞外液的流动及其信息传递的作用大同而小异，更是为这一假说提供了理论支撑。

从以上几点可知，若从现代医学观点来分析，腠理玄府类似人体各种组织、器官的细胞间隙或组织间隙，是细胞外液循行的通道，组织细胞需要的各种营养物质、氧气、酶、激素等进行新陈代谢及能量转换主要依赖通道的开放和关闭供给，这与腠理玄府的开阖启闭运动形式完全吻合。因此，遍布机体的细微结构的腠理玄府的功能主要包括流通气液、运转神机和渗灌气血等，腠理玄府病变可以是任何层次结构发生的病变。

二、表与玄府的关系

（一）“表”分内外，又再分表里

“表”指机体的四肢百骸及脏腑组织经、脉、络、骨的皮膜，通常把体外之表膜称为外表，把机体内脏腑组织的表膜称为内表。外表和内表皆可分表里，且表里具有无限可分性。外表可再分为表之外表、表之里表；

内表亦可再分为表之外表、表之里表。例如，同为经、脉、络道，在三焦之外（外三焦）体表的经、脉、络道表膜组织为外表，其中，覆于内腔面的表膜组织为表之里表；而在三焦之内（内三焦）体腔内的经、脉、络道的外表膜组织为内表，内表亦可再分表里，三焦之内（内三焦）体腔内的经、脉、络道的内腔面的表膜为内表之里表。正如，喻嘉言在《寓意草》一书中明确提出“表”分内外，“在外以皮毛为表之表，在内以大小孔道为里之表。”

（二）玄府的门户作用

刘完素言玄府为血气津液精神出入之“门户”，玄府通畅，气血津液精神出入升降有序则百病不生；玄府闭密则升降出入乘逆。不少医家将玄府作为“门户”“孔窍”等气血津液精神的通道。玄府可通过自身气化与功能直接调控玄府闭密与通利。玄府化生、输布“精微”，而“精微”是生命活动的物质基础，故当玄府闭密后出现“出入废则神机化灭，升降息则气立孤危”的局面。玄府作为微观的功能单位，以“神机化用”为基础而实现对升降出入的枢纽的作用。

（三）表与玄府关系

玄府为“表”之门户，玄府开阖影响“表”之疏密，若玄府开而不阖，则“表”不能固密；若玄府阖而不开，则“表”被郁遏。

1.“玄府”为“表”之“门户”

机体的四肢百骸及脏腑组织经、脉、络、骨的皮膜皆为表。而玄府遍布于上，是构成“表”的基础，为“表”之“门户”。玄府的开阖启闭影响表膜紧实程度及其功能。就气络与血络而言，气络中运行诸气，血络中运行血液，清气与浊气通过络表之玄府进行自由扩散，物质交换，供给营养，保障了机体脏腑的正常功能；同时，气血的濡养又能保证玄府的开阖有度。

2. 玄府开阖影响表的疏密程度

玄府病变主要表现为开阖失常。玄府开太过时，表膜松弛，通透性增加；玄府郁闭时，表膜紧缩，紧张度增加。若络表之玄府开而不阖，则络脉里表疏而不密，血液中的血浆或红细胞易透过血管壁，渗入周围组织，引起异常出血，如鼻衄、漏下。若体表之玄府开太过，则皮肤疏松，汗出增多，邪气亦可透过松弛之“表”入内。若络表之玄府阖而不开，则络表紧缩，络脉狭窄，气血运行阻力增加，通行不畅，交换受阻，则可导致气络壅滞，气少则动血无力，血行缓滞，久而易瘀。若体表之玄府阖而不开，则汗出不畅，易引起皮肤瘙痒及异常发热。

三、腠理与玄府的关系

腠理，在形质结构上，指广泛存在于人体组织中的细微孔窍，是十分细小的幽微空间；在生理功能上，不仅与人体内气液流通相关，而且是气化的重要场所。无论《黄帝内经》所论，抑或后贤阐发，无一例外。

气门、气街、溪谷、腠理、焦理郗及三百六十大穴，五官九窍统称为玄府。其可通调营卫、气、血、津液、精和神，并能助肺呼吸，参与体内外清浊之气交换。至其有调节津液代谢之功，则不言而喻。玄府，《黄帝内经》原本亦指汗孔，河间“玄府气液说”延伸其义，认为“世之万物，尽皆有之”。对于人体而言，玄府无处不在，是存在于一切肌体组织之中的细微孔隙，是气机升降出入之门户，津液输布流通之道路。

因腠理之疏密直接影响着汗孔之开阖及汗液、津液之排泄，故其与玄府关系密切。河间所论玄府与腠理相近。腠理，泛指皮肤肌肉之间隙、纹理，为元气与津液流布的通道。在《黄帝内经》，此二者有着千丝万缕的联系，名异实同，大同小异。《素问玄机原病式》载：“皮肤之汗孔者，谓泄气液之孔窍也；一名气门，谓泄气之门也；一名腠理者，谓气液出行之腠道纹理也……一名玄府者，谓玄微府也。”玄府不仅存在于机体外腠理，更广泛存在于脏腑经脉内外表膜的腠理，是气机升降出入的通道。它是气液升降出入的必经之路。玄府实际上被包含在“通会元贞，为气血所注”的腠理之中。可以认为腠理是由众多玄府、玄微府、玄细微府相互连接、重叠，形成纵横交错的腠理络道，共同维持着人体的气血平衡与生命活动，是交通内外营卫、精、气、血、津液的通道门户。

综上，广义玄府认为玄府不仅是指孔窍，更是指腠理，是机体营卫、气血、津液及病理产物内外交换和代谢的场所。玄府、玄微府、玄细微府相贯相叠是腠理、经、脉、络及一切腔隙隧道形成的本质。无处不在的腠理（玄府）不仅是气机运动的门户，营卫、气、血、津液及精、神流通的道路，更是全身经络形成的物质和功能基础。腠理与玄府，这两者均遍布于人体内的细微孔道、间隙与纹理，它们共同构成人体内部精细复杂的空间结构。

四、络脉与玄府的关系

经脉、络道是由无数微小的玄府、玄微府、玄细微府相贯相叠而形成的隧道。其纵横交错，遍布周身，内通脏腑，外达肌表，上贯百会，下至涌泉。《灵枢·脉度》云："经脉为里，支而横者为络，络之别者为孙。"人体之营卫、气、血、津液、精、神流行于经脉、络道，构成一个严密的气液流布的微循环系统。《灵枢·经脉》记载"经脉者，所以能决死生，处百病，调虚实，不可不通。"

玄府者，微妙之门，开阖之户，藏于腠理之间，调控气化之机。其形态难以肉眼察见，然其功用至大至广，关乎生命之根本。玄府之开阖，顺应天时，调节寒热，使营卫、气血、津液、精神得以顺畅流通，脏腑经络得以和谐共生。玄府之开阖有序，乃自然之理，生命之常道。

络脉之纵横交错，玄府之开阖启闭，调控着络脉中营卫、气血、津液、精神的流通，共同构筑了一个精妙绝伦的气液流布微循环系统——络道系统。在此系统中，气血津液如涓涓细流，沿着络脉之径路，穿越玄府之门户，滋养着脏腑经络、四肢百骸、皮毛爪甲，使机体得以生生不息、和谐共生。

玄府乃营卫、气血、津液、精神流通之门户所在，其开阖无阻则气液输布代谢有序；络道由玄府、玄微府、玄细微府相贯相叠而成，其畅通与否也能直接影响玄府、玄微府、玄细微府的开阖启闭。若络道不通、玄府闭塞则会导致气血瘀滞、脏腑失养等病理变化。二者皆"贵开通，忌闭阖"，通过调控玄府之开阖可恢复络脉中营卫、气、血、津液、精、神的顺畅流通从而达到治疗疾病的目的。

五、表、腠理、络脉通过玄府相互关联

表分内外，内外表亦分表里，无论内表、外表皆有腠理。腠理是玄府相叠相贯而成的皮肤、肌肉、脏腑器官表膜的络道纹理。络道是由玄微府、玄细微府相叠、相加、相贯而形成的隧道。

首先，谈及“表”，它不仅是机体皮毛等外在之象，即外表，更是深藏于体内的五脏六腑、组织、器官、内外三焦、经脉络道之表膜的广义体现，我们称为内表；表不仅分为外表、内表，且内外表皆有表里，表具有无限可分的特点，组成脏腑、组织、器官、经脉、络道表的细胞、分子等本身也分表里，表里相对，且具有无限的可分性。这里的“表”，已超越简单的体表范畴，它涵盖了机体内外的一切表膜结构，形成内外相应、表里相依的宏观与微观世界。

再论“腠理”，腠理是由玄府相贯相叠而成的皮肤、肌肉、脏腑器官表膜之络道纹理，为通会元真、灌注气血之处，是营卫、气血、津液运行的通道。正如《金匮要略·脏腑经络先后病脉证》所言：“腠者，是三焦通会元真之处，为血气所注。理者，是皮肤脏腑之文理也。”

表分内外，内外表亦分表里，无论内表、外表皆有腠理，故腠理也分内外表里，根据腠理在一身上下内外所处层次之不同，《黄帝内经》将其分为毛腠 / 理、皮腠 / 理、肤腠 / 理、肌腠 / 理、肉腠 / 理、分腠 / 理、骨腠 / 理、节腠 / 理、三焦腠 / 理等。根据中医学定义阴阳、表里、内外的方法，又可将外表皮膜腠理定为外表腠理，将体腔内，脏腑器官、经脉组织及骨骼之外表膜腠理定为内表腠理，将腔内，脏腑器官、经脉组织及骨骼里表的皮膜腠理称为里表腠理。

至于“络脉”，它是玄府、玄微府、玄细微府相叠相加相贯而形成的隧道。它遍布全身，包括十二经脉、奇经八脉、十五络脉等，它们纵横交错，网络全身，将人体的脏腑、组织、器官紧密地联系在一起。正如《灵枢·海论》所言：“十二经脉者，内属于脏腑，外络于肢节”，络脉之功能，实为人体之桥梁，营卫、气血、津液、精神广泛流行于经脉络道之中，行气化之机；并且络脉借由遍布周身的腠理玄府，沟通脏腑、官窍、

四肢百骸，构筑成一个严密的气液流布的微循环系统。

而“玄府”，《素问·水热穴论》记载“所谓玄府者，汗空也。”刘完素延伸了玄府的概念，《素问玄机原病式》曰：“玄府者，谓玄微府也。然玄府者，无物不有，人之脏腑、皮毛、肌肉、筋膜、骨髓、爪牙，至于世之万物，尽皆有之，乃气出入升降之道路门户也。”玄府不仅是机体无所不在的微细通道和门户，还是机体气机升降出入的结构基础。不仅是气的道路门户，而且也是精、血、津液与营卫神机运行的共同结构基础。目前，研究者认为，玄府、玄微府、玄细微府是中医学对人体结构认识最细微、最为深入的一个层次，功能上可畅达气机、输布津液、渗灌精血、运转神机。因此，玄府、玄微府、玄细微府的功能主要是气、血、津液的运行与输布，是血、气、津液运行的最小结构和功能单位。在气液输布过程中，表、腠理、络脉、玄府共同构筑了一个周密的网络腔隙系统，四者逐级分化，共同构成人体营卫、气血、津液、精神运行通道系统。

综上所述，表、腠理、络脉与玄府之间，存在着千丝万缕的联系。表分内外，内外表亦分表里，无论内表外表皆有腠理。腠理是玄府相叠相贯而成的皮肤、肌肉、脏腑器官表膜的络道纹理。络道是由玄微府、玄细微府相叠相加相贯而形成的隧道。它们共同构成人体气血津液运行的微循环系统，维系着机体的协调与平衡。

解表可通过宣发卫气和津液于皮毛，皮毛宣散卫气津液以调节呼吸和排泄汗液，使腠理玄府扩展，使络脉扩张充盈的同时全身皮毛的经络亦随之扩展，使分布于机体表里上下各层次的玄微府、玄细微府充分开通、流畅，使精、气、血、津液流行通达，气机出入升降有序，达到启毛窍、行气血、和营卫、调升降、开壅闭、畅经络、通六腑等治疗效果。通过广义解表药的配伍使用使全身玄府得通，气血津液趋向于脏腑、肌腠、经脉、经络之表膜的腠理玄府，全身表膜腠理松弛扩张，故外疏内展，即“解表疏腠扩络”之法。

第五节　解表疏膝扩络理论基本内涵

一、解表的内涵

（一）解表的内涵与意义

在宣通医学流派中，表不仅指机体皮毛等外表，也应包括体腔内，五脏六腑、组织、器官、内外三焦、经脉络道的表膜，即内表；表不仅分为外表、内表，且内外表皆有表里，人体脏腑、组织、器官、内三焦、经脉络道均为立体空间结构，均可分为内层表和外层表，以及“表之外表”“表之内表”。表具有无限可分的特点，组成脏腑、组织、器官、经脉、络道表的细胞、分子等本身也分表里，表里相对，且具有无限的可分性。因为表分内外，解表也不仅是对抗外感疾病的重要治法，更被赋予丰富的内涵和广泛的应用价值。解表不仅指发汗解表，亦可开通体内脏腑组织表膝的玄府，拓宽络脉、宣泄郁滞、畅达气血，因此解表药既可治疗表证，亦可治疗里证，外感疾病固当使用，内伤杂病亦不可或缺。

广义的表包括机体皮肤的外表和脏腑、组织、器官、三焦内外膝膜、经脉络道内外表膜部分，且这些部分均受肺的主持和调节。《素问·营卫生会》记载“谷入于胃，以传于肺，五脏六腑皆以受气者，此营血之荣于五脏六腑十二经脉也……太阴主地，太阳主天，卫气日行于太阳之肤表，而夜行于五脏之募原，乃太阴所主之地中也……”募原应指机体内腔（内三焦），脏腑、经脉等所有的器官之表膜，三焦也应分内外三焦。肺宣发肃降的升降出入运动可调节表皮舒张及收缩因子的水平，使全身上下内外膝理玄府得通，气、血、津液趋向于脏腑、肌膝、经脉（血管）、经络之表，全身内外表膜膝理松弛而舒张，因而使络道增宽，外疏则内展，即“解表疏膝扩络”之法。《素问·经脉别论》曰：“脉气流经，经气归于肺，肺朝百脉，输精于皮毛。毛脉合精，行气于府。府精神明，留于四脏，气归于权衡。”

解表药的辛散、开发、走窜、宣通之性，不仅能开发肌体外表膝理

（玄府），而且能宣通肌体内脏腑经脉组织表膜膝理玄府，起到“解表疏膝扩络”的功效，是遵《黄帝内经》“辛以润之，开膝理，致津液，通气也”理论的临床具体应用。前期实验研究从细胞分子水平也证明“解表扩络”药可以降低血管内皮收缩因子内皮素 -1（ET-1）水平，又可以升高血管内皮扩张因子一氧化氮（NO）水平。

（二）解表的方法

解表分为疏表、散表、开表、发表。

1. 疏表

选用辛温或辛凉的疏表药，疏通机体内外表里膝道络理玄府的方法，称为疏表法。如清代名医陈士铎在《洞天奥旨》中所创开郁散中用柴胡疏肝行气解郁，与其他药物配伍治疗肝胆郁结所致瘰疬。《医学衷中参西录》谓柴胡：“味微苦，性平。禀少阳生发之气，为足少阳主药，而兼治足厥阴。肝气不舒畅者，此能舒之；胆火甚炽盛者，此能散之；至外感在少阳者，又能助其枢转以透膈升出之，故《神农本草经》谓其主寒热，寒热者少阳外感之邪也。又谓其主心腹肠胃中结气，饮食积聚，诚以五行之理，木能疏土，为柴胡善达少阳之木气，则少阳之气自能疏通胃土之郁，而其结气饮食积聚自消化也。”由此可知，柴胡可疏通机体内外表里膝道络理玄府，疏表散邪。

2. 散表

选用辛温或辛凉的散表药，散开机体内外表里膝道络理玄府的方法，称为散表法。如《医学衷中参西录》谓：“连翘，具升浮宣散之力，流通气血，治十二经血凝气聚，为疮家要药。能透肌解表，清热逐风，又为治风热要药。且性能托毒外出，又为发表疹瘾要药。为其性凉而升浮，故又善治头目之疾，凡头疼、目疼、齿疼、鼻渊，或流浊涕成脑漏证，皆能主之。”

3. 开表

选用辛温或辛凉的开表药，开通机体内外表里膝道络理玄府的方法，称为开表法。如《本草正义》论细辛："芳香最烈，其气直升，故善开结气，宣泄郁滞，而能上达巅顶，通利耳目。旁达百骸，无微不至，内之宣络脉而疏通百节，外之行孔窍而直透肌肤。"

4. 发（宣）表

选用具有辛温升发或宣发功效的解表药，宣通机体内外表里腠道络理玄府的方法，称为发表法。《本经疏证》对麻黄的论述为"气味轻清，能彻上彻下，彻内彻外，故在里则使精血、津液流通，在表则使骨节肌肉毛窍不闭，在上则咳逆头痛皆除，在下则癥坚积聚悉破也。"《日华子本草》记载麻黄"通九窍，调血脉，御山岚瘴气"，可知麻黄发表力量强大，可宣透表邪。

（三）解表在现代医学中的应用

1. 感冒与流感

在现代医学中，感冒和流感是常见的外感疾病。中医解表治疗在这些疾病的治疗中发挥重要的作用。通过发散表邪、调和营卫等方法，解表药能够迅速缓解患者的发热、咳嗽、鼻塞等症状，提高患者的生活质量。同时，解表治疗还能增强机体的免疫力，减少并发症的发生。

2. 皮肤病

皮肤病是中医解表治疗的另一个重要领域。许多皮肤病，如湿疹、荨麻疹等都与外感风邪、湿热内蕴等因素有关。解表药通过宣发腠理、通透玄府等机制，能够改善局部气血循环，促进病灶修复和恢复功能。此外，解表药还能调节机体的免疫反应，减少炎症介质的释放，从而缓解皮肤病的症状。

3. 慢性病管理

随着中医理论的不断发展和完善，解表治疗在慢性病管理中的应用也越来越广泛。例如，在治疗中风、胸痹等心脑血管疾病时，解表药可以通过调和气血、通经活络等途径发挥作用，改善患者的血液循环和神经功能。在治疗肝病、肾病等慢性疾病时，解表药则可能通过调节机体的代谢和排泄功能来减轻病情。

4. 促进血液循环

解表药通过开泄腠理、促进气血流通的作用，改善血液循环。这对于治疗因血液循环不畅引起的疾病具有重要的意义。例如，在治疗冠心病、脑梗死等心脑血管疾病时，解表药常与其他活血化瘀药物配伍使用，以增强疗效。

5. 调节免疫功能

解表药还能调节机体的免疫功能。例如，人参、黄芪等补气药与解表药配伍使用，能够增强机体的抵抗力，促进疾病的恢复。此外，解表药中的某些成分还具有抗炎、抗过敏等作用，能够减轻炎症反应和过敏反应对机体的损害。

二、疏腠的内涵

（一）疏腠的内涵与意义

疏腠即疏通腠理，要谈论其内涵，则不能不提玄府，其二者关系十分密切，玄府广泛分布于人体各处，是机体内外物质交换、气机升降出入的关键门户。腠理由玄府、玄微府、玄细微府相贯相叠而成，腠理的疏密，也能直接影响着玄府、玄微府、玄细微府的开阖启闭。《灵枢·五癃津液别》所说的“天暑衣厚则腠理开”“天寒则腠理闭”。疏腠即是疏通皮毛、肌肉、筋膜、脉络、骨节、脏腑之腠理玄府，使元真之气与营卫、气血、津液、精神运行输布的通道畅通，人体升降出入变化有序。故王冰注《素问·举痛论》明言“腠理，为渗泄之门”；刘完素《素问玄机原病式》所述“玄府者，谓玄微府也”“然玄府者，无处不有。人之脏腑、皮毛肌肉、筋膜、骨髓、爪牙，至于世之万物，尽皆有之，乃气出入升降之道路门户也”“人之眼、耳、鼻、舌，身、意、神识，能为用者，皆由升降出入之通利也。有所闭塞者，不能为用也”“气血不能宣通，神无所用而不遂其机”，皆是具体论述机体内外腠理玄府的疏通的必要性。

（二）疏腠的方法

疏腠分为散腠、开腠、发腠、充腠。

1. 散腠

选用辛温或辛凉的散表药，散开机体内外表里腠道络理玄府的方法，简称为散腠法。如《太平惠民和剂局方》香薷散，香薷辛香发散，宣透外邪，温和调脾，拔浊回清，常用于暑季外感风冷，内伤饮食的暑湿感冒。散表药通过其辛温或辛凉发散的发散作用，解表散邪，使腠理通畅，邪气得以外散。

2. 开腠

选用辛温或辛凉的开表药，开通机体内外表里腠道络理玄府的方法，简称为开腠法。解表药气味轻薄，性辛散，具有开腠通脉的作用。如清代温病医家叶桂提出“络以辛为泄”，其用辛滑温通之药以开腠通络，如桂枝温通经脉，通络之功显著。其他如桂枝茯苓丸之用桂枝，身痛逐瘀汤之用羌活、秦艽，皆有开腠扩络之义。

3. 发（宣）腠

选用具有辛温升发或宣发功效的解表药，宣通机体内外表里腠道络理玄府的方法，简称为发腠法。解表药味辛质轻性浮，俱向上、向外之性，可宣发腠理，如《太平圣惠方》甘遂麻黄散之麻黄上能宣发肺气，使肌肤水湿从毛窍外散，下能通调水道，下输膀胱以助利尿之力，配伍甘遂、桑根白皮治疗卒身面浮肿，喘息气促，小便赤涩。

4. 充腠

选用具有辛散升发并兼甘温补润功效的益气解表药，充养宣通机体内外表里腠道络理玄府的方法，简称为充腠法，如《易简方》引《究原方》玉屏风散，用防风既疏散风邪，又与黄芪、白术同用充腠固表实卫，升发清阳，疏通郁闭之腠理，充养腠道络理，宣通气液，正是充腠之理。

（三）疏腠在现代医学中的应用

齐鲁河间宣通医学流派认为，腠理与玄府（即更细微的通道和孔隙）

在结构和功能上密切相关。通过疏腠可以进一步开通玄府，促进气液顺畅流通。这一理论在解释和治疗多种疾病时具有重要的指导意义。随着现代医学的发展，中医的疏腠理论逐渐被现代医学所认识和接受。现代医学认为，疏腠理论与微循环理论具有异曲同工之妙。微循环是指微动脉和微静脉之间的血液循环系统，它是维持机体正常生理功能的重要基础。通过改善微循环状态，可以促进气血、津液的流通和代谢，从而达到治疗疾病的目的。

1. 改善微循环障碍

许多疾病都与微循环障碍有关。通过应用中医的疏腠理论和方法，可以改善微循环状态，促进气血、津液的流通和代谢，从而缓解和治疗相关疾病。

2. 增强机体免疫功能

中医认为，正气存内邪不可干。通过疏腠治疗可以增强机体的免疫功能，提高机体的抵抗力。这有助于抵御外邪的侵袭和防止疾病的发生。

3. 促进康复和保健

通过定期进行中医的推拿按摩、针灸等疗法可以疏通经络、调和气血、增强体质。这对于促进康复和保健具有重要的作用。

三、扩络的内涵

（一）扩络的内涵与意义

"扩络"即阔开络道，使络道增宽，通过解表药的辛散、宣通走窜之性作用于经脉络道之表的腠理玄府，使络道拓宽，气血畅达，气机调畅。解表药又称"风药"，具有升浮发散、调达舒畅之性，可使分布于机体表里、内外、上下各个层次的"玄府""玄微府""玄细微府"充分开通，络脉随即开阔充盈而松弛，络道扩张而恢复其正常弹性，使得津液营血流行通达，气机出入升降有序，达到开启毛窍、流通气血、调和营卫、调节升降、开通郁闭、疏畅经络、通行六经的功效。《伤寒直格》曰："发开郁结，则气通，津液宽行而已……"可知阔宽络道，使全身络脉松弛而舒张，外舒则内展，即“解表疏腠扩络”之法。

（二）扩络的方法

扩络分为疏络、散络、开络、发（宣）络、阔络。

1. 疏络

选用辛温或辛凉的疏表药，疏通机体内外表里腠道络理玄府的方法，称为疏络法。如《本草新编》言薄荷“不特善解风邪，尤善解忧郁”。刘完素在《黄帝素问宣明论方》方中多用防风、羌活、白芷、荆芥等疏风解表药开通郁闭之经络，疏散郁结而通气。

2. 散络

选用辛温或辛凉的散表药，散开机体内外表里腠道络理玄府的方法，称为散络法。如藿香正气散之藿香、紫苏叶、白芷，辛温发散，散邪解表。喻昌清燥救肺汤中重用桑叶，辛凉发散，入肺而清散燥热。

3. 开络

选用辛温或辛凉的开表药，开通机体内外表里腠道络理玄府的方法，简称为开络法。如李东垣《脾胃论·分经随病制方》：“肩背痛不可回顾者，此手太阳气郁而不行，以风药散之，脊痛项强，腰似折，项似拔，此足太阳经不通行，以羌活胜湿汤主之。”羌活胜湿汤（羌活、独活、甘草、藁本、防风、蔓荆子、川芎）中绝大部分皆有开表的功效。

4. 发（宣）络

选用具有辛温升发或宣发功效的解表药，宣通机体内外表里腠道络理玄府的方法，称为发络法。如《神农本草经百种录》称麻黄“轻扬上达，无气无味，乃气味之最轻者，故能透出皮肤毛孔之外，又能深入积痰凝血之中，凡药力所不能到处此能无微不至，较之气雄力厚者，其力更大。”由此可知，麻黄可宣通机体内外表里腠道络理玄府，散腠理、透毛窍，开宣肺气，宣发邪气。

5. 阔络

选用具有辛散、温通、香透、开张、活络功效的解表药，阔宽机体内外表里膜道络理玄府的方法，称为阔络法。如瓜蒌薤白白酒汤中的瓜蒌，《长沙药解》言："瓜蒌，味甘、微苦，微寒，入手太阴肺经。清心润肺，洗垢除烦，开胸膈之痹结，涤涎沫之胶黏，最洗瘀浊，善解懊侬。"薤白辛温，善通阴寒之凝滞，阔开胸中膜道络理玄府，从而通胸阳之痹结。

（三）现代科学研究解表疏膜扩络的机制

血管内皮收缩因子、扩张因子主要存在于血管内皮细胞，是调节血管功能的重要因素，在维持基底血管张力和血管稳态方面发挥重要的作用。ET-1 是血清内最强的缩血管物质，对维持血管紧张性活动和血压都有重要的作用。肺脏是 ET-1 在机体内作用和代谢的重要器官，ET-1 在肺部组织的表达水平高于其他器官组织。肺内能够合成 ET-1 的主要细胞是内皮细胞和上皮细胞，当机体病变时产生的细胞因子也可促使血管平滑肌细胞合成和释放 ET-1。NO 与 ET-1 相互拮抗，NO 可抑制 ET-1 分泌，而 ET-1 通过 ET 受体 A 抑制 NO 释放，通过 ET 受体 B 促进 NO 释放。张金波前期实验研究选用宣肺解表的小青龙汤进行干预，以血管 ET-1，NO 为主要观察指标，同时系统观察模型大鼠治疗前后血清 NO 水平和心肺病理切片，探讨小青龙汤对肺动脉高压（PAH）大鼠的保护作用。结果显示，小青龙汤可以降低 PAH 大鼠的 ET-1 水平，又可以升高 NO 水平，表明小青龙汤可以通过调节 NO 和 ET-1 含量的动态平衡，有效地改善大鼠的 PAH。该实验研究从细胞分子水平探讨解表药物通过调控血管 ET-1 和 NO，松弛肺动脉血管壁紧张度、扩展血管内径空间，改善 PAH 的机制，阐明了解表药"解表疏膜扩络"的功效是通过降低血管内皮素收缩因子（ET-1）水平，升高血管内皮素扩张因子（NO）水平实现的。

（四）扩络在现代医学中的应用

扩络理论与微循环关系密切。微循环是指微动脉和微静脉之间的血液循环系统，它是维持机体正常生理功能的重要基础。通过改善微循环状态，可以促进气、血、津液的流通和代谢，从而达到治疗疾病的目的。现代药理研究也证明，解表药中药性辛温者多含有挥发油、苷类及生物碱，具有扩张血管，促进血液循环，扩张血容量的药理作用，可广泛地作用于心血管系统、呼吸系统、神经系统等，扩张血管，改善微循环，改善外周阻力，增加心输出量，防止血栓形成等。

1. 改善微循环

扩络法运用解表药，如桂枝，能够增加冠状动脉血流量，改善心肌微循环，从而有效地缓解心绞痛症状，减少心肌缺血的发生。这对于治疗冠心病、心肌梗死等心血管疾病具有重要的意义。

2. 促进神经系统功能恢复

解表扩络药物，如细辛，其挥发油成分能够扩张脑血管，增加脑血流量，改善脑部微循环。这对于治疗因脑供血不足引起的头晕、头痛、记忆力减退等症状有显著疗效。同时，细辛还能促进神经细胞的代谢，有助于神经系统功能的恢复和增强。

3. 增强免疫功能

解表扩络药物，如桂枝，其挥发油及多种活性成分能够促进血液循环，改善全身微循环状态。良好的微循环有助于营养物质的输送和代谢废物的排出，从而增强机体的免疫功能。桂枝在中医中常用于治疗风寒感冒，其扩络作用也间接促进了机体对病毒的抵抗能力。

第三章
腠理络脉病变

第一节　病　因

《灵枢·百病始生》:“夫百病之始生也，皆生于风雨寒暑，清湿喜怒。喜怒不节则伤脏，风雨则伤上，清湿则伤下……喜怒不节则伤脏，脏伤则病起于阴也；清湿袭虚则病起于下；风雨袭虚则病起于上，是谓三部。至其淫泆，不可胜数。”外感六淫、内伤七情、饮食失宜都可导致全身腠理玄府密塞或密闭，玄府不畅，气液不能宣通，升降出入失常而发病。正如《素问·六微旨大论》所言:“出入废则神机化灭，升降息则气立孤危。故非出入，则无以生长壮老已；非升降，则无以生长化收藏。”

一、外感病邪

《灵枢·刺节真邪》曰:“邪气者，虚风之贼伤人也，其中人也深，不能自去……虚邪之中人也，洒淅动形，起毫毛而发腠理。其入深，内搏于骨，则为骨痹。搏于筋，则为筋挛。搏于脉中，则为血闭不通，则为痈。搏于肉，与卫气相搏，阳胜者则为热，阴胜者则为寒，寒则真气去，去则虚，虚则寒。搏于皮肤之间，其气外发，腠理开，毫毛摇，气往来行，则为痒；留而不去，则痹；卫气不行，则为不仁。”虚邪贼风即外感六淫（风、寒、暑、湿、燥、火）及疫疠之气侵袭人体，留滞郁结，损伤腠理，影响其正常的开阖通利，导致腠理闭塞不通。

风为阳邪，轻扬开泄，易袭阳位。风邪具有轻扬、发散、透泄、向上、向外的特性，风性开泄，其伤人易使腠理不固而汗出、恶风。风邪侵袭，常伤及人体属阳的部位使人腠理疏泄。

寒性收引，《素问·举痛论》说“寒则气收”，寒邪侵袭人体，可使气机收敛，腠理收缩而挛急，寒邪伤及腠理，卫阳郁遏不得宣泄，可致毛窍腠理闭塞。人身气血津液之所以畅行不息，全赖一身阳气的温煦推动。一旦阴寒之邪侵犯，阳气受损，失其温煦，易使其腠理凝结阻滞不通，故寒邪因其凝滞、收引之性，易郁闭腠理。

湿邪伤人常留滞于腠理，阻遏气机，使脏腑气机升降失常，经络阻滞不畅。湿性黏腻，湿腻腠理，易阻气机，气不行则湿不化，胶着难解，故湿邪为病，起病隐缓，病程较长，反复发作，缠绵难愈。吴瑭《温病条辨》谓：“其性氤氲黏腻，非若寒邪之一汗即解，温热之一凉即退，故难速已。”

燥性干涩，易伤津液，使腠理失润而闭塞。燥邪因其干涩之性，侵犯人体，最易损伤津液，出现各种干燥、涩滞的症状，故《素问·阴阳应象大论》说“燥胜则干”。

火热为阳邪，其性燔灼、升腾，阳邪伤人，热壅腠理，造成腠理闭塞、气机怫郁，致人体阳气偏亢，“阳胜则热”。故《素问·至真要大论》说“诸热瞀瘛，皆属于火”“诸躁狂越，皆属于火”。火热之邪伤人，热淫于内，或迫津外泄，使气随津泄而致津亏气耗，或直接消灼煎熬津液，易伤津耗气，火热之邪致腠理闭塞、气机怫郁，易生风动血，临床表现为高热神昏，四肢抽搐，两目上视，角弓反张等或引起各种出血证如吐血、衄血、便血、尿血、皮肤发斑、妇女月经过多、崩漏等。又火邪壅滞腠理可聚于局部，腐蚀血肉，发为痈肿疮疡。《灵枢·痈疽》云：“大热不止，热胜则肉腐，肉腐则为脓，故名曰痈。”后世众多温病学家也认为温热病邪的核心在于阳热怫郁。

二、情志失调

七情（怒、喜、悲、思、忧、恐、惊）过激，导致相应内脏的气机紊乱，进而引起腠理郁闭，壅塞不通。情志内伤是腠理气机怫郁的重要原因。《素问·举痛论》说：“百病生于气也，怒则气上，喜则气缓，悲则气消，恐则气下……惊则气乱……思则气结”“怒则气逆，甚则呕血及飧泄，故气上矣”“喜则气和志达，荣卫通利，故气缓矣”“悲则心系急，肺布叶举，而上焦不通，荣卫不散，热气在中，故气消矣”“思则心有所存，神有所归，正气留而不行，故气结矣”“恐则精却，却则上焦闭，闭则气还，还则下焦胀，故气下行矣”“惊则心无所倚，神无所归，虑无所定，故气乱矣”。综上所述，情志失调通过影响脏腑气机，进而干扰腠理的正常功能，导致气、血、津液代谢失常，产生多种病理变化。

三、痰浊瘀阻

痰饮者，正如《杂病源流犀烛·痰饮源流》言：“其为物则流动不测，故其为害，上至巅顶，下至涌泉，随气升降，周身内外皆到，五脏六腑俱有。”一旦痰饮生成，它不仅作为病理产物存在，更成为重要的致病因素，痰饮为有形之邪，其性黏滞，痰黏腠理，影响玄府通畅，阻滞气血运行。正如《丹溪心法》所言：“痰之为物，随气升降，无处不到”，当痰饮流注于玄府腠理时，会直接导致这些细微通道的堵塞，使气血难以顺畅流通。气血乃人体生命活动的根本，其运行受阻，必然影响脏腑、组织的正常功能，导致各种疾病的发生。痰饮本身即为水液代谢失常的产物，但痰饮一旦形成，又可作为一种继发性致病因素，进一步影响玄府腠理通畅，从而加剧水液代谢的障碍。肺主通调水道，脾主运化水湿，肾主水液代谢，当这些脏腑功能受痰饮的干扰时，水液的输布与排泄就会受影响，导致水液在体内停留，形成水肿、痰饮等病理产物。这些病理产物又会进一步加重玄府腠理的闭塞，形成恶性循环。痰饮为浊物实邪，其性黏腻，易随气上逆，蒙蔽清窍，扰乱心神。《证治汇补》言：“痰迷心窍则神昏。”此外，痰浊还可与风、火等邪相兼为病，形成更为复杂的病理产物。痰饮损伤正气，影响脏腑功能，痰饮作为病理产物，长期存在于体内，会不断消耗人体的正气，导致脏腑功能逐渐衰退。正气是人体抵御外邪、维持生命活动的根本动力，当正气不足时，人体的抵抗力就会下降，容易受各种疾病的侵袭。综上所述，痰作为致病因素，对玄府腠理的影响是多方面的、复杂的，它不仅阻滞气血运行、扰乱水液代谢、蒙蔽清窍心神，还损伤正气、影响脏腑功能。因此，在治疗痰饮病时，应综合考虑其病理特点，采取针对性的治疗措施，以恢复玄府腠理的通畅和脏腑功能的正常。

瘀作为致病因素可妨碍腠府畅通，加重腠理的闭塞。《素问·调经论》提道："血气不和，百病乃变化而生"，强调气血运行的顺畅对人体健康的重要性。《血证论》对瘀血致病有详尽的论述，如"瘀血不行，则新血断无生理……盖瘀血去则新血易生，新血生而瘀血自去"，这不仅说明了瘀血与新血生成之间的关系，也揭示了瘀血对整体气血循环的影响。《金匮要略》多次提到瘀血病，如"五劳虚极羸瘦，腹满不能饮食，食伤、忧伤、饮伤、房室伤、饥伤、劳伤、经络营卫气伤，内有干血，肌肤甲错，两目黯黑"，这里的"干血"即指瘀血，而"肌肤甲错"等症状正是瘀血阻滞玄府腠理，导致气血失养的结果。玄府腠理作为气血运行的微小通道，其通畅性直接受瘀血的影响，瘀血一旦形成，会阻碍气血在玄府腠理中的运行，气血是滋养人体的基础物质，其运行不畅亦会会导致玄府腠理失养，功能下降，进而加剧病情变化。

四、腠理失养

体虚腠理失养，虚与邪气相合可致病。正如《灵枢·百病始生》云："风雨寒热不得虚，邪不能独伤人。卒然逢疾风暴雨而不病者，盖无虚，故邪不能独伤人。此必因虚邪之风，与其身形，两虚相得，乃客其形。""是故虚邪之中人也，始于皮肤，皮肤缓则腠理开，开则邪从毛发入。"

因体内正气不足，宣发开启功能不足，玄府虚闭，腠理失养失润，腠微结构受损，络道不畅，即气虚腠涩；气虚日久，腠理失养，肌肤失去弹性与光泽，呈现萎缩状态，即气虚腠萎。这种情况多见于久病体虚或年老体衰之人，常伴有肌肉消瘦、皮肤松弛、皱纹增多等症状。气虚不能固摄汗液，腠理疏松，稍动即汗出，易受风邪侵袭，易感冒，即气虚腠疏。

血液亏虚，不能滋养腠理，导致肌肤干燥、脱屑，甚至出现皲裂、瘙痒等症状。血虚则无以濡润，腠理失养，故表现为涩濇[①]不通，即血虚腠濇。

体内阴液不足，阴不制阳，虚火内生，灼伤津液，导致腠理失养，肌肤干枯无泽，甚至出现脱皮、皲裂等严重症状。阴虚火旺，还常伴有五心烦热、口燥咽干、潮热、盗汗等表现，即阴虚腠枯。

阳气虚弱，不能温煦腠理，导致腠理功能低下，肌肤松弛下垂，甚至出现凹陷。阳虚则寒，腠理失于温养，还易感受寒邪，加重病情，即阳虚腠陷。失养萎闭揭示了人体腠理玄府因得不到足够营养支持而出现的功能衰退和形态萎缩，进而导致脏腑组织失养的病理过程。

第二节　病　机

机体气液（营卫、气血、津液）宣通畅达，人体的生命来源和生命功能才得以维持。机体的气液宣通就如同心脏，一刻不可停止，一旦停滞，气液环流不利，玄府阻滞、密塞甚至闭塞，结果就是百病丛生。因此，无论外感六淫，还是内生五邪或疑难杂病，发病机制皆是腠理玄府开阖启闭功能失职，气液（营卫、气血、津液乃至精神）积聚为痰、湿、浊、瘀、饮、郁等证，若密塞日久，郁久化火可出现扰神之证。病理产物痰、湿、浊、瘀、饮、火、郁互结，再进一步闭塞腠理玄府，人体正常生命活动受阻使病情加重，甚至发展为坏病。因此，腠理塞闭是机体发病的基本病机，“慎守病机”“不失腠理”是精准辨证的基本法则。

根据感邪的性质、三阴三阳、在表在里（外表里表腠理、表之外表腠理、表之内表腠理）的不同，感邪的性质、三阴三阳、在表在里（外表里表、表之外表、表之内表）的不同，可归纳以下病机：实闭腠理（痰

① 涩濇：涩，表示不光滑，在疾病中有邪气实之意。“濇”虽为“涩”的异体字，但在疾病中表示正气虚，与“涩”字所表示的病机不同，故此处不做简化处理。同理，“血虚腠濇”中的“濇”字也不作简化。

黏腠理、湿腻腠理、浊阻腠理、瘀塞腠理、气滞腠理、寒凝腠理、热壅腠理、风疏腠理、燥涩腠理、阳盛腠强、阴盛腠束）；虚郁腠理（气虚腠濇、气虚腠疏、气虚腠萎、血虚腠濇、阴虚腠枯、阳虚腠陷）。

一、实闭腠理

（一）痰黏腠理

痰浊之邪黏滞腠理，玄府不畅，腠理密塞或闭塞，气液（营卫、气血、津液、精、神）不能宣通的病理机制。

（二）湿腻腠理

湿邪困腻腠理，玄府不畅，腠理密塞或闭塞，气液（营卫、气血、津液、精、神）不能宣通的病理机制。

（三）浊阻腠理

浊邪阻滞腠理，玄府不畅，腠理密塞或闭塞，气液（营卫、气血、津液、精、神）不能宣通的病理机制。

（四）瘀塞腠理

血瘀壅塞腠理，其性凝滞，玄府不畅，腠理密塞或闭塞，气液（营卫、气血、津液、精、神）不能宣通的病理机制。

（五）气滞腠理

气郁滞于腠理，气道涩，玄府不畅，腠理密塞或闭塞，气液（营卫、气血、津液、精、神）不能宣通的病理机制。

（六）寒凝腠理

寒邪凝滞腠理，玄府不畅，腠理密塞或闭塞，气液（营卫、气血、津液、精、神）不能宣通的病理机制。

（七）热壅腠理

热邪壅满腠理，玄府不畅，腠理密塞或闭塞，气液（营卫、气血、津液、精、神）不能宣通的病理机制。

（八）风疏腠理

风邪轻扬，开泄腠理，玄府开阖失序，腠理不密，气液（营卫、气血、津液、精、神）宣通失常的病理机制。

（九）燥涩腠理

体内津液不足或外感燥邪侵袭，腠理燥涩或熯塞，玄府失畅，气液（营卫、气血、津液、精、神）宣通失常的病理机制。

（十）阳盛腠强

阴虚不能敛阳，虚阳浮越，孤阳独亢于外，阳强不能固密，腠理强僵、痉急、瞀瘛化火化风的病理机制。

（十一）阴盛腠束

阴盛阳虚收凝过度的阴收腠理，玄府不畅的病理机制。

二、虚闭腠理

虚郁腠理是指人体正气不足，或气液失调，导致玄府开阖失序，腠理因虚致塞或致闭的病理演变过程。分为气虚腠澁、气虚腠疏、气虚腠萎、血虚腠澁、阴虚腠枯、阳虚腠陷等。

（一）气虚腠澁

气虚运行无力，腠理澁滞，玄府失畅，无力宣通气液的病理机制。

（二）气虚腠疏

气虚损不足，腠理失密，玄府失阖，卫外失固，气液（营卫、气血、津液、精、神）宣通失常的病理机制。

（三）气虚腠萎

气虚无力充盈腠络，腠萎理缩，玄府失畅，气液宣通失常的病理机制。

（四）血虚腠澁

血虚失其濡润，腠理澁滞，玄府失畅，气液（营卫、气血、津液、精、神）宣通失常的病理机制。

（五）阴虚腠枯

阴虚不能敛润，腠理枯涸，玄府失畅，气液（营卫、气血、津液、精、神）宣通失常的病理机制。

（六）阳虚腠陷

阳气不足，腠理不能行元气而失温养，气化失职，升发无力，腠理虚陷的病理机制。

无论是内伤七情、外感六淫皆可导致全身腠理玄府闭塞，气机不畅，升降出入失常。玄府闭塞有虚闭和实闭之分，无论是实闭还是虚闭，最终皆可致腠理玄府闭塞、气机不畅而发病。宣解、通透腠理，开阖、启闭玄府，“慎守病机”“不失腠理”，使机体恢复到阴平阳秘、中正和平的生理状态。

第四章
治则治法

人体生命源和生命功能的维持，取决于机体气液（营卫、气血、津液、精、神）的宣通畅达，机体气液宣通一刻也不能停止，一旦停滞，气液环流就会因堵塞而关闭，人体正常生命活动就会受阻而发病。宣通腠理玄府，交通内外营卫，条畅气血、津液、精、神及调畅气机是其总的治疗原则。因此，《素问·六微旨大论》曰："出入废则神机化灭，升降息则气立孤危。"《素问·举痛论》有云："百病生于气也。"根据感邪性质、虚实、发病部位、深度、上下、左右、在脏、在腑、三阴、三阳、在外表、在里表的差异选择宣解、通透、中正、开阖、启闭等疏腠扩络之法。

第一节　宣解通透

解表药的辛散、开发、宣解、通透性，不仅可以宣解身体表面的玄府，而且可以通透身体脏腑、组织、器官表腠理的玄府，起到"解表疏腠开玄扩络"的作用。正如刘完素《素问玄机原病式》所说："然玄府者，无物不有，人之脏腑、皮毛、肌肉、筋膜、骨髓、爪牙，至于世之万物，尽皆有之，乃气出入升降之道路门户也"，"精、神、荣卫、血、气、津液出入流行之纹理"。肺主一身之气，又主一身皮毛，肺气怫郁，皮腠玄府则闭塞。所以《黄帝内经》说："诸气膹郁，皆属于肺。"诸病皆为气作祟，内伤七情，外感六淫都可导致全身皮腠玄府闭塞，气机失调，升降出入异常。玄府闭塞有虚闭与实闭之分，升降出入也是肺宣发肃降治节功能的体现。肺气虚，宣发功能不足，玄府虚闭，腠理络道阻滞，气机不利而发病。宣解通透腠理玄府，升降出入才得以归于正常气化。

一、宣解

宣，《广韵》释为“宣，布也。明也。徧也。通也。缓也。散也”。即“宣”有发散、升散、扩散、宣布、疏通之义。遵《黄帝内经》“阴味出下窍，阳气出上窍。气味辛甘发散为阳，酸苦涌泄为阴”。凡味辛之品，是具有发散、行气功能的药物，治疗邪在三阳玄府或上焦腠理玄府闭塞的病证，称宣。河间曰：“抑郁不散为壅，必以宣剂散之”，王好古曰：“内经称五郁，木郁达之，火郁发之，土郁夺之，金郁泄之，水郁折之，皆宣也。”诸气郁或七情所滞之初，最应宣解也。《易·解卦》：“解，难之散也。”即“解”有发散、消散等含义。解，可开郁散结，结有有形与无形，无论虚实寒热陈久均可配合其他法运用。张从正说：“风寒之邪，始侵皮肤，致头痛身热，宜解体表之邪，《内经》所谓轻而扬之也。痈、疮、疥、痤，皆宜取解表之法。”解者，解表疏腠开玄府以畅通闭塞之处，即“解表疏腠扩络”。

二、通透

《说文》曰：“通，达也。”《易·系辞》曰：“往来不穷谓之通；推而行之谓之通。”“通”有通达无碍、推而行之等含义。“通者，通行也”，也就是通利的意思，塞者不行。通以畅气机和升降为法，可分补通（升通、开通、润通、温通）、泄通（升通、开通、降通、重通）。味淡渗透利之品，通过利尿治疗小便不利、淋病、癃闭等病证者，称为通剂。经曰：“味薄者通，所以淡味的药为通剂。”凡具有通行滞留，可去除闭阻的方剂，均属于“通剂”范畴，如通利小便的五苓散、通泄水气的十枣汤。《素问·阴阳应象大论》云：“味厚者为阴，薄为阴之阳；气厚者为阳，薄为阳之阴。味厚则泄，薄则通；气薄则发泄，厚则发热。”补可去弱，补有补益之功，弱指虚弱症证。有滋补作用，治疗气、血、阴、阳不足的各种虚证者，俗称补。补可分为收（涩）补、燥补、温补、润补、充补、填补。张从正说："五脏各有药剂补泻，五味各补其对应的脏腑。"泄剂：泄可去闭，泄，即泻，祛邪之义；闭，为腠理闭塞、玄府不畅，九窍不通之证，也有虚实之分。透剂：透，《说文》曰"跳也，过也"，即"透"有"跳过、通过"等含义。

透，即透出，分为升透、散透、渗透、泄透。邪久客于三焦内膜及脏腑、器官内膜腠理的病症均可使用透的方法，根据感邪的性质、虚实、发病的部位、深度、上下、左右、在脏表、在腑表、三阴表、三阳表、在表、在里（外表里表、表之外表、表之内表）的差异选择升透、散透、渗透、泄透的药物。

三、运用

一般邪在表的外表，在上、在外、在脏腑之外表、在三阳表，部位较浅的用宣解外表肌腠玄府的治法，再根据疾病性质辨证辛凉解表疏腠、辛温解表疏腠，根据虚实配合疏表、散表、开表、发表等辛甘发散疏解外表腠理玄府的升透、散透药味。

在表之内表、在下、在内、在脏腑之里表、三阴的内表腠理，部位较深的用通透内表腠理玄府的治法，再根据感邪性质辨证选择辛凉解表疏腠、辛温解表疏腠，根据虚实配合咸淡渗透、泄透内表腠里玄府的药味。

第二节　开阖启闭

玄府为气机升降出入的门户、气血津液运行的通道。人的生命活动得益于吐故纳新，以及吸收精微气液、排出糟粕，这些功能活动靠气化维持，气化通道的门户为玄府。气化的物质基础为营卫、水谷、气血、精、津液。腠理是营卫气血、精、神、津液出入玄府流通的纹理络道，气、血、精、津液等物质在体内的输布和代谢运动以玄府为出入，只有玄府畅通才能使脏腑经络、四肢百骸的腠理获得营卫、气血、津液滋养而发挥正常生理功能。

玄府在生理上虽为“贵开通、忌闭阖”，但在功能上是有开有阖，开阖启闭有度，具体应是开阳阖阴、启阴闭阳、阖阴开阳、闭阳启阴，开上阖下、阖下开上，闭上启下、启下闭上，才能宣通不闭，气的升降出入才能正常。根据感邪虚实、发病部位、深浅、上下、左右、在脏、在腑、三阴、三阳、在表、在里（外表里表、表之外表、表之内表）的不同选择开阖、启闭等疏腠开玄之法。病在三阳，在外、在上、在脏腑表之外表可开阳阖阴，“宣闭散邪”。病在三阴，在内、在下、在脏腑表之内表可启阴闭阳，通闭透邪。

第三节　中　正

《说文》曰“中，和也”。《荀子·劝学》曰“其曲中规”，即中有“中和、不偏不倚”等含义。《论语·学而》曰“就有道而正焉”，即“正”有“纠正、改正、匡正”等含义。

中正：与“中正”有关的直接治法有很多，比如调和肝脾、疏肝解郁、和解少阳、辛开苦降等。但是广义上的“中正”是所有中医治疗方法的核心，宣解、通透、开阖、启闭治法的最终实现就是使身体达到“不偏不倚、阴平阳秘”中正和平的状态。

“中正法”在中医理论中，主要体现了治疗疾病时追求阴阳平衡、气血调和、脏腑功能恢复正常状态的原则。其核心思想是在治疗疾病时，不仅要消除病因、缓解症状，更要注重恢复和维持人体内部环境的平衡与和谐。这种平衡与和谐的状态，即是中正。中正法强调治疗过程中的平衡、和谐与适度，旨在通过调整人体的阴阳、气血、脏腑等各个方面，达到中正平和的状态，从而恢复健康。

第五章
解表疏腠扩络药物

第一节　论广义解表药之疏腠扩络作用

《中药学》教材关于解表药的论述较为局限，称解表药以解表为主要效用，以外感表证及兼有表证的一些疾病为主治。但经过多年的临床及考证发现，这种认识不仅背离临床实际运用，而且与历代医药文献记载和用意相去甚远。解表药多味辛，具有辛、散、温、通、透、开（扩）等多种特性，具有“升散、宣解、通透、燥湿、行开”作用。古代圣贤在内伤杂病中广泛应用解表药“宣泄郁滞，旁达百骸”，内宣络脉，疏通百节，外行孔窍，直透肌肤。齐鲁河间宣通医学流派进一步总结，提出解表药不仅能开发肌体腠理外表的玄府，而且能宣通肌体脏腑、组织、器官表的腠理（玄府），起到“解表疏腠宽中扩络”作用。

一、广义解表药的内涵

解表药是疏表、散表、开表、发表药的总称，在文献中有表药、疏散药、风药等诸多称谓。狭义解表药是指《中药学》中的辛温解表药和辛凉解表药，主治范围局限在外感表证及兼有表证的狭小范围。广义解表药则指所有具有升、散、开、行作用的药物，其不仅作用于皮毛、体表，亦作用于机体内脏腑、组织、器官、骨髓、经脉、络道等的表膜腠理，能解机体所有组织表腠。

（一）解表药能发散表邪，治疗表证

解表药是中医药学院教材《中药学》中药分类的第一大部分，其定

义为：凡以发散表邪为主要功效，偏行肌表，能促进肌表发汗，常用以治疗表证的药物，统称为解表药，又称发表药。根据解表药的药性及功效差异可将其分为辛温解表药与辛凉解表药。解表药从性味功效上分为发散祛邪药、开郁畅气药、辛温通阳药、燥湿化痰药、疏腠通络药、活血化瘀药、平息内风药。文献中亦有许多称谓，如疏散药、辛散药、升散药、祛风药、风药、表药。“风药”即是“疏风解表”药，常见的有四五十种，包括麻黄、桂枝、香薷、葱白、防风、羌活、独活、荆芥、苏叶、菊花、白芷、薄荷、牛蒡子、升麻、柴胡、葛根、蔓荆子、藁本、辛夷、蝉蜕、苍耳子、浮萍、木贼等，其中，以麻黄、桂枝、防风、羌活、荆芥、细辛、葛根为代表。

（二）解表药能解机体所有组织表腠

表药俱味辛，味薄气淡，质轻性浮，具有宣散透邪、疏散通络、升举清阳、通畅阳气、开通郁结、发郁散热、扩络散瘀、顺气宽中，助脾胜湿、助肺宣发、助肾散精、助肝疏泄、扩脉助心、引药入经等功用。查阅文献，不难发现解表药治内伤杂病的使用已久，张仲景桂枝汤中的桂枝，麻杏石甘汤中的麻黄，葛根芩连汤中的葛根；孙思邈小续命汤中的麻黄、防风；钱仲阳泻黄散中用藿香、防风；张元素九味羌活丸中用羌活、防风、细辛；刘完素防风通圣丸、双解散中用荆芥、防风、麻黄、薄荷；李东垣清胃散中用升麻；朱丹溪痛泻要方中用防风；罗天益顺气和中汤中用升麻、柴胡、细辛、蔓荆子；张景岳举元煎中用升麻；喻昌清燥救肺汤中用桑叶；王清任在血府逐瘀汤中用柴胡；杨栗山在升降散中用蝉蜕、僵蚕；张锡纯在升陷汤中用柴胡、升麻，等等。可见，古代圣贤在内伤杂病中善用解表药，以达到宣散透邪、助肺宣发、开络通脉、发表升阳、宽中畅气、发散郁热、助肾气化、开腠解郁散结等目的。

在《黄帝内经》“肺主身之表”的基础上，综合历代医药典籍发展补充，再结合多年临床实践体会，齐鲁河间宣通医学流派对解表药有了新的认识，并对解表药的临床功用及表的概念赋予了新的功能和内涵。所谓解表不单指体表，也包括五脏六腑、经脉、络脉（血管）、器官、三焦内外及六经层次（外表分太阳层、少阳层、阳明层，内表分太阴层、少阴层、厥阴层）及机体所有组织的表膜，亦受肺的治理和调节。这并不是一家所言，古人早有论述，如《医门法律》曰“肺主一身之气”，《柳州医话》曰“肺主一身之表”，《素问·阴阳应象大论》曰：“善治者，治皮毛”。

二、广义解表药的疏膝扩络作用

解表药辛散开发、走窜宣通，可宣解开发肤表膜膝理玄府，通透体内三焦、脏腑、经络、器官、骨髓等所有组织表膜膝理的玄府，起到疏膝扩络的作用。

（一）古籍中对解表药“疏膝扩络”功能的概括及应用

古代医籍对解表药“解表宽中，疏膝扩络”功能有着形象概括。《神农本草经百种录》论述麻黄“乃气味之最清者，故能透出皮肤毛孔之外，又能深入积痰凝血之中”。《本经疏证》中也论述麻黄气味轻清，内外上下，无处不到，在内流通精、血、津液，在外骨节、肌肉毛窍不闭，在上除却咳逆、头痛，在下破除癥坚积聚。又如《本草正义》论细辛“故善开结气、宣泄郁滞，而能上达巅顶，通利耳目……则旁达百骸，无微不至，内之宣络脉而疏通百节，外之行孔窍而直透肌肤”。薄荷“其力能内透筋骨，外达肌表，宣通脏腑，贯串经络”。以上所谓“宣泄郁滞”“旁达百骸”“彻内彻外”“无微不至”“内透筋骨”“外达肌表”“内之宣络脉而疏通百节，外之行孔窍而直透肌肤”等无不体现解表药的特征，皆是对解表药“解表宽中，疏膝扩络”功能的形象概括。

解表疏膝扩络的使用也由来已久，汉代医圣张仲景在枳实薤白桂枝汤中用桂枝，乌头汤中用麻黄，侯氏黑散中用细辛、防风、桂枝；唐代药王孙思邈在大续命散中用麻黄、桂枝、防风，补心丸中用防风、细辛；宋代钱乙泻青丸中用羌活、防风，陈言《三因极一病证方论》芍药知母汤中用麻黄、细辛，《太平惠民和剂局方》中五积散用麻黄、白芷；金元医家刘河间防风通圣散中用荆芥、防风、麻黄、薄荷；张元素当归拈痛汤中用羌活、防风、升麻、葛根，李杲升阳散火汤中用羌活、独活、升麻、柴胡、葛根、防风，益气聪明汤中用葛根、蔓荆子、升麻；朱震亨痛泻要方中用防风；明代张景岳济川煎中用升麻；清代傅山《傅青主女科》定经汤中用柴胡、荆芥穗；王清任癫狂梦醒汤、血府逐瘀汤中用柴胡；清末民初张锡纯理郁升陷汤中用柴胡、桂枝。

（二）解表药能疏腠扩络，以至疏表、散表、开表、发表

解表是解表药疏表、散表、开表、发表过程的功能体现。通过古今文献梳理和病案分析，发现解表药不仅走肌体外表，而且走肌体内的里表，解表药既可治表证，亦可治里证，外感疾病固当使用，内伤杂病亦不可或缺。解表药有宣泄郁滞，旁达百骸，彻内彻外，无微不至，内透筋骨，外达肌表，内之宣络脉而疏通百节、外之行孔窍而直透肌肤，即“解表疏腠扩络”改善肌体内外表里经络运行的作用。解表药特别在改善心、肺、脑血管狭窄缺氧及肢体循环障等方面有明显的临床优势。这是解表药的辛散、开发、宣解、通透之性，不仅能开发肌体腠理外表的玄府，而且能宣通肌体脏腑组织器官表的腠理（玄府），起到“解表疏腠宽中扩络”作用。刘完素《素问玄机原病式》曰：“然玄府者，无物不有，人之脏腑、皮毛、肌肉、筋膜、骨髓、爪牙，至于世之万物，尽皆有之，乃气出入升降之道路门户也”；“精、神、荣卫、血、气、津液出入流行之纹理”。现代研究也发现，解表药作用于血管内皮素、血管收缩舒张因子、内皮素受体及其基因表达水平，扩外周血管，使血管动力学循环阻力发生变化，松弛了血管壁的紧张度、扩展了血管内径空间。

解表药通过其独特性能——解表宽中、疏腠扩络，在与不同药物的合理配伍中，均发挥了明显的增效作用。譬如，与活血化瘀药、清热泻火药、行气解郁药、利水渗湿药、补气健脾药，甚至补肾益精药等药物配伍，其结果不是解表药作用与其他药物作用的简单相加，而是产生了四两拨千斤的效果，正如清代医家龙之章在《蠢子医》中曰：“治病须要兼风药，不兼风药不合作……但置风药三两味，便是卢医到身边。”笔者经过多年临床探索，发现解表药作用的一大特色就是可以同多种药物配伍以增强疗效。为此，提出了“解表宽中扩疏腠扩络”可以加速循环“提速增效”之说。

第二节　解表药疏腠扩络的具体功能和特点

解表药多味辛，虽多分为辛温解表和辛凉解表，但其性多宣散、开通、升发、扩张，皆具有升、散、开、行、扩的作用，具有辛、散、温、通、透、开、扩、燥等多种特性，可以用升散、宣解、通透、燥湿、行开、扩展加以概括。升，即升浮上行，辛味气薄，质轻性浮，所谓“高巅之上，唯风药可及”；散，即发散，主向上、向外开散，故解表可以疏腠、扩络、散邪；透，即透泄，向上、向外、向下、向内透邪而出；行，即走而不守、散动不聚，俱灵动风性；通，即宣通，解表药善于通阳化气，温经通络；燥湿，风药多燥，能燥湿化痰；行开是对上述特性的总括，俱辛味，其质轻、性浮，主向上、向外、升散、开发即是其基本特性。总结而言，解表药具有“内之宣络脉而疏通百节，外之行孔窍而直透肌肤”的功用。根据其药性及在方剂中的作用，可将其分为宣散透邪、辛散扩络、升举清阳、开通郁结、发散郁热、助脾胜湿、助肺宣发、散瘀活血、宽中顺气、助肾气化、引经等功用。

一、宣散解表透邪

解表药性味辛散，具有宣发腠理、透邪外出的作用，在临床上常用于治疗以外感风邪为主症或兼水湿为患的患者，因此解表药除可用于治疗外感六淫邪气所致的表证外，亦可用于水肿、湿疹、湿痹、疮疡、疟痢、痈疽之初期兼表证者，方如麻黄连翘赤小豆汤之麻黄，藿香正气散之紫苏叶、白芷，辛温发散，解表散邪；九味羌活汤之羌活、防风、细辛、白芷性味辛温，开腠理而通卫阳，可发散在表之风寒湿邪以祛邪外出；越婢汤之麻黄发汗解表，宣肺行水，使水气风邪从汗而解。此外，荆防败毒散之用柴胡、前胡、羌活、独活、荆芥、防风，银翘散之用薄荷、荆芥穗、淡豆豉、牛蒡子，加味香苏散之用苏叶、荆芥、秦艽、防风、蔓荆子、生姜等均有宣散透邪之功。

二、辛散开络通脉

解表药气味轻薄，性辛散，《素问·阴阳应象大论》曰“味厚者为阴，薄为阴之阳，气厚者为阳，薄为阳之阴。味厚则泄，薄则通，气薄则发泄，厚则发热”。《目经大成》云“辛者横行而散”，可见解表药具有辛散开络通脉的作用。如《神农本草经》中载“麻黄……破癥坚积聚”“荆芥主寒热……下瘀血”;《神农本草经百种录》论桂枝“……辛香四达，引药以通经络”。《日华子本草》谓麻黄“通九窍，调血脉……破癥癖积聚”。清代温病医家叶桂提出“络以辛为泄”，其在《临证指南医案·卷四·胸痹》中云:“某痛久入血络，胸痹引痛。炒桃仁延胡索川楝子木防已川桂枝青葱管……若夫胸痹……俱用辛滑温通”，可见桂枝温通经脉，通络之功。其他方如桂枝茯苓丸之用桂枝、身痛逐瘀汤之用羌活、秦艽均有辛散扩络之义。

三、发表升阳

解表药味辛质浮，俱向上、向外之性，可发表升阳，既可引脾胃清阳温养四肢九窍，又可引营卫之气充实腠理，温养皮肉筋骨。如李东垣在《脾胃论·分经随病制方》中曰“肩背痛不可回顾者，此手太阳气郁而不行，以风药散之，脊痛项强，腰似折，项似拔，此足太阳经不通行，以羌活胜湿汤主之”，羌活胜湿汤（羌活、独活、甘草、藁本、防风、蔓荆子、川芎）中绝大部分皆为表药，温阳充腠，治疗风湿在表之痹症。又如，李东垣在《兰室秘藏·杂病门》中所载柴胡升麻汤之升麻、葛根、独活、羌活、柴胡、防风，治疗“男子、妇人四肢发热，肌热……又有胃虚，过食冷物，郁遏阳气于脾土之中”，正如吴亮《医方考》中曰“复用升麻、柴胡者，升清阳之气于地道也。盖天地之气一升，则万物皆生。天地之气一降，则万物皆死。观乎天地之升降，而用升麻、柴胡之意从可知矣”。东垣在《脾胃论·肠澼下血论》又言:“如大便闭塞，或里急后重，数至圊而不能便……慎勿利之，利之则必致病重，反郁结而不通也，以升阳除湿防风汤举其阳，则阴气自降矣。”升阳除湿防风汤（苍术、防风、白术、茯苓、芍药）中一味解表药防风升举脾之清阳，配伍健脾燥湿之苍术、白术，疏肝养血之白芍，及淡渗降浊之茯苓，清阳升而浊阴降，治疗脾胃虚弱，阳气下陷所致的飧泄、濡泄，或后重、便闭，及肠风下血。

四、宽中畅气通阳

解表药气轻味薄走气分，轻能升散，薄则宣泄，既具有流动之风性，又可顺行肝木升发之性，推动阳气的散布流通，行其郁滞，开郁达邪，畅达一身气机。如孙思邈《备急千金要方·卷十五·脾脏方·秘涩第六》中所载葱胶汤："治大便不通方……又方好胶（三寸），葱白（一把）"，方中阿胶养血，润肠通便，葱白通阳行气，治疗年老虚弱，大便秘滞。又如《肘后备急方》所载之葱豉汤（葱白一虎口、豉一升），王昂在《医方集解》中谓其："此足太阳药也。葱通阳而发汗，豉升散而发汗，邪初在表，宜先服此以解散之。"清代何梦瑶《医碥·杂症》云："按内风即气也，气不顺亦可用羌、防辈升发之，但不温覆取汗耳。故古方不分内外风，统用之也。"又《医方考·卷五头病门第五十五》曰："鼻气通乎天，清阳往来之窍也。风盛则气壅，故令鼻塞。《内经》曰：清阳出上窍；又曰：气薄则发泄。辛夷、川芎、苍耳，皆清阳气薄之品也，故可透气窍。"因此，表药辛以通其气，散以致其津，升以发其阳，行以去其闭，开以宽其中。

五、开腠解郁散结

解表药味辛，因而具有宣散之性，可开通郁结，即调畅气机，散结开郁。如《本草新编》言薄荷："不特善解风邪，尤善解忧郁……夫薄荷入肝、胆之经，善解半表半里之邪，较柴胡更为轻清"，如刘完素在《黄帝素问宣明论方》中曰："防风天麻散治风麻痹走注，肢节疼痛，中风偏枯，强，暴喑不语，内外风热壅滞，解昏眩。防风天麻川芎羌活香白芷草乌头白附子荆芥穗当归（焙）甘草（各半两）滑石（二两）上为末，热酒化蜜少许，调半钱，加至一钱，觉药力营运，微麻为度。或炼蜜为丸，如弹子大，热酒化下一丸或半丸，细嚼，白汤化下亦得。散郁结，宣通气。”方中多用防风、羌活、白芷、荆芥等风药开通郁闭之经络，散郁结而宣通气，正是解表疏腠扩络之理。又如，清代名医陈士铎《洞天奥旨》中所创开郁散中用柴胡疏肝行气解郁，与其他药物配伍治疗肝胆郁结所致瘰疬。另外，李东垣之润肠丸（桃仁、当归、麻子仁、大黄、羌活）方中羌活辛温，升散解郁，通肠腑之郁结，配伍润肠通便之桃仁、当归、麻子仁，泄下通便之大黄，一散一润一通而使大便自通。又如，东垣先生在《脾胃论·分经随病制方》中曰“如肩背痛，不可回顾，此手太阳气郁而不行，以风药散之”，可见，东垣先生亦认识到解表开郁之功。

六、发散郁热

《素问·六元正纪大论》：“郁之甚者，治之奈何？木郁达之，火郁发之”，王冰注其曰：“发谓汗之，令其疏散”，而张景岳曰其：“解之、散之、升之、扬之，如开其窗，如揭其被，皆谓其发，非独止于汗也”。表药味辛，轻清而升散，其气四达，可发散郁热，使郁热透达，邪有出路，从而达到解郁散热的效果。如李东垣在《脾胃论·脾胃盛衰论》中说“泻阴火以诸风药，升发阳气以滋肝胆之用，是令阳气生，上出于阴分……使大发散于阳分，而令走九窍也。”方如《温病条辨》银翘散中用薄荷、荆芥穗、淡豆豉辛凉表药“轻扬解散”而透邪发散郁热，又如《医宗金鉴》治疗胃热、头痛、鼻干、目痛之加味茶调散，用荆芥穗、薄荷散邪解郁，亦宗火郁发之旨。

七、升举清阳，助脾胜湿

《脾胃论·脾胃胜衰论》云：“诸风药皆是风能胜湿也。”疏风解表药大多味辛气芳香而性升浮，既可升清举阳，使清阳得升而湿浊得降，又可行气通气，调畅中焦气机而助肝疏脾运以燥湿。正如李中梓在《医宗必读·泄泻》中曰：“一曰升提，气属于阳，性本上升，胃气注迫，辄而下陷，升、柴、羌、葛之类，鼓舞胃气上腾，则注下自止……且湿为土病，风为木病，木可胜土，风亦胜湿，所谓下者举之是也。”方如《傅青主女科》完带汤（白术、山药、人参、白芍、车前子、苍术、甘草一钱、陈皮、黑芥穗、柴胡）中用辛散之柴胡、荆芥穗而升发脾胃清阳，与诸药配伍，健旺脾气，条达肝气，使清阳得升，湿浊得化，则带下自止。

八、解表开肺，助肺宣发

《素问·宣明五气》曰："辛入肺。"解表药味辛薄，气淡体轻性升浮，可辛散入肺助肺升发，畅通肺气。《素问·痹论》云："脾气散精，上归于肺，通调水道，下输膀胱"，因此解表药既可助卫气使津液随气行于肌表及至全身，又可通大肠腑、太阳腑，开上通下以利二便。方如《太平圣惠方》甘遂麻黄散之用麻黄，上能宣发肺气，使肌肤水湿从毛窍外散，下能通调水道，下输膀胱以助利尿之力，配伍甘遂、桑根白皮治疗卒身面浮肿，喘息气促，小便赤涩。又如，《症因脉治·大便秘结论》中伤寒便结用羌活汤（羌活、防风、黄芩、柴胡、大黄），羌活、防风、柴胡，此三味除疏风解表外，还可宣发肺气而通闭，即《内经》上焦不通，下焦不利之妙用！

九、辛温肾腠，助肾气化

解表药辛温腠理，升散卫气，《素问·脏气法时论》曰："肾苦燥，急食辛以润之，开腠理，致津液，通气也。"可见解表药既可激越肾气气化以化气利水，又可直接升津散津，方如《金匮要略》补肾助阳之肾气丸中用桂枝，辛甘而温、温通阳气，配伍大辛大热之附子补肾阳、助气化治疗肾阳亏虚、气化失常所致的小便不利、痰饮、水肿、脚气、妇人转胞等症。此外，表药升散之性，还可助肾举精上行以充脑窍，常被用于治疗五官科疾病，在明代医家傅仁宇所著的眼科专著《审视瑶函》中就极力推崇河间玄府之说，强调"云雾移眼""神光自现""视正反斜""视赤如白"以及"青盲""目花"等病证皆因玄府失和或郁遏所致，其中所载栀子胜奇散也是后世治疗眼目昏花常用荆芥穗、菊花、蝉蜕的依据，又如元末明初医家倪维德《原机启微》治疗眵多眊噪、紧涩羞明、赤脉贯睛之黄连天花粉丸中用菊花、薄荷。唐代药王孙思邈《银海精微》用补肾明目丸（羚羊角、生地黄、肉苁蓉、枸杞子、防风、草决明、楮实子、干菊花、羌活、当归、羊子肝）治疗肝肾血虚、视物不明，方中防风、菊花、羌活等表药则具有升举肝肾精血以养目明窍之效。

十、疏腠扩络，和血行瘀

解表药俱升、散、行、开多种特性，不仅善于调畅气机，还可促进血行，能起到直接推动血液运行而行气化瘀之效，并且解表药善于辛散扩络、辛开扩脉，化解脉中瘀滞而达解表舒肌疏腠扩络之效，药如《得配本草》言荆芥："入足厥阴经气分，兼入血分。散瘀破结，通利血脉。"方如《金匮要略》治疗妇女"瘀血在少腹不去"的温经汤，方中用桂枝、生姜通利血脉、辛散扩络，配伍当归、芍药、川芎、牡丹皮，共奏解表疏腠扩络、和血祛瘀之效。此外，《医林改错》血府逐瘀汤中用柴胡、身痛逐瘀汤中用羌活，《救伤密旨》活血住痛散中用白芷、羌活亦有此义。解表药常用在中医外科治疗跌打损伤的方剂也多有此义，如元代李东垣《医学发明》复元活血汤（柴胡、栝楼根、当归、红花、甘草、穿山甲、大黄、桃仁）中用柴胡；明代异远真《跌损妙方》活血通经止痛散（三棱、莪术、黄柏、黄连、青皮、赤芍、紫苏、香附、柴胡、乳香、红花、苏木、石菖蒲、千里马）中用紫苏、柴胡；清代杨成博《跌打损伤方》活血止痛饮（当归身、生地黄、青皮、麦冬、羌活、川续断、红花、苏木、陈皮、防风、枳实、甘草、川芎、白芍、加皮、乳香、没药）中用羌活、防风等。

十一、行散窜动，顺气导痰

解表药多味芳香，性辛善走窜，俱有上下窜动之性，可顺气促进痰浊消散。严用和云："人之气道贵乎顺，顺则津液流通，决无痰饮之患。"由此可见，气与痰的关系十分密切，故在治疗上当《证治要诀》"善治痰者不治痰而治气，气顺则一身之津液亦随气而顺矣"，如《金匮要略》苓甘五味姜辛汤（茯苓、甘草、干姜、细辛、五味子）中用辛散之细辛。《三因极一病证方论》中大七气汤［半夏（汤洗七次，五两）、白茯苓（四两）、厚朴（姜制炒，三两）、紫苏（二两）……姜七片］用紫苏、生姜芳香疏散，调畅气机以化痰结，与他药配伍“治喜怒不节，忧思兼并，多生悲恐，或时振惊，致脏气不平，憎寒发热，心腹胀满，傍冲两胁，上塞咽喉，有如炙脔，吐咽不下”。

十二、轻灵通透，引经报使

表药俱轻灵之性，宣泄郁滞，内透筋骨，外达肌表，内之宣络脉而疏通百节，外之行孔窍而直透肌肤，彻内彻外，无微不至，无处不达之性，故能引药入经。张元素《医学启源·各经引用》记载：“太阳经，羌活；在下者黄柏，小肠、膀胱也。少阳经，柴胡；在下者青皮，胆、三焦也。阳明经，升麻、白芷；在下者，石膏，胃、大肠也。太阴经，白芍药，脾、肺也。少阴经，知母，心、肾也。厥阴经，青皮；在下者，柴胡，肝、包络也。以上十二经之的药也”，其中就包括羌活、柴胡、升麻、白芷等解表疏风药。张氏又在《珍珠囊》中列诸引经报使药“足太阳膀胱经羌活、藁本；足少阳胆经柴胡、青皮；足阳明胃经升麻、葛根、白芷、石膏；足太阴脾经芍药（白者补，赤破经）、升麻、苍术、葛根；足少阴肾经独活、桂枝、知母、细辛；足厥阴肝经柴胡、吴茱萸、川芎、青皮；手太阳小肠经羌活、藁本；手少阳三焦经柴胡、连翘、上地骨皮、中青皮、下附子；手阳明大肠经白芷、升麻、石膏；手太阴肺经白芷、升麻、葱白、桔梗；手少阴心经独活、黄连、细辛；手厥阴心包络柴胡、牡丹皮”，其中大多药味均是解表药，并开后世引经报使之先河。李东垣《兰室秘藏·卷中·头痛门》曰“太阳头痛，恶风，脉浮紧，川芎、羌活、独活、麻黄之类为主；少阳经头痛，脉弦细，往来寒热，柴胡为主；阳明头痛，自汗，发热，恶寒，脉浮缓长实者，升麻、葛根、石膏、白芷为主；太阴头痛，必有痰，体重，或腹痛，为痰癖，其脉沉缓，苍术、半夏、南星为主；少阴经头痛，三阴三阳经不流行而足寒气逆为寒厥，其脉沉细，麻黄附子细辛为主；厥阴头项痛，或吐痰沫，厥冷，其脉浮缓，吴茱萸汤主之。”显然其分经论治理论源于其师张元素的“各经引用”，且又有发展。清代俞根初《重订通俗伤寒论》载有“主治各经风药”“肺经主用薄荷，心经主用桂枝，脾经主用升麻，肝经主用天麻、川芎，肾经主用独活、细辛，胃经主用白芷，小肠经主用藁本，大肠经主用防风，三焦经主用柴胡，膀胱经主用羌活”，可见，解表药引经之功早被后世医家所重视。

总之，历代医家不仅将解表药用于治疗外感表证，还广泛应用于内伤杂病之中。解表药的多种效用与其轻薄味辛，具有升、散、行、开特性是分不开的，因此表药的诸多功用或可概括为辛以通其气，散以致其津，升以发其阳，行以去其闭，开以宽其中，即是对表药“解表宽中”“解表扩络”“解肌扩脉”诸多功用的最好诠释。

第三节　解表疏腠扩络在方剂中的配伍应用

在长期临床实践探索与文献研究中发现，解表药通过解表缓肌疏腠扩络的独特性能，在与活血化瘀药、清热泻火药、行气解郁药、利水渗湿药、补气健脾药，甚至补肾益精药等多种药物的合理配伍运用中，均可发挥明显的增效作用。其结果不仅仅是二者作用的简单相加，而是产生两倍的效果，正如清代医家龙之章在《蠢子医》中曰：“治病须要兼风药，不兼风药不合作……必加此味始通灵，好如熊经鸱顾在眼前；必加此味始有力，好如抽坎填离在心间……但置风药三两味，便是卢医到身边。”解表药其中的一大特色就是与其他药物配伍产生增效的作用。

一、解表药与补气药的配伍

（一）补气药为主配伍疏表药

桂枝加芪术汤方中黄芪补中固卫实腠为君，臣以白术益气健脾，助黄芪益气固表密腠，白芍敛阴和营血止汗，三药合用，共奏益气固表、敛阴止汗之功。佐以辛温行散之桂枝行阳温卫气，既可宣散透邪，助黄芪实卫，还可与白芍配伍调和营卫，又使甘补之黄芪、白术补而无涩，防密塞腠理玄府之弊。炙甘草缓中益胃，生姜、大枣调营和卫也为使。诸药合用使脾肺气强，营卫调和，而腠理致密，安有汗不止之患，主治表虚多汗之证。

补中益气汤方中重用黄芪补中益气、升阳固表为君，人参、炙甘草、白术益气健脾为臣，与黄芪合用，增其补中益气之功，当归养血以生气，陈皮理气和胃，再配伍少量疏表药升麻、柴胡，解表疏腠扩络，既使甘温补中而不致中焦腠理玄府密塞，又可升举陷下之清阳为佐。诸药合用，补气虚、升气陷、除发热，主治中焦腠理虚密，玄府不畅，脾不能升清证、气虚腠濇热郁证、中气下陷证及营卫相嵌之证。

《医宗金鉴·补中益气汤注》："补中之剂，得发表之品而中自安，益气之剂，赖清气之品而气益倍。"此外，《世医得效方》玉屏风散中用黄芪、白术，少添解表药防风疏风解表透邪，通阳畅气，增黄芪、白术益气实卫之功，用以治疗表虚不固之自汗或易感邪伤风证。《景岳全书·古方八阵》益气聪明汤用大剂量的黄芪、人参、白术、炙甘草健脾益气，少佐表药升麻、柴胡、荆芥、防风升举阳气，清利头目，诸药共治心悸、气短、气虚耳鸣证。

（二）解表药为主配伍补气药

大人参散，方中羌活、防风、藁本、葛根、白芷宣散腠理玄府，祛风解表散寒，桑白皮清泄肺热，川芎行气祛风止痛，小儿"五脏之中肝常有余，脾常不足"，天麻、白芍平肝柔肝、补养阴血，人参、白术益气补脾，既可实卫固表，又可扶正祛邪外出，陈皮、厚朴理气健脾，燥湿化痰，甘草调和诸药。诸药配伍解表祛风、补脾益气，治疗小儿四时伤寒，壮热头痛，喘粗鼻鸣；及夹食夹惊，烦渴惊悸，不进乳食等症。

此外，相似配伍的还有人参败毒散中独活、柴胡、生姜、薄荷配伍人参、甘草，参苏饮中紫苏叶、葛根、生姜配伍人参、甘草等益气扶正解表剂。

总之，解表药与补气药相配伍，既可用于表虚感邪，营卫不和者，实卫祛风解表；又可用于里虚气陷，营卫失交者，升举脾胃清阳；亦可用于因虚而滞，营卫相嵌者，壮气行气行滞。

二、解表药与补血药的配伍

（一）补血药为主配伍疏表药

炙甘草汤，《血证论》谓“此方为补血之大剂”，方中重用生地黄滋阴养血为君，配伍甘温补气之炙甘草、人参、大枣益气补心健脾，以资气血生化之源，生气化血；阿胶、麦冬、麻仁滋阴养血，共为臣药；佐以生姜宣通郁滞，桂枝畅达通阳，既可温心阳、通血脉，又可使诸厚味滋腻之品滋而不腻。用法中加清酒煎服，以清酒辛热，可温通血脉，以行药力，是为使药。诸药合用治疗阴血阳虚所致心脉失养或虚劳肺痿之证。

当归四逆汤，本方以桂枝汤去生姜，倍大枣，加当归、通草、细辛而成，方中重用当归养血和血，《雷公炮制药性论》曰：“当归，血药也，心主血，肝藏血，脾裹血，故均入之。”白芍养血敛阴，大剂量的大枣、甘草益气健脾生血，三药合用，助当归补益营血。桂枝、细辛辛温，温经散寒，温通血脉，去其寒开其闭，即“解表宽中”“解肌扩脉”通阳畅气之意。通草通经脉，以畅血行。全方共奏温经散寒、养血通脉之效，用于治疗血虚寒厥之证。

（二）疏表药为主配伍补血药

大秦艽汤方中重用秦艽祛风通络为君药，以羌活、独活、防风、白芷、细辛等辛散之表药，解表疏腠，祛风散邪，加强君药祛风之力，并为臣药。风性多燥，风药亦易伤阴血，故伍以熟地黄、当归、白芍、川芎养血活血，滋阴润燥，荣肌荣腠，使血足而筋自荣，血行而风自散，寓有“治风先治血，血行风自灭”之意，并能制诸风药之温燥。脾为气血生化之源，故配白术、茯苓、甘草益气健脾，以生气化血。生地黄、石膏、黄芩清热，除风郁所化之热。甘草调和诸药。本方以祛风散邪为主，配伍补血活血、益气清热之品，疏养结合，邪正兼顾，共奏祛风清热、养血通络之效。

（三）疏表药与补血药基本相当

桂枝汤方中解肌开表药桂枝、散表药生姜辛、散、升、行、开，辛以通其气、解其表邪，散以致其津，升以发其阳，行以去其闭，开以宽其中，通阳畅气。配伍甘温之大枣、甘草和中，调和诸药，伍以养血益阴酸收之芍药，养血荣腠，营表实卫，解表药与补血药基本平均，“外证得之，为解肌和营卫，内证得之，为化气和阴阳”，散中有收，补中有散，为阴阳共调之剂。诸药合用解肌发表，调和营卫，治疗外感风寒表虚证及病后、产后、体弱，里腠失密，寒自内生，外腠虚密等表虚里急，营卫不和之证。

总之，解表药与补血药相配伍，多是取其辛散腠理玄府之性，或取辛以通其气，散以致其津，宣散腠理玄府透邪外出；或取升以发其阳，通阳畅气；或取相互佐制，即疏风药制补血药之滋腻，补血药制疏风药之燥散，临床应用当据邪正双方辨证择药。

三、疏表药与补阴药的配伍

玉液汤中重用山药、黄芪为君，益气健脾，滋阴固肾。知母、天花粉滋阴清热，生津止渴为臣药。佐以鸡内金助脾健运，运化水谷精微，《医学衷中参西录》曰其可“化饮食中糖质为津液也”。五味子酸甘性收敛，既可益气生津，又可助山药补肾固精，收敛阴津以缩尿，使精微不致于下趋。更用辛甘升散之葛根，升阳生津，助黄芪生发脾胃清阳，布散津液。诸药合用，益气滋阴，固肾止渴，用以治疗消渴之气阴两虚证。

养阴药多性味甘寒而滋腻，单独使用往往有妨碍脾胃运化、收涩腠理、密塞玄府气机之弊，因此配伍解表药多有发散升阳，防止养阴药滋腻碍脾之功。

四、疏表药与补阳药的配伍

肾气丸又称八味肾气丸，为六味地黄丸加附子、桂枝而成。方中熟地黄、山茱萸、山药具有肝、脾、肾“三阴并补”之功，滋阴填精、补肾固精，臣以辛甘大热之附子补肾助阳，《本草汇言》称其“乃命门主药”。少添辛温之开表药桂枝温肾助阳化气，取“少火生气”之义。佐以泽泻、牡丹皮、茯苓“三泄”清热凉血、健脾渗湿利水。诸药合用，于大补精水之品中少伍辛散温热之品，“阴中求阳”而成温补肾气之剂，正如柯琴所谓“此肾气丸纳桂、附于滋阴剂中十倍之一，意不在补火，而在微微生火，即生肾气也。故不曰温肾，而名肾气”，用以治疗肾阳气不足之腰痛脚软、阳痿、早泄，以及痰饮、水肿、消渴、脚气、转胞等三焦内腠失密和三焦外腠失疏等症。

解表药多辛散，易损人元气，因此与补阳药的配伍较少，多是用桂枝、细辛等药温通经脉而散寒，抑或助阳化气，少生少火之义。

五、解表药与清热药的配伍

三黄石膏汤，方中石膏辛甘大寒，清热生津除烦；黄芩、黄连、黄柏、栀子清热解毒，通泄三焦里热从小便而出；外闭内蕴，表不通而热不出，麻黄、豆豉辛散疏透，既可发汗解表，宣散表腠之外邪，又可发散里热，生姜、大枣调和营卫，益气和中。诸药相合，清热解毒，发汗解表，治疗伤寒里热炽盛，表证未解证。

普济消毒饮，方中酒黄连、酒黄芩清热泻火，清中上焦火毒，牛蒡子、连翘、玄参、马勃、板蓝根清热解毒，散结消肿，陈皮理气化痰，薄荷、升麻、柴胡等表药质轻升浮，升散风热，疏散头目，并引药上行，甘草、桔梗、僵蚕清利咽喉。本方苦寒清泄与辛凉宣散合用，清中有散，降中有升，共奏清热解毒、疏风散邪之效。

凉膈散，方中连翘、黄芩清热解毒，清上焦胸膈郁热；山栀通泻三焦，竹叶清热泻火利尿，二药合用引火下行，大黄、芒硝泻火通便，薄荷辛凉轻散，“火郁发之”，以散热于上。整方清热泻火，清上泄下，“以泻代清”，清泄下胸膈郁热，治疗中上二焦火热证。

解表药配伍清热药的方剂较多，其作用除解表扩络，疏腠透邪外，尚有佐制寒药的凝滞之性，宣散郁热的功能。“若用大寒之剂直折其火，未有祛邪之能而先受寒凉之祸。受寒则表里凝滞，欲求其邪之解也，难矣”，因此在治疗过程中当“纯热证虽宜用纯寒，然虑火因寒郁，则不得不予寒剂中少佐辛热之品以行散之，庶免凝闭郁遏之患”。正如清胃散中的升麻，使黄连泄胃火而无凉遏之弊。“逐邪者，随其性而宣泄之，就其近而引导之”，“火郁发之”，正如上方凉膈散中的薄荷以及普济消毒饮中的薄荷、升麻、柴胡皆有散上焦之火（热）于上的作用。另有麻杏石甘汤中麻黄散肺经郁热，龙胆泻肝汤中柴胡泄肝经郁热，泻黄散中防风泻脾胃中伏火等。解表药因其升散之性，可能会有助火升焰、燥津劫液之弊，因此在运用过程中药量宜轻，注意配伍。

六、解表药与活血药的配伍

桃核承气汤，方中重用桃仁，活血祛瘀，大黄苦寒，泻热逐瘀通经，二者合用，瘀热并治，共为君药。芒硝咸苦而寒，清热润燥软坚，可助大黄下瘀泻热之功，桂枝辛、甘性温，宣散解表疏腠扩络，开通郁结，温经通脉，既可增桃仁活血祛瘀之功，又可防芒硝、大黄寒凉有凝血之弊，共为臣药。炙甘草益气和胃，调和诸药，为佐使药。诸药同用逐瘀血热，治疗下焦蓄血所致的夜半发热、其人如狂或瘀血闭经、通经等疾病。

复元活血汤，方中酒大黄、酒桃仁泄下攻积，活血化瘀通经为君；臣以红花、穿山甲、当归养血活血、通络止痛，助君药活血化瘀之功；佐以天花粉、柴胡，天花粉可引诸药入血分而消瘀散结，表药柴胡既可疏肝行气散结，还可引诸药入肝经直达病处，甘草缓急止痛、调和诸药为使。诸药合用活血祛瘀、疏肝通络，治疗跌打损伤，胁肋瘀血阻滞证。

此外，还有血府逐瘀汤之用柴胡，通窍活血汤之用生姜、葱白，温经汤之用桂枝等。因此，表药配伍活血药一是借其辛温宣散之性，解表疏腠扩络，助行气、散郁结而活血，二是引经报使，引药入经，直达病处，实现精准定位，靶点治疗的功用。

七、解表药与理气药的配伍

旋覆代赭汤，方中旋覆花降气止呕，利水消痰，是为君药。臣以代赭石质重而沉降，重镇降逆，还可平肝阳上逆；半夏降逆止呕，消痞散结；大剂量的表药生姜，其性辛温，一则宣散水饮以助祛痰，二则辛散宣透，散邪通阳以助旋覆花降气，其性温和胃，还可降逆止呕，佐制代赭石凉遏伤中。佐以人参、炙甘草、大枣益气健脾，扶正祛邪。诸药合用，降逆化痰，益气和胃，治疗胃虚痰气逆阻证。

定喘汤，方用解表药麻黄解表疏腠扩络，《医方考·哮喘门》言："寒束于表，阳气不得泄越"，故用辛散麻黄通透玄府以助肺宣肃，宣散郁闭之肺气以祛邪平喘，白果敛肺定喘祛痰，共为君药，二药合用，一散一收，一宣一降，既增止咳平喘之功，又可宣肺而不耗气，敛肺而不留邪。苏子、杏仁、半夏、款冬花降气平喘，止咳祛痰，共为臣药；桑白皮、黄芩清热泄肺，止咳平喘，共为佐药。甘草调和诸药为使。诸药合用，外解风寒，内清热痰，使肺气宣降，共奏宣降肺气、清热化痰之功，治疗痰热内蕴、风寒外束之哮喘。

解表药配伍理气药的方剂较多，但多不被临床重视，甚至被忽视，纵览古方几乎所有理气方剂中均有解表药的配伍，解表药疏、散、开的"疏腠扩络"功效，或通阳畅气，如枳实薤白桂枝汤中用枳实；或助肺宣发，如定喘汤中用麻黄；或助宣散郁结，如半夏泻心汤中用生姜；或助顺气导痰，半夏厚朴汤中用生姜、紫苏叶；佐助理气之药以疏肝理气，如柴胡疏肝散中用柴胡等。解表药在与其他中药的配伍过程中虽然有畅气、开郁、顺气的功效，但其又区别于理气药理气的功能。理气药可直接作用于气机，对气机的调畅作用更强，而解表药大多质轻味辛，其气多是趋上达外，因而其不但有解表扩络、通透玄府、宣散透邪之功，还可用于提升下陷之气或助阳升气，对理气药或其他开解郁结的中药均有增效的作用。

八、解表药与利湿药的配伍

连朴饮，方中黄连苦寒清热燥湿，厚朴苦燥辛散，宽中下气，燥湿除满，共为君药。焦山栀苦寒、芦根甘寒，清热利湿，导湿热从小便出，表药香豉辛散，宣散胸中郁热以除烦，均为臣药。佐以石菖蒲芳香化浊，制半夏化湿和中。诸药相伍，辛苦开阖，寒温并用，共奏清热化湿、理气和中之效，用以治疗胸膈痞闷、恶心、呕吐之湿热霍乱。

苓桂术甘汤，方中茯苓，甘淡渗湿，健脾利水，白术甘温，补气健脾，燥湿利水，二药合用既消已聚之痰饮，又杜生痰之源。解肌开表药桂枝辛温，辛通其气，升以发其阳，行以去其闭，开以宽其中，疏腠扩络，温以通阳，助阳化气，以令三焦腠理玄府通畅，气化如常，使水饮得除，炙甘草甘补，既助桂枝辛甘化阳，又助白术益气健脾，还可调和诸药，诸药合用共成疏腠扩络，通透玄府，温阳化气，健脾利水之功，治疗中阳不足之痰饮。

完带汤，方中重用白术、山药为君，健脾燥湿，补肾止带。臣以人参益气健脾，助君药运脾祛湿，苍术燥湿健脾，白芍抑肝扶脾，车前子清热渗湿利尿，使湿邪从小便出。佐以陈皮理气健脾燥湿，辛散之表药柴胡、荆芥，既可生发脾胃清阳除湿，又可疏肝解郁。甘草为使，调和诸药。诸药合用补脾疏肝、化湿止带，用以治疗脾虚肝郁，湿浊下注之带下证。

从古至今，运用解表药升、散、疏、开、行的特点，配伍利湿药的方剂较多，表药在其中发挥解表扩络、行散郁结、辛散燥湿、助阳畅气等作用，以助肺、脾、肾、肝调节水液代谢之功。

九、解表药与化痰药的配伍

温胆汤，方中半夏燥湿化痰，和胃止呕，为君药；臣以竹茹，清热化痰，除烦止呕，陈皮理气行滞，燥湿化痰，枳实降气化痰，是气降痰消；佐以茯苓，健脾渗湿，以杜生痰之源；散表药生姜辛以通其气，散以至其津，开以宽其中，疏腠扩络，顺气导痰，以助君臣顺气消痰，且生姜兼制半夏毒性，甘草调和诸药。诸药合用化痰与理气并用，气顺痰消，用以治疗肝胃不合，痰热内扰证。

解表药配伍化痰药多为借表药升、散、疏、开、行的作用，以助顺气导痰，燥湿化痰，健脾渗湿，醒脾和中。

十、解表药与温里散寒药的配伍

白通加猪胆汁汤，方中用大辛大热之附子、干姜为君，附子温肾壮阳，回阳救逆，干姜温阳散寒，回阳通脉；臣以辛温之葱白，散寒通阳，宣通上下阳气；阴寒太盛格阳入阴，所以佐以苦寒之猪胆汁、咸寒之童尿为引，一则因势利导，引阳入阴，使热药能入里以祛阴寒，反佐为用。二则两药寒苦降下，可滋阴和阳，引虚阳下行入阴。诸药共奏破阴回阳、宣通上下之功，治疗少阴病、阴盛格阳及寒湿腰痛。

乌头汤，方中乌头味辛性热，有毒，其力迅猛，其性善走，达内散外，“开关节而去湿寒，通经络而逐冷痹”，温经散寒，除湿止痛，凡凝寒痼冷皆能开通。表药麻黄辛散温通，解表扩络，通透玄府，善开肺气郁结，宣散透表，助温里散寒药散风寒、祛寒湿。乌头、麻黄相伍外能宣表通阳达邪，内可透发凝结之寒邪。芍药养血通经行痹，黄芪补气升阳，益卫固表，既助乌头温经散寒，亦可制麻黄宣散太过之弊。甘草调和诸药，乌头蜜制缓其毒性。诸药相伍，寒湿去而阳气宜通，温经散寒、除湿宣痹，治疗寒湿痹阻关节证。

甘草附子汤，方中附子大辛大热，补火助阳、温经散寒止痛，白术健脾燥湿利水，桂枝发汗解肌、通阳化气，三药同用，表里兼顾，温经散寒，祛湿止痛。甘草和中缓急，使猛烈之药，缓而发挥作用，合用以治风湿相搏、骨节痛烦掣痛的风湿病。

由此而言，解表药配伍温里药或是取其畅通阳气，助温里药散寒之功，或是宣表温阳以祛外邪。

十一、解表药的其他药的配伍形式

由于解表药辛开、疏散之性，既有其优点，如其在方剂中的诸多增效作用，但亦有其缺点，如辛散易燥阴伤液，甚则有升焰动火之虞。单就因药物特性之配伍而言，一些医家临床应用解表药时常常或配补阴养血之品，或配益气之药，或配寒凉之味，甚或一并配伍之。例如：

（一）补益药为主

如《医略六书》桂枝加芪术汤：黄芪三钱、桂枝三分，白术、白芍各一钱半，甘草（炙）五分，生姜两片，大枣三枚，功用调和营卫，补中实表，治疗营卫不和、表虚多汗证。

（二）疏表药为主

如《脾胃论》助阳和血补气汤：香白芷二分，蔓荆子三分，炙甘草、当归身、柴胡各五分，升麻、防风各七分，黄芪一钱，共用助阳和血补气，治疗服苦寒药太过，玄府通透失畅，真气不能通九窍而致的眼昏花不明。

（三）解表药配养血药、寒凉药

以解表药为主者，拨云汤：黄芪一分，细辛、生姜、葛根、川芎五分，柴胡七分，荆芥穗、藁本、生甘草、升麻、当归身、知母五钱，羌活、防风、黄柏一钱五分，功用祛风散寒清热，治疗外感风寒、相火内郁的寒水翳。以寒凉药为主者，如《杏苑生春》凉血明目汤：熟地黄一钱五分，羌活、防风各六分，甘菊花、山栀子（炒）、谷精草、柴胡各五分，木贼四分，川芎、当归各一钱，白芍八分，功用祛风凉血，养血明目，主治眼久昏痛，或视物不清，恶日羞明。以养血药为主者，如《云岐子保命集》芍药栀豉汤：芍药、当归、栀子各五钱，香豉半合，共用清热除烦，滋阴养血，治疗产后虚烦不得眠。

（四）解表药配养血药、益气药、寒凉药

以解表药为主者，如《兰室秘藏》活血通经汤：芍药五分，升麻、葛根、人参、当归身、炙甘草各一钱，酒黄柏、桂枝各二钱，功用活血通经，缓急润燥，主治风气暴至，外感风寒，内有实热所导致的手挛急。以养血药为主者，加味逍遥散：当归、白芍、茯苓、白术、柴胡各一钱，牡丹皮、山栀、炙甘草各五分，功能养血健脾，疏肝清热，主治肝郁血虚内热证。以益气药为主者，如《素问病机气宜保命集》内托复煎散：地骨皮、黄芪、芍药、黄芩、白术、茯苓、人参、肉桂、甘草、防己、当归各一两，防风二两，功用补中除湿、疏风散热，治疗肿焮于外、根盘不深、形证在表之疮疡。以寒凉药为主者，如当归拈痛汤：羌活半两、防风三钱、升麻一钱、葛根二钱、白术一钱、苍术三钱、当归身三钱、人参二钱、甘草五钱、苦参（酒浸）二钱、黄芩（炒）一钱、知母（酒洗）三钱、茵陈（酒炒）五钱、猪苓三钱、泽泻三钱，功用利湿清热，疏风止痛，主治湿热相搏，外受风邪证。解表药在方剂中的配伍有多种形式，根据疾病的性质辨证配伍辛凉解表，辛温解表药。根据发病的部位、深浅、上下左右辨证配伍疏表、散表、开表等。根据疾病在脏在腑、三阴三阳、在表在里（外表里表、表之外表、表之内表），在辨证选择辛凉、辛温、疏表、散表、开表的总则下，再分别配伍辛甘发散解外表的药，或是辛咸疏泄、淡渗透湿解内表的药。

总之，在治疗外感内伤临床杂病中配伍表药，通过发挥解表药“宣泄郁滞，旁达百骸”“彻内彻外，无微不至”“内透筋骨，外达肌表”“内之宣络脉而疏通百节，外之行孔窍而直透肌肤”的作用，从而实现“解表宽中”“疏腠扩络”“提速增效”的目的。

解表药在方剂中的具体配伍应用涉及解表剂、泻下剂、和解剂、清热剂、祛暑剂、温里剂、表里双解剂、补益剂、理气剂、理血剂、治风剂、治燥剂、祛湿剂、祛痰剂等绝大多数类型的方剂。其在方剂应用中，以麻黄、桂枝、生姜、柴胡、防风、薄荷、羌活、独活、细辛、葱白、桑叶、菊花、葛根、荆芥、淡豆豉、紫苏、升麻、白芷应用最多。解表药在方剂中使用疏表药、散表药、开表药最多，如柴胡、紫苏、薄荷、荆芥、升麻、麻黄、羌活、桂枝、细辛、淡豆豉等。在治疗泻下的方剂中配伍羌活、升麻、防风辛升，温散，宣解腠理玄府，使趋下之湿化为云雾，随风散去。在和解剂中使用柴胡、薄荷、生姜解表疏腠、通透玄府，交通表里内外营卫，缓图和解之功。在清热剂中使用柴胡、升麻、淡豆豉、薄荷，疏、散、开相合，共奏解表疏腠开玄散热，以防热壅气机，以助清热凉血之功。在祛暑剂中使用解表药，祛暑剂包括祛暑解表剂、祛暑利湿剂、祛暑益气剂，夏月天暑下迫，地湿上蒸，人处湿热交蒸之中，故暑病多热夹湿邪，常兼胸闷、气短、四肢困重、腹泻、恶心、苔白腻等湿阻气机证；再者夏令贪凉，不避风寒，加之腠理疏松，阳气外泄，发病亦易兼夹表寒，因此多选用升麻、葛根、香薷、生姜等，辛散解表、香开腠理，宣通上下玄府，以透湿热交蒸、热壅清窍之邪。在温里剂中使用桂枝、细辛，辛开腠理，通阳畅气为主。在表里双解剂中用葛根、麻黄、柴胡、羌活，疏解、宣散、开通内外上下腠理，宣解通透玄府，使邪外出。在补益剂中，使用升麻、葛根、防风、柴胡解表疏腠扩络，通阳畅气、升举清阳。在理气剂中使用紫苏、柴胡解表疏腠宽中，畅气开郁、顺气导痰之功为多。在理血剂中使用桂枝、柴胡等，疏、开、温相合，发挥疏腠扩络、通阳畅气、散瘀和血之功。在治风剂中配伍防风、白芷、荆芥、羌活，疏、散、行相合，共成解表疏腠扩玄、散风透邪、引药入经之功。在治燥剂中使用紫苏、淡豆豉、桑叶、薄荷解表疏腠，交通内外，宣散透邪。在祛湿剂中配伍白芷、紫苏、羌活、防风、升麻、桂枝、生姜，辛、散、温、通、透、行相叠，共成宣解通透三阳三阴腠理络道，通阳畅气、逼邪速出之功。在祛痰剂中配伍生姜、细辛、紫苏，发挥解表宽中、顺气导痰、助肺宣发之功。

解表药在方剂中的配伍，利用其疏、散、开、行的特性，实现解表疏腠扩络的功效。在方剂中的表药，主要起到发散郁热、宣散透邪、助肺宣发、顺气导痰、通阳畅气的作用。

如在泻下剂中的解表药，主要取宣解腠理、通阳畅气、化湿散雾之功。在和解剂中的疏风药，主要取解表疏腠、交通阳经表里营卫之功。在清热剂中的疏风药，主要取解表疏腠、开玄散热之功。在祛暑剂中的解表药，主要取辛散解表、香开腠理、宣通内外上下玄府，以解湿热交蒸之功。在温里剂中的疏风药，主要取辛开腠理、通阳畅气之功。在表里双解剂中的疏风药，主要取宣解通透玄府，使邪速出之功。在补益剂中的疏风药，主要取解表疏腠扩络、通阳畅气、升举清阳之功。在理气剂中的解表药，主要取解表宽中、畅气开郁、顺气导痰之功。在理血剂中的解表药，主要取疏腠扩络、通阳畅气、散瘀和血之功。在治风剂中的疏风药，主要取疏腠扩玄、散风透邪、引药入经之功。在治燥剂中的解表药，主要取解表疏腠、宣散透邪之功。在祛湿剂中的解表药，主要取宣解通透三阳三阴腠理络道、通阳畅气、逼邪速出之功。在祛痰剂中的解表药，主要取解表宽中、顺气导痰、助肺宣发之功。

此外，解表剂中最常见宣散透邪功效，理血剂中最常见辛散通络、散瘀和血功效，补益剂中最常见升举清阳、风药助肾功效，温里剂中最常见通阳畅气功效，和解剂中最常见开通郁结功效，清热剂中最常见发散郁热，祛暑剂中最常见助脾胜湿功效，祛痰剂中最常见助肺宣发、顺气导痰功效，治风治痛剂中最常见风药引经功效。

麻黄、葛根、防风、荆芥、羌活、薄荷、淡豆豉、细辛是宣散透邪常用之药，羌活、桂枝是辛散通络常用之药，柴胡、升麻是升举清阳常用之药，桂枝、细辛、生姜是通阳畅气常用之药，柴胡、紫苏是开通郁结常用之药，薄荷、麻黄、淡豆豉、白芷、葛根是发散郁热常用之药，防风、升麻、羌活是助脾胜湿常用之药，麻黄、细辛、紫苏是助肺宣发常用之药，桂枝、益智仁、乌药、细辛是风药助肾常用之药，柴胡、桂枝、荆芥是散瘀和血常用之药，生姜、紫苏、麻黄是顺气导痰常用之药，白芷、羌活、葛根是风药引经常用之药。

解表药可配伍补血药、补气药、补阴药、清热药、活血药、补阳药、理气药、利湿药、温里散寒药、化痰药等成诸方剂，根据疾病的性质、深浅、部位、表里、三阴、三阳、上下、左右、在脏、在腑，而配伍辛凉解表，辛温解表，解表又分为疏表、散表、开表等。

第六章
解表疏膝药应用

第一节　解表疏膝药临床应用理论基础

解表药在方剂配伍应用中发挥诸多功用，临床众多医家妙用解表药辛散、开发、宣解、通透之性于临床各科，其应用理论遵循解表药升、散、开、行的“升降浮沉”作用，以调气机的“升降出入”。刘完素“玄府气液”学说：“玄府者，无物不有，人之脏腑、皮毛、肌肉、筋膜、骨骼、爪牙，至于世之万物尽皆有之，乃气出入升降之道路门户也……人之眼、耳、鼻、舌、身、意、神识，能为用者，皆由升降出入之通利也”的宣解通透理论以及张元素“药类法象”思想皆为解表疏膝药的临床应用理论基础。

一、风为百病之长，解表能疏膝祛风散邪

外感六淫病邪中，风邪为主要致病因素，风邪多挟寒、湿、燥、热诸邪而侵犯人体，所以风邪常成为外邪致病的先导。《素问·骨空论》说：“风者，百病之始也。”《素问·风论》说：“风者，百病之长也。”因此，有学者以此为依据，著作《祛风药治疗顽症》，并将其广泛应用于治疗外感及内伤杂病之中。叶天士《临证指南医案·卷五·风》说：“经云，风为百病之长，盖六气之中，惟风能全兼五气，如兼寒则风寒，兼暑则曰暑风，兼湿曰风湿，兼燥曰风燥，兼火曰风火，盖因风能鼓荡此五气而伤人，故曰百病之长也，其余五气，则不能互相全兼，如寒不能兼暑与火，暑亦不兼寒，湿不兼燥，燥不兼湿，火不兼寒，由此观之，病之因乎风起

者自多也。”此外，风为阳邪，其性开泄，易袭阳位，所以风邪其性发散而上浮外达。风性主动，其性轻扬，善行数变，故风邪多多处窜达，居无定处。由此可见，风邪致病，具有多发性、多变性、多动性特点，风邪引发的病症可见于机体内外任何部位，症状此起彼伏、变化多端、来急去骤。

由于解表药升、散、开、行的宣泄郁滞，旁达百骸、彻内彻外、无微不至、内透筋骨、外达肌表、内之宣络脉而疏通百节、外之行孔窍而直透肌肤特性，不仅走肌体外表，而且走肌体内里之表，不仅能宣解开发肌体腠理外表的玄府，而且能通透肌体脏腑、组织、器官表膜腠理的玄府，起到“解表疏腠扩络”功用，故对调治外感六淫、内伤杂病皆有裨益。

二、肺主一身之气，百病皆生于气

构成人体和维持人体生命活动的基本物质是气，气具有很强的活力，其不断运动着的特性，可以推动、温煦、防御、固摄、气化人体生命活动。因此，中医学里常常以气的运动变化来解释人体的生理及病理变化，一般讨论到发病，一定会论及正气和邪气。正气又可以分为元气、卫气、营气、宗气、中气、脏腑之气、经络之气等，邪气又包含有风、寒、暑、湿、燥、火六淫之气，并认为发病是人体正气和邪气相互作用的结果。当讨论到疾病的病理时，则会论及气机，就是气在机体中的升降出入运动，认为不论是外感六淫、内伤七情、饮食劳倦诸般病理因素作用于人体，最终导致人体脏腑、经络腠理玄府开阖失常，气机不调，或气滞玄府，或气逆腠塞，或气虚腠涩，或气陷腠闭，或气脱腠疏等，从而三焦失职，营卫、气血、津液积聚产生内风、内火、内湿、内燥、内寒等内生五邪及痰、湿、浊、瘀、饮等病理产物，而这些内生邪气又进一步郁闭全身腠理玄府，从而进一步加重病情。故刘河间在《素问玄机原病式·六气为病》热类和火类两篇文中皆有“腠理闭密，阳气怫郁”“肥人腠理致密而多郁滞，气血难以通利”等论述。刘河洵明确而比较完整地提出倡导病证之治疗，需以辛开、凉散、寒泄、苦降、开窍、滑利等方药开通腠理玄府郁结、宣通气液（气血、营卫、津精以至神机等）淤滞。

《素问·疏五过论》曰："治病之道，气内为宝。"《素问·至真要大论》曰："疏其血气，令其条达，而致和平。"《内经》重"真气"，李东垣重"元气"，《难经》重"原气"，张锡纯创"大气论"。《素问·举痛论》说："百病生于气"，明代张景岳说："百病皆生于气，正以气之为用，无所不至，一有不调，则无所不病。故其在外则有六气之侵，在内则有九气之乱，而凡病之为虚为实，为热为寒，至其变态，莫可名状，欲求其本，则止一气字足以尽之，盖气有不调之处，即病本所在之处也。"清代龙之章《蠢子医·丹溪治病以调气为先》谓："百病皆自气中生，百病皆自气中掣。气于一身上下行，一有窒塞便横决。"近代医家张山雷也提到过："气为血帅，血随气行。天地之大，必以空气营运，化生万物，而人在气交之中，动作行为，无一非此大气流行，为之鼓荡。所以凡治百病，必参以气分之药，而后吹嘘运用，功效乃神。"

三、肺主一身之表，故表药（风药）治气

风药一词前文已论及主要源自张元素与李东垣，张元素以药性的"升降出入"解释药物的作用，李东垣则是在《脾胃论》中专门花费篇章讨论"升降浮沉"，并大量应用风药以升阳，以达元气能升，阴火得降，气机调达通畅，正胜邪怯。刘完素《素问·六微旨大论》曰："是以升降出入，无器不有。"张元素注意到了许多解表药具有升浮之性，故而将之归于"风升生"类，"升"即升浮发散之性。

疏风药气淡味薄，质轻性浮，辛散升发，易行性动，除了可以治风之外，还可以治气——即开通疏达，通阳畅气，宣畅肺气，疏调肝气，升举中气等，令气血调和，阴平阳秘，正胜邪去。故宋代严用和说："人之气道贵乎顺，顺则津液流通。"此外，清代龙之章说："人有如此大躯壳，必有一气通橐龠。有时窒塞不能行，便如关口上关钥……我用风药泻上焦，顿觉中气皆通和。"而后又谓"人生治病皆有偏，一切细密难周全。我初治病脉清楚，虚实寒热得真传。一看虚实寒热症，便将温凉补泻诠。至于一切除风药，全不置念在心间。间有受风甚显然，始加发表四五钱。中年悟澈五运六气理，始知人生受病风为先。以后治病开方子，必于风药加检

点。寒症便须苍、麻、羌、防用，热症即将二胡干葛添。只因一身之病皆由气，气若到时风自钻。必加此味始通灵，好如熊经鸱顾在眼前。必加此味始有力，好如抽坎填离在心间。可知妙手空空尔，登场傀儡一线牵。治病岂必在实际，八万毫毛皆能宣。但置风药三两味，便是卢医到身边”。由此可见，龙之章在《蠢子医》中之论述已含有“风为百病之长”“风药治气”“百病皆生于气”之义。

总之，风药治风，就是用其辛散之性以达到疏散外风，宣散透邪，祛除风邪，解除表证之义；风药治气，就是借升、行、散之性以通顺气机，通畅气、血、津液，恢复人体气机升降出入之义。

第二节　解表疏膜扩络理论临床各科应用概述

一、在中风治疗中的应用

由于历代医家对中风病机的认识及采用的治疗是一个逐渐发展变化的过程。唐宋时期之前大多以“外风”立论，治疗则以解表疏风药为主的大小续命汤及其类方为代表，后世则多从“内风”立论，是中风理论发展中的一个转折点。在治疗方面，虽有清火、补虚、祛痰等法，但因为解表疏风药确实有一些其他药类无法替代的临床功用，所以治疗仍不离疏风药。

明清时期对于中风的病因、病机的认识及治疗方法更加深入，叶天士曾道“内风，乃身中阳气之变动”，但在临床治疗中仍然围绕宣肺疏风药——羌活、桑叶、菊花、桂枝之类。关于内外风皆属于肺气怫郁的认识，如清代何梦瑶说“《经》言阳之气，以天地之疾风名之，又曰风气通于肝，故气病往往称风，如肝风、肠风、胃风之类……皆气之往来，鼓动若风耳，非必外来之风也”。其在《医碥·杂症·便血》又谓“按内风即气也，气不顺亦可用羌活、防风辈发之，但不温覆取汗耳，故古方不分内外风，统用之也”。

现代医家大多认为中风病是由于气血逆乱，产生风、火、痰、瘀，导致脑脉痹阻或血溢脑脉外所致，治疗多用平肝潜阳、活血化瘀、清热化痰、通腑泄热等方药，不过方剂皆配伍疏表、散表、开表宣肺之品，众多老一辈的著名中医专家如赵锡武、任应秋、丁光迪、黄竹斋等，更是主张应用宣肺解表疏风的大小续命汤、大秦艽汤、三生饮等，治疗中风不语、偏枯等症。

笔者以为，中风为风病之一，以“内风”立论当无异议，中风可由外风诱发，但不是发病主因。无论内风、外风皆可使肺气怫郁，腠理密塞，玄府不畅，气血、经脉、荣卫、精、神的升降出入失常。

二、在胸痹治疗中的应用

关于胸痹，《金匮要略》主“阳微阴弦”，意为上焦阳气不足，下焦阴寒气盛，认为乃本虚标实之证。现代医家也认为，胸痹的病机为本虚标实，虚实夹杂，发作期病机以标实为主，缓解期病机以本虚为主，其治则应补其不足，泻其有余。本虚应补益，权衡心脏气血阴阳之不足，及有无兼见肝、脾、肾之亏虚，调和阴阳，补益气血，调整脏腑之偏衰，尤重视补益心气，温补心阳。标实应用泻法，针对血瘀、气滞、痰浊、寒凝而活血、理气、化痰、温通，尤重视活血通络，理气化痰。补虚泻实的目的均在于使心脉气血通畅，不通则痛，通则不痛，所以活血通络法在其各型中均可酌情配伍应用。解表药具有疏腠扩络、通透玄府等多种效用，适当配于胸痹治疗方药中，大有裨益，如祝谌予治疗胸痹验方——葛红汤（葛根、红花、丹参、川芎、赤芍、菊花、羌活、五味子等）即以疏表之菊花，开表之葛根解表疏腠扩络，畅气行血。丁书文老中医认为，因解表药物辛散发行，可宣通肺气，能通行上下，攻逐内外之邪，升降清浊，调畅气机。如今冠心病病因病机多为清浊不分，痰热蕴结，气机不通之证，适用辛散之药通彻内外上下。解表药辛散通行，能活血通络，还能发散风热，导热外出，发散郁火。

三、在肾风治疗中的应用

肾风，此病名首次出现在《素问·奇病论》。一些医家认为慢性肾炎属中医“肾风”范畴。肾风的病位在肾，病因是风邪侵袭而导致的肾体受损、肾失其职，以水肿、尿血、尿浊、腰痛等为主要症状表现的一类疾病。风邪自咽喉、皮肤外表、经脉内犯于肾，肾之正气受损，不能主水，外溢为水肿，发病成为肾风，这便是肾风多因感染外邪而发病的原因。此外，风为百病之长，风邪多夹寒、湿、燥、热、浊等邪气伤人，致病范围广泛，多种邪气皆可依附于风邪侵袭人体，入里伤及肾之正气，则发病为肾风。治疗肾风的方法，若患者正虚，应扶其正气，以健脾益肾为主；若患者邪实，则应以祛邪为重，以疏表散风胜湿、活血为法。解表药具有疏腠扩络、宣散透邪、助脾胜湿、通阳畅气，助肾气化等多种功用。肾风之病非常适合用解表药治疗，例如，刘渡舟的荆防肾炎汤便是其治疗肾风验方，其方药组成大量应用解表药疏腠扩络、宣散透邪、助脾胜湿。再如，赵绍琴治疗肾炎蛋白尿的验方凉血化瘀消白汤，亦配伍了荆芥、防风、白芷、独活等解表疏腠扩络药。

四、在泄泻治疗中的应用

泄泻病症首次见于《黄帝内经》，其病因多为感受外邪、饮食伤脾、情志不遂、先天禀赋不足及久病脏腑虚弱，导致脾失健运，脾虚湿盛，肠道分清泌浊与传导功能失司。其病位在肠，湿腻脾腠，玄府失阖，清阳不升，五液注下是关键。正如《素问·阴阳应象大论》曰：“清气在下，则生飧泄。”解表药疏腠开玄、升举清阳、助脾胜湿、宣散透邪、发散郁热。对于泄泻之清浊相混而注下，清气不升，无论其是兼寒兼热，或是虚实夹杂，都可以酌情配伍解表药以取用。解表药治疗泄泻的关键在于升举阳气以悦脾，助阳化湿以醒脾健脾，疏肝以理脾，辛香以燥脾，助脾之胜湿，使体内清浊得分，则可以止泄泻。方如治泄泻的藿香正气散、胃苓汤、葛根芩连汤、痛泻要方等均配伍使用疏腠开玄府药。明代李中梓《医宗必读·泄泻》中提到治泄九法，其中升提法则是使用升麻、柴胡、羌活、葛根之类解表药以辛散、温通、疏腠，“鼓舞脾气上腾，则注下自止”。补脾大家李东垣更是深谙解表药密法，研制了多首药效显著的泄泻方剂，例如补中益气汤主治中气下陷，久泻不止；升阳除湿防风汤（苍术、白术、防风、白芍、茯苓）主治脾虚泄泻初期；升阳汤（柴胡、当归身、益智仁、升麻、甘草、橘皮、黄芪、红花）主治脾虚久泻，时有腹痛，溏而不多，日三四次；升阳除湿汤（麦蘖面、甘草、陈皮、泽泻、猪苓、益智仁、防风、半夏、神曲、柴胡、羌活、升麻、生姜、大枣、苍术）主治脾虚湿盛，脾失健运，纳差，腹痛，肠鸣如雷，泄泻无度；以及清暑益气汤（苍术、黄芪、升麻、泽泻、炒神曲、人参、橘皮、麦冬、白术、当归身、青皮、黄柏、炙甘草、五味子、葛根）主治元气已虚，又被暑湿所伤，身热，头痛，口渴，小便赤，纳差，四肢倦怠，大便溏薄。上方均加入些许解表药于其中而发挥其特有药效。清代叶天士有一病案，患者十年久痢，叶天士予药用香白芷、北秦皮、绵茵陈、茯苓皮、藿香、黄柏，并谓“酒客湿滞肠中，非风药之辛，佐苦味入肠，何以胜湿逐热”。《中医内伤杂病临床研究》中记载解表疏风药对慢性泄泻有治疗作用。①脾气不升是慢性泄泻的主要病机之一。疏风药轻扬升散，同气相召，脾气上升，运化乃健，泄泻可止。②疏表药具有疏腠开玄及促进肝之阳气升发的作用，肝气升发条达，疏泄乃治。③湿是形成泄泻的病理因素之一，湿见风则干，疏表药辛散轻扬，具有燥湿之性，湿邪已祛，脾运得复，清气上升，泄泻自止。④从现代医学观点来看，风药尚有抗过敏作用，而慢性泄泻者多与结肠过敏有关。⑤临床常用药，如藿香、葛根、荆芥、防风、桔梗、白芷、藁本、升麻、柴胡、蝉蜕、羌活，方如藿香正气散、荆防败毒散、羌活胜湿汤及李东垣的升阳除湿汤、升阳益胃汤等，治疗慢性泄泻，如运用得当，均能取得明显的效果。

五、在燥证治疗中的应用

燥证分为外燥和内燥。外燥是感受秋令燥邪所致外腠枯濇，玄府不畅，营卫失济，卫气不能温分肉，充皮肤，肥腠理，司开阖的病证。因为秋季的气候有偏寒和偏热的不同，所以感染邪气后，不同的人表现的证候又有凉燥、温燥的不同。内燥多属营卫失交，三焦失职，阴不蒸，阳不腾，可致痰湿、寒饮、浊瘀、内生邪气阻滞三焦腠理玄府，令气液不得宣通，脏腑津亏液耗所致腠理滞涩也可为燥。从不同的发病部位来区分，可分为上燥、中燥和下燥，所涉及的脏腑也有肺、胃、肾、大肠的不同。一般来说，若燥在上部，多发病于肺；若燥在中部，多发病于胃。若燥在下部，多发病于肾。从治疗方面讲，外燥最好选用轻宣疏腠，相济荣卫润燥之法。内燥宜温开腠理、相交荣卫生津。另外，临床上燥证常见上下互见，内外相兼，故燥证的临床治疗多应随证施治。疏表药具有疏腠扩络、宣散透邪、升举清阳、通阳畅气、发散郁热、助肺宣发、助肾气化等多种功用，用治燥证甚为得宜，如《素问·脏气法时论》曰："急食辛以润之，开腠理，致津液，通气也。"方如轻宣疏腠治外燥之杏苏散、桑杏汤、清燥救肺汤。温开腠理、通阳畅气治内燥的沙参麦冬汤、养阴清肺汤、玉液汤以及叶天士之养胃汤等均酌配疏表药以治之。此外，小青龙汤、五苓散、血府逐瘀汤等祛除内邪以达到治燥目的的方剂也均适量配伍疏表药以辛散开通而致津液。但是，解表药味辛升散，长时间服用或过量服用也可导致耗气伤津，辨证施治时应当视病情、药情、脏腑之情的不同而灵活配伍应用。

六、在肝病治疗中的应用

肝为刚脏，体阴而用阳，喜条达而恶抑郁，郁则肝腠失疏，玄府不畅，易生热、化火、生风，耗血劫阴，则出现肝气、肝阳、肝火、肝风、肝血不足、肝血不藏等病，肝气生性易动，上可冲至头目，下可注二阴，亦可以横行经络伤及其他脏腑，如伤及脾胃、肺脏、大肠、小肠、心、肾等脏腑，是病种最杂多而治法治则最广的，故有"五脏之贼"称谓。故清代王旭高有治肝三十法，其中最常用的治肝之法有疏肝、泻肝、清肝、平肝、养肝、镇肝、温肝、柔肝等法，肝病治法虽广，但总以宽中畅气、疏腠通玄，复其条达之性为本，解表药辛升、疏散、开行的特性，正顺肝之性，具有解表宽中、疏腠扩络、开通郁结、通阳畅气、发散郁热、散瘀和血等功，应用于许多治疗肝病的方剂中屡建奇功。如柴胡疏肝散和逍遥散，通过疏肝以疏散肝腠；丹栀逍遥散、栀子清肝汤和滋水清肝饮等，通过清肝以清解肝腠郁热；天麻钩藤饮、镇肝熄风汤等，通过疏腠畅络降气、平肝、镇肝。龙胆泻肝汤、泻青丸，辛、苦、咸味表药相伍，宣散阳（表）腠，疏泄阴（里）腠，宣解通透内外玄府热闭以达疏肝、泄肝、清肝之功。《素问·阴阳应象大论》曰：“阴味出下窍，阳气出上窍……味厚则泄，薄则通；气薄则发泄，厚则发热……壮火之气衰……壮火散气，少火生气。气味辛甘发散为阳，酸苦涌泄为阴。”养肝、柔肝用以滋养肝阴之不足，方如《金匮翼》滑氏补肝散（当归、白术、生地、山茱萸、木瓜、酸枣仁、川芎、五味子、独活、山药）之独活。正如清代尤怡曾道：“肝体阴而用阳，此以甘酸补肝体，以辛味补肝用，加独活者，假风药以张其气也。”温肝之法用温热药振奋肝体的机能，如吴茱萸汤、暖肝煎等均适量配伍解表药于方中。故《素问·脏气法时论》曰：“肝欲散，急食辛以散之，用辛补之，酸泻之。”解表药顺应肝的本性，使肝气条达顺畅而不至于肝腠郁滞，则肝脏不受邪，玄府气机得畅，脏腑功能恢复正常。因此，肝病虽变幻多端，总宜从其性，适其宜，而致中和。

七、在虚劳治疗中的应用

虚劳，又称虚损，其主要病机为脏腑亏损，气血阴阳虚衰，久虚不复成劳，是以五脏虚证为主要临床表现的多种慢性虚弱证候的总称。《素问·通评虚实论》曰“精气夺则虚”，《素问·阴阳应象大论》曰“形不足者，温之以气精不足者，补之以味，阴阳形气俱不足者，调以甘药”。另外，补益法治疗虚劳的原则可见于《素问·至真要大论》“劳者温之，损者益之”。解表配伍于补益剂中，主要取解表药疏腠扩络，升举清阳、通阳畅气、开通郁结、发散郁热、助脾胜湿、助肺宣发、散瘀和血、助肾气化之功用。《金匮要略·血痹虚劳病脉证并治》首次提出虚劳病名，治疗虚劳的代表方，如小建中汤、黄芪建中汤、薯蓣丸、酸枣仁汤，均酌配表药疏腠扩络，或通阳畅气，或助肾气化，或宣散透邪等。解表药虽辛散耗气伤津，然其在方剂中配伍得当，亦可用于气血阴阳虚损之虚劳病症。解表药具升、散、行、开之性，既可以治风，又可以治气，令气血畅行，气机调顺，正如《素问·至真要大论》曰：“疏其血气，令其调达，而致和平。”虽然虚劳的正治之法为补益，但若素体虚弱，则易招邪，正气虚衰则易致疲倦。由于临床病例中所见虚劳多为虚中夹实，因此在临床治疗中也可以适量配伍有通阳畅气、散瘀和血等功用的解表药。临床中使用解表药治疗虚劳时，治则应以通补为主，补中寓通，不可忽视“通”法在虚劳治疗中的作用。正如《金匮要略·脏腑经络先后病篇》所说：“五脏元真通畅，人即安和。”

另外，解表药升、散、行、开之性亦可佐制诸多补益之品滋腻塞滞而碍气伤中。

八、在头痛治疗中的应用

头痛是临床常见的自觉症状，头痛可单独发生，也可见于多种疾病发展过程中。在《医学入门》中，李东垣将头痛分为外感头痛和内伤头痛。外感头痛的病因多为外感风、寒、湿、热等邪气，邪气循经上扰，脑窍腠理密塞，玄府不通而发为头痛。一般来说，外感头痛起病较急，病程较短，且多伴表证，其病性属实，治疗多以解表疏腠，宣散风邪为法。内伤头痛的病因多为情志、劳倦、饮食、体虚等，导致三焦腠理密闭，营卫不行而泣流，营卫、气血、津液积聚为痰、湿、浊、瘀郁滞脑窍腠理络道而发头痛。一般来说，内伤头痛的病程较长，起病较缓，且多伴多脏器功能失调证候，其病情更为复杂，有虚证，亦有实证，尤易虚实夹杂，临床治疗时多选用补虚泻实治法，遵循标本兼顾原则。解表药具疏腠扩络、宣散透邪、通阳畅气、升举清阳、助肾气化、引药入经等功效，适宜在头痛方剂中配伍应用，正如金代李东垣在《兰室秘藏·卷中·头痛门》说：“凡头痛皆以风药治之者，总其大体而言之也，高巅之上，唯风可到，故味之薄者，阴中之阳，乃自地升天者也。”明代李中梓也曾提道：“头痛自有多因，而古方每用风药者何也，高巅之上，唯风可到，味之薄者，阴中之阳，自地升天者也。在风寒湿者，固为正用，即虚与热者亦假引经。”经查阅文献，发现杨洪军等从《中医方剂大辞典》收载的万余首方剂中，选出以头痛为主治的方剂，经统计后，发现使用频率较高的中药，依次是川芎、甘草、防风、白芷、细辛、乌头、川乌、草乌、石膏、荆芥、羌活、半夏、天南星、胆南星、天麻、菊花、当归、蔓荆子、薄荷，其中一半药物是解表药。倪世秋从上百篇治疗偏头痛方剂文献中统计，发现治疗偏头痛以祛外风药、活血药、平肝息风药、化痰药使用味数及使用频数最高，祛外风药中频数依次为白芷、细辛、防风、菊花、羌活、薄荷、蔓荆子、荆芥、柴胡、藁本、葛根、麻黄、独活、蝉蜕、生姜、升麻。显然，解表疏腠开络祛风在头痛治疗方药中居于重要地位。

此外，清代医家陈士铎在其著作《辨证奇闻》中，选用救脑汤（川芎、辛夷、细辛、蔓荆子、当归）治疗真头痛。用救破汤（细辛、川芎、白芷）治疗风邪乘酒气而中之头痛。有一病案为患者少年之时不知节制酒色，又加之容易生气、恼怒而得头痛，治用八味地黄汤去附子加川芎治疗。另有因季节交替而产生头痛，如遇春头痛，则用升清固外汤（人参、黄芪、甘草、陈皮、白术、当归、柴胡、白芍、蔓荆子、川芎、天花粉）治疗，并分析患者是因为气弱，阳气无法随春气而上升于头。以上方剂多适量用解表疏风药以配伍之。

九、在流行性感冒中的应用

流行性感冒患者，经呼吸道飞沫传播是主要的传播途径，亦可通过接触传播。潜伏期一般为 1 ~ 4 天，多数为 1 ~ 2 天。潜伏期内患者一般无明显症状，但已有传染性，在潜伏期后期，病毒在体内大量复制，即将引发症状。

初期临床症状为起病急骤，常突然出现高热，体温可达 39 ~ 40℃，伴有明显畏寒、寒战，全身肌肉酸痛，尤其是腰背、四肢肌肉，还会有乏力、头痛、头晕等全身不适症状，同时伴有轻度咽干、咽痛、鼻塞、流涕等上呼吸道症状。

进展期的症状为发热持续 3 ~ 5 天，咳嗽症状逐渐加重，可为干咳或伴有少量白痰，部分患者还会出现恶心、呕吐、腹泻等胃肠道症状，儿童胃肠道症状相对更为常见。

部分重型患者发病后病情迅速进展，高热持续不退，体温常超过 39℃，咳嗽加剧，出现呼吸急促，呼吸困难，呼吸频率增快，口唇发绀等症状，严重时可发展为呼吸衰竭，需要机械通气支持。多脏器功能障碍：病毒感染可引发全身炎症反应，导致心脏、肝脏、肾脏等多脏器功能受损。如出现心肌损伤，表现为心慌、胸闷、心电图异常；肝功能异常，出现黄疸、转氨酶升高等；肾功能受损，可出现少尿、血肌酐升高等；还可能引发感染性休克，出现血压下降、四肢湿冷、意识障碍等。从流行病学的传播途径、临床特点、预后转归，可结合《素问·热论》病邪六经转变规律，运用“宣解通透”法辨证治疗流行性感冒。

《素问·热论》提出的“其未满三日者，可汗而已；其满三日者，可泄而已”治疗原则，正是河间“玄府气液”宣解通透观在外感疾病中的应用。

（一）温热病内涵探讨

1. 从时节、地域的气候特点确定温热和湿温

《素问·热论》：“人之伤于寒也，则为病热，热虽甚不死，其两感于寒而病者，必不免于死……凡病伤寒而成温者，先夏至日者，为病温，后夏至日者，为病暑。”这是最早提出温热病和湿温病划分的文献依据，对后世吴又可《温疫论》理论的形成具有启迪作用。

流感发病季节多在冬春之际，例如典型流行高峰集中于每年 11 月至次年 3 月，对应农历节气大雪、冬至之后，正值寒气当令、阳气初生之期。传统中医理论中，此季气候寒燥交替，人体腠理开阖失司，外感邪气易从口鼻侵入，故多归属温热病范畴，属疫病之一。然而，我国地域广阔，南方地区夏季湿热蕴蒸，亦可出现流感次高峰，此时病邪常兼夹湿浊，形成湿热类疫病。

2. 从阳达阴以日计算说明发病迅速、传播快

《素问·热论》：“伤寒一日，巨阳受之，故头项痛，腰脊强；二日阳明受之，阳明主肉，其脉挟鼻，络于目，故身热，目疼而鼻干，不得卧也；三日少阳受之，少阳主胆，其脉循胁络于耳，故胸胁痛而耳聋……四日太阴受之，太阴脉布胃中，络于嗌，故腹满而嗌干；五日少阴受之，少阴脉贯肾，络于肺，系舌本，故口燥舌干而渴；六日厥阴受之，厥阴脉循

阴器而络于肝，故烦满而囊缩。”“人之伤于寒也，则为病热，热虽甚不死，其两感于寒而病者”“三阴三阳，五脏六腑皆受病，荣卫不行，五脏不通，则死矣……两感于寒者，病一日则巨阳与少阴俱病，则头痛、口干而烦满；二日则阳明与太阴俱病，则腹满身热，不欲食谵言；三日则少阳与厥阴俱病，则耳聋囊缩而厥。水浆不入，不知人，六日死……五脏已伤，六腑不通，荣卫不行，如是之后，三日乃死。”由上可知，《素问·热论》论述热病进展以日计量，一日一传，进展迅速。正如流感患者初期常表现为发热恶寒、鼻塞流涕，继则头身痛、乏力、干咳等邪在三阳的症状；部分患者可迅速进入重症期，出现口舌干燥、喘促、高热神昏、呼吸衰竭等邪陷三阴症状，如不及时干预可致“六腑不通，荣卫不行，如是之后，三日乃死”。

3. 提出早发现，早治疗，邪不内陷则预后良好

“人之伤于寒也，则为病热，热虽甚不死，其两感于寒而病者，必不免于死……三阴三阳、五脏六腑皆受病，荣卫不行，五脏不通，则死矣……治之各通其脏脉，病日衰已矣。”“其未满三日者，可汗而已……三阳经络皆受其病，而未入于脏者，故可汗而已。”确定了初期宣解阳邪，汗而发之的治疗原则，即宣解透邪法。“……其满三日者，可泄而已。”发病前三日，邪在三阳经可汗而愈，表证已解，三日后邪在三阴经，未入于脏者，可用泄下的方法通透阴邪，即通透降解之法。提出及时对症治疗，其愈皆以十日以上，特别指出或愈或死，其死皆以六七日之间，发病六天是治疗的最佳时机，即《素问·热论》所说“黄帝问曰：今夫热病者，皆伤寒之类也，或愈或死，其死皆以六七日之间，其愈皆以十日以上者。”

4. 正气存内，经气顺行，营卫自和，可以自愈

初三日，邪循三阳经而行，再三日循三阴经而行，六日内，邪不内扰经气而逆行三阴三阳，营卫不交并，则荣卫通行，五脏六腑皆不受病，七日则开始脏脉始复，十二日后邪气循十二经，气尽而出于外，病则自愈。故《素问·热论》曰：“其不两感于寒者，七日巨阳病衰，头痛少愈；八

日阳明病衰，身热少愈；九日少阳病衰，耳聋微闻；十日太阴病衰，腹减如故，则思饮食；十一日少阴病衰，渴止不满，舌干已而嚏；十二日厥阴病衰，囊纵，少腹微下，大气皆去，病日已矣。”明确指出正气存内，邪气伴经气顺行，三阴三阳之阴阳邪气不相交恋，邪气循十二经气尽而出于外。现代流行病学调查发现，近期流行性感冒病毒潜伏期一般为 1 ~ 4 天，平均为 2 天。

（二）确定温热病宜解通透的治疗原则

邪在三阳，疏表宣解求汗；邪困三阴三阳，半里半表，则宣解通透，交通表里玄府，通行营卫；邪在三阴，五脏六腑，热郁在中，里气不通，阳不外达，内闭外脱，则通里透表，复其藏脉。

1. 邪在三阳，疏表宣解求汗

“帝曰：治之奈何？岐伯曰：其未满三日者，可汗而已……人之伤于寒也，则为病热……”根据一日巨阳，二日阳明，三日少阳的传播特点，提出未满三日，可汗而愈的治法，不是单纯的发汗，因为一日巨阳是太阳寒水，二日阳明是燥金，三日少阳禹于相火，未满三日正是邪未入少阳的阶段，故临床症状初期以头痛、身痛为主，继则发热、乏力、干咳为主要表现，少数患者伴有鼻塞、流涕、腹泻等症状。因其发病迅速、传播快，更兼内陷的特点，治疗应疏表宣发透汗，即“治上焦如羽，非轻不举”，要用轻清宣透的方法，不要早用重剂，且一日一方，观其脉证，知犯何逆，随证治之。

温热之邪，乃冬有非节之暖，春有非时之寒，皆由非节之气所发，临加岁运阴阳之盛衰，地域厚薄之差异，天生疫气，地生厉气，阴阳相搏，化湿、化燥、化热、化风、化寒袭人则反客为主，化戾气而伤人最骤！如吴又可《温疫论·原病》认为，疫就是感天地之疠气，其性变化多端，传变迅速，多有坏证、变证和逆证。吴氏指出疠气不是人们感官所能直接观察到的毒气，而是比火热等六淫致病力更强的邪气。这说明吴氏已有病毒借宿主变异进一步产生病毒的认识，即阴阳两搏化浊如瘴，露雾之状而伤人。如《黄帝内经》引《上经·尚时》曰：“瘟之至也，非江海鳞甲之类而不生。疫之至也，非虫兽毛羽而不存”，说明古人已认识到疫病有借宿主再传播的特性。阴邪易从皮毛而入，阳邪易从孔窍而入，易化燥、化热、化浊污肺致痿。阴邪从皮毛而入，先三阳，再三阴，再腑脏。寒主收引凝滞，易闭腠理玄府，反使邪内陷不出，徒生变证，因此当及早使用汗法（疏表宣解），使邪气及时得以表散，不致内陷成患。

2. 邪困三阴三阳，半里半表

风寒中人三日，郁而不宣，初受在表，未犯里者，宜温散（辛温、辛热），所用方有麻黄汤、桂枝汤。温热伤人，有时夹湿，湿热相蒸，燃肌怫腠，玄府壅塞，宜凉解（辛凉、辛寒），所用麻杏石甘汤，大青龙汤。若里证兼见，可兼通其里，大柴胡汤、麻翘散。而温热病汗法不同于伤寒汗法的原因在于“疫邪汗法不专在乎开表，而在乎通其郁闭，和其阴阳”。郁闭在表，辛凉辛寒以宣解之；郁闭在里，苦寒泄下以通透之。强调瘟疫汗法关键在于“宣其郁闭”，可用柴胡达原饮。宣解通透玄府以便于祛除表里郁滞之邪，透阳出表。逐邪时并兼顾养正，而不是专于升表。

疫疠二气交并旋转，似湍而行，阴寒之邪极易从皮毛而入，至肌肉、筋脉、胸膈、肠胃，一层渐深一层，先三阳，再三阴，邪气怫郁于经，里气壅塞，玄府密闭，营卫交并，表气枯涸，则郁里化热。此时不可一味攻下，否则容易耗伤里气，反引表邪内陷，而成结胸、痞胀、下利诸症。未陷时，应通透玄府，和解表里，交通营卫为宜，方可用荆防败毒饮化裁；已陷而成结胸者，可用仲景小陷胸汤。

温热与风寒两者性质各异，施治不能有误，若以解热之剂治风寒，轻则寒中呕利，重则阳陷厥逆，以散寒之剂治温热，轻则衄渴谵妄，重则枯竭亡阴。应遵阳亢者，滋水以济其阴，阴竭者，滋润以救其燥，气滞者开导，血凝者消瘀。

3. 在里则通透玄府，交通营卫

帝曰：“其两感于寒而病者，可至三阴三阳，五脏六腑皆受病，荣卫不行，五脏不通，则死矣……治之奈何？”岐伯曰：“治之各通其脏脉，病日衰已矣……其满三日者，可泄而已。疫病二气伤人，蒸脉腐经败肉化浊成戾气再伤人，势急而暴则不循经，有时则戾邪直中。阳热邪气易从口鼻而入化燥、化火、化浊则伤肺而肺痿。化寒、化湿则直中中焦，后变九传”，说明疫病二气伤人，蒸脉腐经败肉化浊成戾气再伤人，五脏六腑皆受病，荣卫不行，五脏不通。温热邪气性质属热，病位在里，宜下之，即下其郁热，可用通下透解之法。时疫下法与伤寒不同，伤寒下不厌迟，时疫下不厌早。伤寒在下其燥结，时疫在下其郁热。伤寒里证当下，必待表证全罢。时疫不论表邪罢与不罢，但兼里证即下。伤寒上焦有邪不可下，必待结在中、下二焦，方可下。时疫上焦有邪亦可下，若必待结至中、下二焦始下，则有下之不通而死者。伤寒一下即已，仲景承气诸方多不过三剂，时疫用下药至少三剂，多则有一二十剂者。

时疫下法有六，结邪在胸上，贝母下之，贝母本非下药，用至两许即解。结邪在胸及心下，小陷胸下之。结邪在胸胁连心下，大柴胡汤下之。结邪在脐上，小承气汤下之。结邪在当脐及脐下，调胃承气汤下之。痞满燥实，三焦俱结，大承气汤下之。此外，又有本质素虚，或年老，久病，或屡汗、屡下后，下证虽具而不任峻攻者，则麻仁丸、蜜煎导法、猪胆导法为妙。里气已通，表里玄府贯通，温热邪气由里出表，营卫自和，脏脉则复！用通透之法，但里未必全无邪恋，里若仍有邪滞而留恋，仍可下之，不必拘泥其有无燥结。故有“其满三日者，可泄而已”之谓。

第三节　解表疏腠扩络药临床应用注意事项

解表药虽有诸多特效，然其的确辛散易耗气伤津，故阳气虚脱、阴液耗伤者宜禁即便暂用，亦当酌配益气、养血生津之品疏风药辛味升散，肝阳、气火、风气亢逆之证仍当禁用此外，解表药虽一药多效，但毕竟势单力薄，且诸表药亦有诸多药性之偏，故解表药多与他类药配伍应用。再者，解表药一般取“宣散透邪”时用量偏重，取其他功用时用量多轻。另外，“表药治气”是利用解表药辛、散、行、开的“升降浮沉”特性，调整人体“气机失常”而发病机制的具体实现。

临床治疗中，解表药的应用十分之广泛，由于风为百病之长，解表药味薄气香，质轻性浮，辛、散、升、开性走，同时又俱备许多功用，除可治表之外，还能够治里，即宣通疏达，通畅阳气，疏解肝气，宣达肺气，升举中气等，令气血调和，阴平阳秘，正胜邪去。因此，在治疗中风病时，历代中医学家依然坚持以中风病“外风”说为理论依据，确立治疗法则；在治疗胸痹时，发展了在辨证论治基础上加用解表药治疗胸痹心痛的思路；在治疗肾风时，解表疏腠扩络之法受到关注；在治疗泄泻病时，配伍解表药疏腠通阳、助阳醒脾，疏腠畅气、疏肝理脾，辛香燥脾、清升浊降，脾腠固密、泄泻得止，被古今众多医家重视；在治疗燥证时，解表药宣发肺气，以至布津，疏调肝气，以至调津，宣发火郁，以达守津，升发清阳，以助散津，助液气化，以便生津，众多助力功效，内外燥证均可适当配伍之；在治疗肝病时，无论是疏肝、清肝、泻肝、温肝还是养肝方中，都可以根据病情适量配伍解表药，以疏腠扩络、畅气行血；在治疗虚劳时，补益方中，仲景善用解表药，令三焦腠理元真通畅，人即安和；在治疗头痛时，解表药疏腠扩络的功效更是发挥助他药增效，利邪排除的作用。

第七章
医　案

第一节　内科医案

一、呼吸系统疾病

（一）上呼吸道感染

殷某，女，25岁，2022年1月19日初诊。

主诉： 咳嗽3个月余，加重2周。

现病史： 患者3个月前感冒，服药（抗生素）后好转，未痊愈，后开始咽部发痒不适，口服“咽喉片”可缓解。两周前因吹空调，症状加重，咽痒，咳嗽，说话多后咽痛，自觉咽部、气管中有痰阻塞，可闻及气管哮鸣音，痰多，白天不易咳出，晨起可咳出黄色黏痰，呼吸时胸痛，自觉胸闷、气短，平卧及运动时加重，无发热，偶有胃脘嘈杂不适，呃逆、嗳气，口干喜饮，眼干涩。末次月经2022年1月9日，平素月经规律，量少，色暗，痛经，腰酸痛，纳、眠可，二便调。舌淡，苔薄黄，脉右寸浮数。

既往史： 既往无其他慢性病及传染病，否认遗传病史。

西医诊断： 感染后咳嗽。

中医诊断： 咳嗽。

中医辨证： 肺气怫郁，痰湿蕴膝。

治则： 解表疏膝，清气化痰。

处方： 麻黄6 g，连翘30 g，薏苡仁30 g，黄芩10 g，桔梗6 g，当归10 g，浙贝母10 g，姜半夏15 g，瓜蒌20 g，葶苈子15 g，干姜10 g，甘

草 6 g。14 剂，每剂水煎 2 次，每次取药液 50 mL，将 2 次药液充分混合均匀储存，每日早晚两次，每次取 50 mL 口服。

二诊：患者服药后诸症效，咽痒、咳嗽减轻，无明显咽痛，痰色由黄转黄白或白痰，晨起易咳出，咽中有痰感减轻，无明显胸闷憋气，近期鼻炎复发，自觉鼻后壁堵塞不适，鼻塞流涕，偶有胃脘胀满不适，纳、眠可，二便调。舌淡苔厚，脉弦。处方：柴胡 10 g，枳实 15 g，瓜蒌 15 g，姜半夏 15 g，桔梗 10 g，杏仁 10 g，竹茹 6 g，陈皮 12 g，厚朴 6 g，甘草 6 g。14 剂，水煎服，分早晚温服。

三诊：患者服药后诸症效，鼻炎好转，鼻后壁堵塞感明显减轻，无明显咳嗽、咳痰，时有呃逆、嗳气。近期自觉背后怕冷、发紧，无疼痛，纳、眠可，二便调。舌脉如前。处方：柴胡 10 g，姜半夏 15 g，人参 6 g，桂枝 15 g，白芍 15 g，白芷 10 g，干姜 10 g，石菖蒲 6 g，苍耳子 12 g，陈皮 10 g，甘草 6 g。14 剂，水煎服，分早晚温服。

方解：方中麻黄辛温，解表开玄府，宣肺平喘，桔梗、瓜蒌疏膆宽胸，葶苈子泄肺平喘，四药合用升降相宜，开上启下，解上焦膆理玄府怫郁，以复肺宣发肃降之功；连翘清热解毒、消肿散结，薏苡仁除湿健脾、解毒散结，二药合用解咽中痰结；黄芩、竹茹清泄肺中郁热，合浙贝母、姜半夏清气化痰；干姜、当归，辛甘化阳，温阳发膆，合营，调经止痛，照顾其月经不适；人参、甘草益气扶正密膆，兼调和诸药。达到《素问·生气通天论》中所说“谨和五味，骨正筋柔，气血以流，膆理以密”“阴平阳秘，精神乃治”的正气存内、邪不可干的中正和平状态。

二诊患者咳嗽已明显好转，痰较前易咳出，陈皮理气健脾、宣肺祛痰，竹茹清热化痰，杏仁止咳平喘。患者胃脘胀满不适，用陈皮理气健脾，柴胡配伍枳实，增强舒畅气机之功，厚朴既可行气除胃脘胀满，还可增消痰平喘之功。鼻炎复发，自觉鼻后壁堵塞不适，鼻塞流涕，偶有胃脘胀满不适，乃是宣发太过，土中金气肃降失职，故用柴胡、枳实、瓜蒌、桔梗、厚朴、杏仁、陈皮相伍，合化开下闭上，助复土中金气收降之职。三诊，患者已无明显不适，故用开阖启闭中正之法善后。

按语：感染后咳嗽是指病毒、细菌、支原体等病原体导致的上呼吸道感染，在感染得到有效控制后，咳嗽仍迁延不愈，病程可持续 3～8 周，甚至更长时间，可伴有咽痒、咽痛，遇冷空气刺激时诱发或加重。现代医学在治疗上主要应用抗组胺药联合镇咳药、抗生素、激素、舒张气道药物等，也会使用一些精神调节类药物，如加巴喷丁、普瑞巴林等，这些药物效果不一，不良反应较多，整体疗效欠佳，甚至发展为难治性咳嗽。感染后咳嗽可归属于中医“咳嗽”的范畴。近期临床观察，感染后咳嗽究其原因主要是抗生素的滥用、寒凉药物的过用及外感期间过食冷饮、水果等，导致阳气损伤，原气不能温通腠理，土中金气宣发肃降失序，气化失职，痰饮内生，停于肺络腠理玄府，痰饮阻滞，玄府不畅，肺气宣肃不利，发为咳喘。此患者感冒后使用抗生素治疗，外邪虽解但阳气耗损，脾土中宣发的肺金之气乏原，肺宣发无力而肺气怫郁，腠原不足，土中金气肃降功能也会失调，最易使水饮之邪停于肺腠中，郁久化热，炼津成痰，痰阻气道，因而咳嗽、咳痰，痰色黄质黏，时有胸闷气短。根据患者的临床症状，诊断为咳嗽，辨证为肺气怫郁，痰湿蕴腠，治以解表疏腠、宣通玄府、清气化痰为法。

（二）肺结节

许某，男，59 岁，2021 年 3 月 8 日初诊。

主诉：体检发现肺部多发结节 3 个月余。

现病史：无咳嗽、咳痰、胸闷、气喘，无口干、口苦，稍咽痒，活动后稍气短，纳、眠可，二便调。舌淡，边有瘀斑，舌下脉络迂曲，脉弦滑。肺部 CT 三维成像 + 增强（2021 年 2 月 23 日）示：右肺上叶尖段纯磨玻璃结节（LU-RADS 3L 类，长径约 13 mm，边界尚清）；双肺多发磨玻璃结节（LU-RADS 3S 类，较大者直径约 10 mm）；双肺多发实性微小结节（LU-RADS 2 类，较大者直径约 5 mm）；双下肺、右中叶内侧段、左下肺下舌段支气管扩张并少许感染。

既往史：既往无其他慢性病及传染病，否认遗传病史。

西医诊断：双肺多发磨玻璃结节。

中医诊断：肺积病。

病因病机：玄府密塞，痰浊互结。

治法治则：解表扩络，化痰散结。

处方：宣闭解结汤加减。麻黄 6 g，连翘 30 g，丹参 30 g，枳实 20 g，姜半夏 15 g，浙贝母 10 g，金荞麦 30 g，石韦 15 g，白花蛇舌草 30 g，车前草 30 g，黄药子 6 g，葶苈子 12 g，五味子 6 g，白芥子 6 g，甘草 6 g。21 剂，日 1 剂，水煎服。

二诊：患者服上方后自觉憋闷感较前减轻，舌淡苔白，舌边有瘀斑、舌下脉络迂曲减轻，遂于上方去枳实、丹参，加细辛 6 g，芒硝 6 g。续服 21 剂，服法同前。

三诊：患者自述胸闷明显好转，纳、眠可，二便调，脉弦滑。效不更方，守“宣闭解结汤”随症加减，共服 3 个月。

2021 年 7 月 22 日来诊：复查肺部高分辨率 CT 示：除“双肺少许慢性炎症”外，诸结节均未查见。

方解：肺络表膜密塞，玄府宣通不畅，气、血、津液积聚，痰湿浊瘀互结是肺结节病的基本病机。针对肺部结节的部位及病因、病机特点，根据感邪的性质、在三阴经之表、在三阳经之表、在外表内表、表之外表、表之里表的不同，在解表疏膜扩络思想指导下，分别选用宣解或通透之法。

麻黄为“发表第一药”，解表发膜，开玄府而扩络道。《本经疏证》曰：“麻黄气味轻清，能彻上彻下，彻内彻外……在下则癥坚积聚悉破也”，“细辛芳香最烈，旁达百骸，无微不至，内之宣络脉而疏通关节，外之行孔窍而达肌肤”，故能开表散膜开玄府扩络道。现代药理学研究发现，麻黄、细辛不仅可以扩张血管、增加血流量，其中麻黄还具有破癥坚积聚、抗肿瘤的作用，二药相合解表疏膜扩络共为君药。白芥子辛温开络表，散络膜而祛膜理之痰，叶天士谓其“味辛可散热结”，可治“肺气不治……聚结成疝成瘕”之疝瘕。浙贝母化痰散结，枳实下气通膜破结。连翘疏膜理、开玄府、解郁结，清络脉膜理之郁热，叶天士言其“入营犹可透热转气”，使营分之热透出气分而解。姜半夏、黄药子、葶苈子、芒硝化痰软坚散结。车前草清上通下膜理玄府，有先宣解后通透之意。上药相合疏膜开玄行气，化痰软坚散结同为臣药。佐以甘草益气充络膜、五味子敛络腠以防麻黄、细辛等辛散扩络药耗气伤津。石韦上透华盖，下渗三泉，能入水之上源（肺），既可清肺络之积，又可引肺络之邪自膀胱化小便而出为使药。白花蛇舌草、金荞麦清热解毒，消痈散结。现代研究发现白花蛇舌草、金荞麦有抗癌作用为援药。上药君、臣、佐、使、援相伍共奏解表疏腠扩络、宣解通透、化痰散结之功。

按语：中医学没有肺结节的称谓，但根据临床症状可归属“痰核”“积聚”“肺积”“息贲”等范畴。现代中医学者多认为肺结节的病因为饮食不节、情志失调、年老体弱、外感六淫、空气污染、辐射等。无论内因、外因皆可损伤肺脏，影响肺之宣降，进而阻碍气血运行，导致阴邪停滞，积聚成结。宣通医学认为，无论内因和外因，或得之风、雨、寒、暑，或内伤七情，或得之饮食居处，皆造成营卫、气血、津液积聚为痰、湿、浊、瘀，使四肢、九窍、五脏十六部、三百六十五节等相应的阴阳表里、皮膜腠理玄府不通，乃生百病。正如《灵枢·百病始生》云：“是故虚邪之中人也，始于皮肤，皮肤缓则腠理开，开则邪从毛发入，入则抵深……留而不去，传舍于肠胃之外，募原之间。留著于脉，稽留而不去，息而成积。”

根据宣通医学表分内外表、内外表也分表里的观点，五脏六腑及体内经脉、络道、百骸均有表，因部位较深在体内，故称为内表。肺结节的病变部位在肺络表的里表，属于阴中之阴，根据宣发三阳，通透三阴的治疗法则，应用通透法。本案例因结节部位在肺的中上，肺尖的部位，应属于阳，根据《内经》上而涌之、发之的治疗原则，故选用解表疏腠扩络，宣解肺络腠理玄府，化痰软坚散结之法。

（三）肺气肿

齐某，男，76岁，2022年5月13初诊。

主诉：胸闷、憋气伴心慌10年余。

现病史：患者自诉10余年前出现胸闷、憋气伴心慌，活动后加重，静止休息后可稍有缓解，全身无力，易感疲乏，其间未曾进行系统诊疗。患者自述年轻时在矿上工作，工作时偶有接触粉尘污染，防护条件有限，并未能完全避免吸入粉尘。饮酒、吸烟史40余年。无头晕、头痛，无恶心、呕吐，无咳嗽、咳痰，无胸痛，无腹胀、腹痛，纳、眠可，二便调。舌淡红，苔薄白，脉沉。

既往史：既往无其他慢性病及传染病，否认遗传病史。

西医诊断：肺气肿。

中医诊断：肺胀。

中医辨证：肺络膜理密塞。

治法治则：疏膜扩络，宽中顺气。

处方：枳实 20 g，瓜蒌 20 g，砂仁 6 g（后下），丹参 30 g，红景天 15 g，桂枝 30 g，芦根 30 g，杏仁 10 g，蜜百部 6 g，炒地龙 15 g，黄芪 40 g，葶苈子 15 g，干姜 10 g，五味子 6 g，甘草 6 g。14 剂，水煎服，日 1 剂，早晚分服。

二诊：服上方诸证效，心慌减轻，仍有胸闷、憋气，活动后加重，静止休息后稍可缓解，无咳嗽、咳痰，纳、眠可，二便调。舌淡红，苔薄白，脉沉。处方：初诊方加蜜炙麻黄 6 g。14 剂，水煎服，日 1 剂，早晚分服。

三诊：服上方诸证效，胸闷、憋气较前好转，仍有活动后加重，静止休息后缓解，纳、眠可，二便调。舌淡红，苔薄白，脉沉。处方：人参 6 g，麦冬 15 g，五味子 6 g，瓜蒌 20 g，砂仁 6 g，丹参 30 g，红景天 15 g，炒地龙 15 g，甘草 6 g，枳实 15 g，桔梗 10 g，干姜 10 g，14 剂，水煎服，日 1 剂，早晚分服。

2022 年 7 月 2 日电话回访，家属反馈患者已大好，已无胸闷、憋气。

方解：此病乃粉尘吸入，痰湿浊瘀内结，肺内脉络膜理密塞，玄府失畅，宣发肃降失常。一诊方中枳实、瓜蒌、桂枝，取枳实薤白桂枝汤之意，通阳行气，宽胸化痰。患者胸中阳气不振，阴寒凝滞，影响津液的运行，凝聚成痰，阻滞气机，使胸中阳气不得宣通，而瓜蒌功擅宽胸阔膜，涤痰散结，配以桂枝通阳散寒，降逆平冲，枳实下气通膜理，消除痞满，三药配伍能使胸阳振，痰浊除，阴寒消，气机畅，则胸闷憋气等症可向愈。砂仁、丹参二药共成丹参饮之意，丹参活血祛瘀通膜理，砂仁温中行气散膜扩络，配以红景天益气活血，通脉平喘，以求络宽血畅。药理学研究证实，红景天有抗心律失常、改善心功能、耐缺氧的作用，对患者胸闷、心慌症状有效。芦根解表疏腠阔肺脉，蜜百部清肺热又润肺腠；杏仁、地龙宣肺气、平喘；葶苈子泻肺定喘，肃降肺气，防止肺气上逆；干姜温肺化饮，五味子敛肺平喘，防止肺气过度耗散；大剂量黄芪补益脾肺腠理之气。二诊时，患者诉心慌较前减轻，仍有胸闷、憋气、喘息，加用蜜炙麻黄，合一诊方增强宣肺平喘之效。三诊时，患者症状好转，在一诊方基础上予人参、麦冬、五味子，即生脉饮，保肺清心。吴仪洛《成方切用·卷七》："肺主气，肺气旺则四肢皆旺；虚，故脉绝气短也。人参甘温，大补肺气而泻热为君；麦冬甘寒，补水源而清燥金为臣；五味子酸温，敛肺生津，收耗散之气为佐。盖心主脉，而百脉皆朝于肺，补肺清心，则气充而脉复，故曰生脉。"患者大便次数增多，去杏仁、葶苈子、百部、芦根，加用桔梗宣开肺腠玄府以复升清降浊之功。

按语：本病由多种慢性肺系疾病反复发作、迁延、经久难愈而引起，而其发生、发展，多因久病肺虚腠闭所致，痰浊潴留，以致肺不敛降，而成肺胀。若调护不当，感受外邪而使病情诱发或加重，成肺胀危候。肺自身之气的升降出入平衡，在气的运行中发挥重要的作用。肺的宣发、肃降，一呼一息，一出一入，维持着肺主气、司呼吸的正常生理功能。肺气的宣发太过、肃降不及，或者宣发不及、肃降太过，均可出现呼多息少、息多呼少，症见咳喘病变。因此，肺脏气化功能失常，则导致气、血、津液的相互转化异常，造成气虚则腠陷、气滞则腠闭、痰浊密腠、水饮凝腠、瘀血阻腠的发生，从而导致肺脉络腠理玄府不畅，气机失常而发病。正如《吴医汇讲·升降出入论》所述："内陷者，有入而无出；下陷者，有降而无升。此升降出入四方……百病之纲领。"治病即是治气，在于调节气的升降出入，使生命活动趋于平衡。针对肺胀患者，无论急性期或慢性迁延期，应重视调节气的运动，恢复其正常的升降出入；调节气、血、津液的运行；调节脏腑的气化。本案患者胸闷、憋气10余年，伴有心慌症状，再结合患者工作经历及既往病史，可辨患者病因病机为肺络腠理密塞，治应疏腠扩络、宽中顺气。

（四）气胸

巴某，男，15岁，2023年12月28日初诊。

主诉：胸闷、胸痛10天余。

现病史：患者半月前无明显原因出现咳嗽，伴发热，最高体温38.5℃，10天前于某医院就诊，行CT检查示：右肺肺大疱，未行进一步诊疗。现胸痛，频繁咳嗽，咳少量白痰，纳可，大便干。舌淡红，苔薄白，两手寸、关脉大。

既往史：既往无其他慢性病及传染病，否认遗传病史。

西医诊断：肺大疱，气胸。

中医诊断：喘证。

中医辨证：气壅肺膆。

治则治法：宣泄肺膆。

处方：人参6 g，麦冬10 g，五味子6 g，枳实12 g，杏仁10 g，瓜蒌15 g，车前子12 g（包煎），葶苈子10 g，炒苏子10 g，干姜10 g，芦根20 g，甘草6 g，黄芩10 g，桔梗10 g。14剂，水煎服，日1剂，早晚分服。

二诊：患者述服上方咳嗽、咳痰减轻，继续调理气胸、肺大疱。现胸痛改善，患者纳可，大便粗。舌淡红，苔薄白，两手寸脉大。处方：上方改干姜为6 g。人参6 g，麦冬10 g，五味子6 g，枳实12 g，杏仁10 g，瓜蒌15 g，车前子12 g（包煎），葶苈子10 g，炒苏子10 g，干姜6 g，芦根20 g，甘草6 g，黄芩10 g，桔梗10 g。14剂，水煎服，日1剂，早晚分服。

三诊：患者述服上方后无胸痛，胸闷、气喘明显改善，患者两天前行体能测试，跑步后气粗，时咳痰，痰中带血丝。处方：人参6 g，麦冬12 g，五味子6 g，枳实15 g，瓜蒌15 g，葶苈子10 g，杏仁10 g，桔梗10 g，地龙12 g，芦根30 g，干姜6 g，海螵蛸18 g，茯苓20 g，白术10 g，姜半夏10 g，甘草6 g。14剂，水煎服，日1剂，分早晚温服。

方解：首诊方治以泄肺膆为主，兼以宣散肺膆，同时充膆防泻肺太过。方中枳实苦、寒，可下气泄肺膆，开玄府，破气除满，《长沙药解》论其“味苦、酸、辛，性寒，入足阳明胃经。泄痞满而去湿，消陈宿而还清”。瓜蒌味甘、微苦，微寒，能疏腠阔玄，其洗垢除烦，开胸膈之痹结，故能阔玄府。《本草纲目》论瓜蒌：“吐风热痰涎。治风眩、头痛、癫痫，喉痹，头面有湿气。”杏仁，味甘、苦，能泄腠通络，《长沙药解》言其具有“降冲逆而开痹塞，泄壅阻而平喘嗽，消皮腠之浮肿，润肺肠之枯燥，最利胸膈，兼通经络”之功。枳实、杏仁、瓜蒌相配，通透力强，可泄腠通络、破气除满。葶苈子味辛性寒，可通腠泄肺，破坚逐邪，通利水道；炒紫苏子，辛、温，《本草纲目》言其“治风顺气，利膈宽肠，解鱼蟹毒”；车前子甘、寒，能渗腠利水，《神农本草经》言其“利水道小便，除湿痹”。葶苈子、车前子、紫苏子三者相配泄腠降肺，可消胸满。桔梗苦、辛，辛宣苦降，善开壅塞，能宣泄腠理，《长沙药解》言其“散结滞而消肿硬，化凝郁而排脓血，疗咽痛如神，治肺痈至妙，善下冲逆，最开壅塞”。芦根甘、寒，可渗腠利小便。《本草经疏》曰：“甘能益胃和中，寒能除热降火，热解胃和，则津液疏通而渴止矣……甘寒除热安胃，亦能下气。”黄芩，清泄上焦腠理，《神农本草经》言其“主诸热，黄疸，肠澼，泄利，逐水，下血闭，恶疮，疽蚀，火疡”。干姜味辛、温，能温散腠理，缓和车前子、芦根、枳实等药寒凉之性，《神农本草经》言其“主胸满咳逆上气，温中止血，出汗，逐风湿痹，肠澼，下利”。方中人参、麦冬、五味子为生脉饮组成，三者配伍养阴生津、益气复脉，可充腠扩络。

三诊方加用茯苓、白术、姜半夏。茯苓甘、平，可透表、渗透腠理，《神农本草经》言其“主胸胁逆气，忧恚，惊邪，恐悸，心下结痛，寒热，烦满，咳逆，口焦舌干，利小便”。白术味甘、微苦，《长沙药解》言其“大养胃气，降浊阴而进饮食，善止呕吐，升清阳而消水谷，能医泄利”。姜半夏，性温味辛，能宣泄腠理，《长沙药解》言其“下冲逆而除咳嗽，降浊阴而止呕吐”。

按语：本病西医诊断为肺大疱，又称局限性肺气肿，主要是由于肺泡壁破裂，导致多个肺泡相互融合而形成的大于 1 cm 的含气囊腔，可有胸闷、气短，甚至咯血和胸痛等症状。若肺大疱破裂，患者可发生自发性气胸，表现为突然气急、咳嗽、呼吸困难、发绀、气管向健侧移位等。本病属中医“喘证”范畴，可由患者咳嗽引起。宋代严用和在《济生方》中记载本病多因“将理失宜，六淫所伤，七情所感，或因坠堕惊恐，度水跌仆，饱食过伤，动作用力，遂使脏气不和，荣卫失其常度，不能随阴阳出入而成息，促迫于肺，不得宣通而为喘也。”患者身体瘦长，且持续咳嗽后出现胸痛、胸闷、气短。CT检查示：肺大疱，考虑由咳嗽引起肺大疱，有可能发展为气胸，初诊表现为频发咳嗽，痰少色白，以改善咳嗽、气逆症状为当务之急，治疗以宣泄肺膝为主，后期症状改善后则可温膝、充膝，恢复肺之正常宣通功能。

（五）支气管扩张

于某，男，53岁，2023年8月8日初诊。

主诉：咳痰带血1年。

现病史：患者1年前急性上呼吸道感染后出现咳痰带血，住院诊断为“支气管扩张”，伴胸闷、气短，左心前区疼痛，夜间腹部胀痛，纳呆，眠可，二便调。

既往史：既往无其他慢性病及传染病，否认遗传病史。

西医诊断：支气管扩张。

中医诊断：咯血。

中医辨证：营虚卫弱，气虚膝疏。

治则：益气养阴敛膝。

处方：人参6 g，麦冬15 g，五味子6 g，枳实15 g，瓜蒌20 g，丹参30 g，砂仁6 g（后下），红景天15 g，茅根炭15 g，海螵蛸20 g，侧柏炭10 g，茜草炭6 g，黄芩10 g，地榆炭12 g，车前草30 g，甘草6 g。14剂，水煎服，日1剂，早晚分服。

二诊：症状同前，自觉脐上胀气。上方去丹参、砂仁，加芦根30 g，葶苈子12 g。14剂，水煎服，日1剂，早晚分服。

三诊：服上方咳血、胸闷、气短明显减轻。上方去茅根炭、侧柏炭、茜草炭、地榆炭，加仙鹤草30 g，炒苏子12 g，白芥子6 g，细辛6 g，白花蛇舌草30 g，金荞麦30 g，干姜6 g，甘草6 g。

1个月后电话随访，患者述偶咳嗽，偶可见少量血丝，余未见明显不适。

方解：人参、麦冬、五味子三药合化，一温补一润降一敛收，益气充腠、气复津生，气充脉通有生脉之功。枳实破气消积，化痰散痞，可消胸中闷痛，疏腠扩络，《别录》论其："除胸胁痰癖，逐停水，破结实，消胀满，心下急、痞痛、逆气。"《本草纲目》描述枳实具有"下气破结"之效。瓜蒌味甘性寒，宣肺扩脉、宽胸除痹、涤痰散结、润肠通便，可"开胸膈之痹结"，消阴邪。丹参味苦，性微寒，归心、肝经，可活血祛瘀止痛、通心脉，以除心胸瘀结。《药品化义》中云砂仁："辛散苦降，气味俱厚，主散结导滞，行气下气，取其香气能和五脏，随所引药能行诸经。"砂仁配伍丹参开腠扩络通脉，增强丹参活血通脉之功。红景天通透腠理玄府。茅根炭、侧柏炭、茜草炭、地榆炭共同发挥敛腠止血的作用。海螵蛸咸、温，濇腠敛腠，与茜草炭配伍，前者收敛止血，后者活血化瘀，一收一散，相反相成，功在止血而不留瘀，瘀化而血归常道。热不消则气不静，气不静则血不宁，故配伍苦寒之黄芩以清热泻火凉血，使火热退而气血安。车前草利尿，使水湿之邪从小便出。甘草调和诸药。

二诊时，患者自觉脐上胀气，下通则上畅，故去丹参、砂仁，加入芦根、葶苈子以渗下湿热，正如《神农本草经》所言："（葶苈子）主癥瘕积聚结气，饮食寒热，破坚逐邪，通利水道。"葶苈子与酒大黄配伍，前者苦寒性降，既泻肺平喘，又利水消肿；后者苦寒泄降，既能泻下通便，又善导湿热外出，两药相配，可增强苦寒降泻之力，攻逐痰浊、湿热之邪外出。

三诊时，患者咳血改善，去止血之茅根炭、侧柏炭、茜草炭、地榆炭，加入苦涩之仙鹤草以收敛止血，以防正气日久耗散；炒苏子、白芥子、细辛共同化痰饮，白花蛇舌草清热解毒利湿，配伍石韦利尿通淋，与车前草共同使邪从小便而去。加入干姜防苦寒伤阴太过。

按语：支气管扩张症（简称支扩），以慢性咳嗽、大量脓痰、反复咯血及持续或反复的气道感染、炎症所引起的气道重塑为主要特征，为多种病因引起的反复发生的化脓性感染，导致中小支气管发生反复性的阻塞、损伤，最终表现为支气管壁出现肌肉组织和弹性的结构性破坏，从而引起支气管长时间持续性的异常扩张。目前，国内外对于支扩的预防、治疗、康养的相关研究较少，常出现误诊错治的情况。西医对其治疗只能暂时控制病情，用药以服用大环内酯类药物为主，难以达到根治效果，长期服药易引起耐药性且有一定的不良反应，严重影响患者的生活质量。中医药治疗支扩在控制气道黏液高分泌、改善机体状态、减少耐药菌定植与感染、提高机体免疫功能、减少反复急性加重等方面有显著优势。因此，采用中医中药辨证施治以解其病痛显得尤为重要。

“支气管扩张”归属于中医学“咯血”范畴。支气管扩张咯血为外邪犯肺，郁而化热，热灼肺络，动血耗血，瘀血痰热互结，存在“血热、阴虚、痰湿、血瘀”的病因。张金波教授分析其病机根本在于肺之腠理疏松，气虚不能摄血，血热、痰湿、血瘀、阴虚等病理因素迫血外出致病，故治当益气养阴敛腠。

二、循环系统疾病

（一）冠心病

例 1 谢某，女，52 岁，2022 年 3 月 19 日初诊。

主诉：胸闷气短 2 个月余，加重 1 个月余。

现病史：患者 2 年前无明显诱因及原因出现胸闷、憋气、气短，动则尤甚，呼多吸少，时有心慌，偶有心前区疼痛不适，无咳嗽、咳痰，时有头胀、发紧、发晕，无明显头痛。口干，口苦，眠差，入睡困难，凌晨 2～3 点易醒，醒后难入睡，白天嗜睡，纳可，小便调，大便干，便秘。舌淡苔薄白，脉弦涩。

既往史：既往高血压病史 10 余年，血压最高 173/100 mmHg，服药控制可（具体不详）。

西医诊断：冠状动脉性心脏病。

中医诊断：胸痹。

中医辨证：心腠虚密，玄府不畅。

治则：益气充腠，开玄扩脉。

处方：人参 6 g，麦冬 15 g，五味子 6 g，枳实 15 g，瓜蒌 20 g，砂仁

6 g（后下），丹参 30 g，红景天 15 g，煅牡蛎 30 g（先煎），杏仁 10 g，地龙 15 g，远志 10 g，炒酸枣仁 30 g，白芍 30 g，桂枝 30 g，石菖蒲 6 g，甘草 6 g。14 剂，每剂水煎 2 次，每次取药液 50 mL，将 2 次药液充分混合均匀后储存，每日早晚两次，每次取药液 50 mL 口服。

二诊：患者服药后诸症效，胸闷气短较前好转，偶有心慌，无明显头胀头晕，睡眠较前好转，入睡可，仍凌晨易醒，口干口苦，舌边起小水疱、热痛，肝区时有硬痛，纳可，二便调，舌脉如前。处方：枳实 20 g，瓜蒌 20 g，川芎 6 g，丹参 30 g，红景天 15 g，桂枝 30 g，人参 6 g，地龙 15 g，麦冬 15 g，煅牡蛎 30 g（先煎），制远志 10 g，石菖蒲 6 g，炒酸枣仁 30 g，甘草 6 g，夏枯草 30 g。21 剂，水煎服，日 1 剂，分早晚温服。

三诊：患者服药后诸症效，患者胸闷、气短，活动后气短明显减轻，无明显头部不适。近期自觉咽中有痰，量不多，不易咳出，口黏，仍有舌边痛，较前减轻，纳、眠可，夜尿多，大便调。舌淡苔薄白，脉弦。处方：柴胡 10 g，枳实 15 g，姜半夏 15 g，黄连 10 g，丹参 30 g，肉桂 6 g，红景天 15 g，天麻 10 g，地龙 15 g，竹叶 6 g，白芍 20 g，甘草 6 g。14 剂，水煎服，日 1 剂，分早晚温服。

方解：患者胸闷憋气、呼多吸少，吴谦所言："凡阴实之邪，皆得以上乘阳虚之胸，所以病胸痹心痛也。"因此方中以桂枝解肌疏腠通脉为君，桂枝上以开通心胸之阳，下以温化中下二焦之阴气，既通阳又降逆，降逆则阴寒之气不致上逆，通阳则阴寒之气不致内结。臣以瓜蒌、砂仁、丹参。瓜蒌味甘性寒，宣肺、扩脉宽胸除痹、涤痰散结、润肠通便，可"开胸膈之痹结"，消阴邪。古人又云："然肠口上接小肠，下通谷道，为诸脏泄气之门，启闭一失职，诸脏困矣。"可见，若胸痹心痛患者大便不通，也可累及心脏，甚至加重病情。本案患者正是大便不通，瓜蒌润肠通便也正对此证。丹参味苦，性微寒，归心、肝经，可以活血祛瘀止痛、通心脉，以除心胸瘀结。《药品化义》中云砂仁："辛散苦降，气味俱厚，主散结导滞，行气下气。"砂仁配伍丹参发腠理、开玄府，扩络通脉，增强丹参活血通脉之功。患者气短，为肺气敛降不足、腠理失密、元气外泄之象。人参甘温，益元密腠而固元。麦门冬甘寒养阴、润肺生津以生肃降之气，五味子酸温敛收。人参、麦冬、五味子三药合化，一温补一润降一敛收，收敛神气、气复津生，气充腠阔，具有扩脉、通脉之功。红景天、地龙、枳实、杏仁通透腠理玄府，即可畅通心脉腠理玄府，又可透降肺脉腠理玄府，通脉平喘缓其喘憋之苦。煅牡蛎、远志、酸枣仁安神。白芍和桂枝疏腠畅玄，交通营卫、气血及意志、精、神。石菖蒲辛温开心窍，《本草新编》言："凡心窍之闭，非石菖蒲不能开，徒用人参，竟不能取效。是人参必得菖蒲以成功，非菖蒲必得人参而奏效，盖两相须而两相成，实为药中不可无之物也。"最后以甘草调和诸药。二诊患者诉舌边热痛起水疱，舌边乃肝经所主，加夏枯草清肝泻火；去砂仁加少许川芎入肝经增行气活血散瘀之功，以助夏枯草泻肝火。三诊患者胸闷憋气、气短、心慌、眠差症状已愈，唯仍有舌边痛等，玄府不开，热壅腠理，不得外泄之证，故以泻心汤辛开苦降、通透腠理玄府以绝腠理密闭、气机不畅之患。

按语：胸痹是以患者自觉胸部痞闷不舒、气短、呼吸困难或胸部疼痛，甚则胸痛彻背等症为主要临床表现的一类疾病。《金匮要略·胸痹心痛短气病脉证并治》中形容"胸痹之为病，喘息咳唾，胸背痛，短气，寸口脉沉而迟关上小紧数"。其病因病机多与寒邪内侵、饮食失调、情志失节、年老体虚等因素有关，为本虚标实、虚实夹杂之证，本虚为气、血、阴、阳的亏虚，标实为气滞、血瘀、寒凝、痰浊。临床上治疗上以活血化瘀法、调气活血法、祛痰化瘀法、调补肝肾法为主。从腠理的角度认为，本病虽为本虚标实之证，但在其发展过程中有一重要影响因素，即心脉之表膜腠理玄府的开阖启闭失职，气机失常。若心脉之表腠理密塞，玄府开阖启闭失序，则气液运行不畅，营卫不通，营卫稽留而血凝不流，所以在临床治疗过程中辨证配伍辛散横开的解表药可对痉挛、狭窄、闭塞的血管具有经脉支架作用。无论是何种致病因素造成的腠理闭塞、玄府不畅皆可辨证配伍解表（疏表、散表、开表、发表）药解表疏腠、开玄扩（脉）络。

本案例的病机是气虚无力扩充腠理，心脉腠理因虚而密塞，玄府不畅。故治疗以气充阔腠、开玄扩脉为基本治法。

例2 李某，女，67岁，2021年4月29日初诊。

主诉：活动后心前区压榨样疼痛10年，加重1个月。

现病史：患者10年前无明显诱因及原因出现活动后心前区压榨样疼痛，后背及左上肢疼痛，伴胸闷、气短并头晕。曾于医院行“冠脉造影”示“冠状动脉粥样硬化性心脏病”，静息心电图示ST−T段压低。间断服用单硝酸异山梨酯、阿司匹林、速效救心丸、麝香保心丸等药物，效果不甚明显，近1个月病情反复、加重。现症见：活动后心前区压榨样疼痛，后背及左上肢疼痛，伴胸闷、气短并头晕，无发热、恶寒，无咳嗽、咳痰，无腹痛、腹泻，无恶心、呕吐，月经初潮 $15\frac{5\sim7}{33}51$，孕1产1。纳、眠可，二便调。舌淡紫，苔白，脉涩而浮大。

既往史：既往无其他慢性病及传染病，否认遗传病史。

西医诊断：冠状动脉粥样硬化性心脏病。

中医诊断：胸痹心痛。

中医辨证：瘀阻脉膜，玄府不畅。

治法治则：疏膜扩脉，行血止痛。

处方：黄芪30 g，瓜蒌20 g，葛根24 g，桂枝30 g，炒白芍30 g，砂仁10 g（后下），枳实20 g，丹参30 g，红景天15 g，茯苓30 g，地龙15 g，天麻10 g，三七粉5 g（冲服），蜈蚣2条（研末冲服），干姜10 g。14剂，水煎服，日1剂，早晚分服。

二诊：患者诉服药期间未有后背及左上肢疼痛，自觉心前区疼痛程度减轻，发作频次减少，仍时感活动后胸闷、气短，无头晕。舌淡苔薄，脉涩。一诊方去葛根，加薤白15 g。14剂，水煎服，日1剂，早晚分服。

方解：本案患者是冠心病心绞痛，辨证为瘀阻心脉膜理，玄府不畅。治疗应以解肌疏膜扩脉，行气活血止痛为主。方中黄芪补气充膜，开玄府，瓜蒌疏膜阔玄府，二药相伍充膜阔脉共为君药。桂枝、葛根解肌疏膜，白芍柔筋缓膜，三药相合解肌疏膜扩脉共为臣药。桂枝本为解表药，在此处一则解心肌、心脉之“肌”，疏解血管外坚紧之肌，扩张脉络，二则温心阳而通心络，恢复血行，三则与白芍配合调节营卫，使膝理玄府开阖有序。枳实下气通膝，砂仁芳香散膝，丹参、三七粉、红景天化瘀活膝。茯苓渗泄膝理玄府以利水，《金匮要略·水气病脉证并治第十四》言“血不利则为水”，故以大剂量茯苓的淡渗之功协助他药化开瘀积，并将所化开之瘀积排出体外。蜈蚣辛温穿通膝理玄府，通络止痛并能协助天麻解除因心绞痛引起的血管痉共为佐药。地龙味咸气寒色赤形如脉，在此方中可作为引经药引诸药入经为使。上药相伍疏膝扩脉，行气活血，共奏益气活血通脉、扩张血管、增加血流量及降低动脉压、外周阻力、心脏后负荷并改善心功能的临床疗效。

按语：“心痛”，病名最早见于马王堆古汉墓出土的《五十二病方》。“胸痹”病名最早见于《黄帝内经》。对本病的病因，一般症状及真心痛的临床表现均有记载。《素问·脏气法时论》：“心病者，胸中痛，胁支满，胁下痛，膺背肩胛间痛，两臂内痛。”《灵枢·厥病》：“真心痛，手足青至节，心痛甚，旦发夕死，夕发旦死。”《金匮要略·胸痹心痛短气病脉证治》认为心痛是胸痹的表现，“胸痹缓急”，其脉证以阳微阴弦为主，治以辛温通阳或温补阳气为基本治法，代表方剂如瓜蒌薤白半夏汤、瓜蒌薤白白酒汤及人参汤等。后世医家丰富了本病的治法，如元代危亦林《世医得效方》用苏合香丸芳香温通治卒暴心痛。明代王肯堂《证治准绳·胸痛胃脘痛》明确指出心痛、胸痛、胃脘痛之别，对胸痹心痛的诊断更是一大突破。在诸痛门中用失笑散及大剂量红花、桃仁、降香活血理气止痛治死血心痛。清代陈念祖《时方歌括》用丹参饮活血行气治疗心腹诸痛。清代王清任《医林改错》用血府逐瘀汤活血化瘀通络治胸痹心痛等，对本病均有较好的疗效。

胸痹心痛的病机关键在于外感或内伤引起心脉膝理密塞，玄府失畅，其病位在心膝，但与肝、脾、肾、肺四脏膝理玄府开阖启闭功能失调有密切的关系。因心主血脉、膝理玄府通畅的正常功能，有赖于肝经膝理玄府的疏泄、脾经膝理玄府的运化、肾经膝理玄府的气化、肺脉膝理玄府的肃降与治节。其病性有虚实两方面，常常为本虚标实，虚实夹杂，虚者多见气虚膝涩或膝疏或膝萎，阳虚膝陷或膝凝或膝闭、阴虚膝涩或膝枯，血虚腠濇或腠塞，尤以气虚、阳虚多见；实者不外气滞腠理、寒凝腠理、痰黏腠理、浊阻腠理、血瘀腠理，并可交互为患，其中又以血瘀、痰浊、寒凝多见。但虚实两方面均以心脉腠理玄府痹阻不畅、不通则痛为病机关键。根据本案患者的冠状动脉造影及心电图检查结果以及患者所述症状，可诊断患者为冠心病心绞痛，即胸痹心痛。脉证合参，辨证为瘀阻心脉腠理，玄府不畅。治疗应以解肌疏腠扩脉，行气活血止痛，总的治疗思想是解表疏腠，缓肌扩脉，以扩（阔）助通为主。

（二）心力衰竭

郝某，女，68岁，2022年5月13日初诊。

主诉：全身乏力4个月余，加重1个月。

现病史：患者2个月前因心肌梗死、心力衰竭入院治疗，后出院休养。现症见：全身乏力，不能多走，多汗，怕冷怕风，上坡时胸痛发紧，休息后缓解。情绪敏感，多疑，易紧张，语声低微，上肢发软，胸闷，气短，双下肢轻度水肿。无头晕、头痛，无咳嗽、咳痰，无喘憋，无腹胀、腹痛。月经初潮14 $\frac{5\sim7}{32}$ 50，纳、眠可，二便调。舌淡红，苔少，脉虚。

既往史：既往糖尿病史20年，高血脂20年，左乳腺癌术后8年。

体格检查：2022年2月21日（烟台市某医院）冠状动脉CT血管成像：①右冠状动脉管壁钙化、非钙化、混合斑块，相应管腔轻度狭窄。②左冠状动脉主干与前降支交界区壁混合斑块，相应管腔轻度狭窄；左前降支管壁钙化、混合斑块，相应管腔重度狭窄（80%）；对角支管壁混合斑块、相应管腔重度狭窄（70%）；回旋支管壁混合斑块，相应管腔轻度狭窄（45%）。③心肌桥（左前降支为壁冠状动脉）。

西医诊断：心肌梗死、心力衰竭。

中医诊断：胸痹、心悸。

中医辨证：气虚腠缩，玄府失畅。

治法治则：益气充腠，解肌扩脉。

处方：人参10 g，麦冬15 g，五味子6 g，枳实15 g，砂仁6 g（后下），丹参30 g，红景天15 g，桂枝30 g，附子10 g（先煎），白芍

20 g，川芎 6 g，炒地龙 15 g，干姜 10 g，茯苓 30 g，甘草 6 g。7 剂，水煎服，日 1 剂，早晚分服。

二诊：患者述服药后精神好转，身体轻快，但活动或者行走过多后，仍易感身体疲累，心前区及后背闷痛、发紧，后背部怕风、怕冷，仍有情绪易紧张，纳可，眠差，入睡困难，夜尿频，大便不成形。舌淡红，苔少，脉弦。处方：人参 10 g，麦冬 15 g，五味子 6 g，川芎 6 g，丹参 30 g，红景天 15 g，茯苓 30 g，桂枝 30 g，薤白 12 g，附子 10 g（先煎），干姜 10 g，甘草 6 g。7 剂，水煎服，日 1 剂，早晚分服。

三诊：患者诉服上方后心前区及后背闷痛、发紧感减轻，仍有全身无力，抬腿困难，双下肢轻度水肿，晨起服药有恶心感，自行去中药中人参后缓解。纳可，眠差，入睡困难，夜尿频，大便成形。舌淡红，苔少，脉弦。治法治则：解表疏腠，宽中阔脉。处方：枳实 20 g，瓜蒌 20 g，砂仁 6 g（后下），丹参 30 g，红景天 15 g，桂枝 15 g，白芍 30 g，茯苓 30 g，煅牡蛎 30 g（先煎），甘草 10 g，黄芪 40 g，柴胡 6 g。升麻 6 g。14 剂，水煎服，日 1 剂，早晚分服。

四诊：心前区及后背闷痛、发紧感明显好转，时有全身无力，活动过度时易心慌，怕风，双下肢水肿消失，纳、眠可，大便不成形。舌淡红，苔少，脉弦。处方：黄芪 60 g，白术 15 g，防风 6 g，瓜蒌 15 g，桂枝 30 g，薤白 10 g，升麻 6 g，干姜 10 g，甘草 6 g，白芍 15 g，葛根 24 g。14 剂，水煎服，日 1 剂，早晚分服。

五诊：患者自述几乎没有心前区及后背闷痛、发紧感，适度活动后无心慌、心悸，体力较前恢复，纳、眠可，大便不成形。舌淡红，苔薄白，脉弦。处方：按四诊处方 14 剂，水煎服，日 1 剂，早晚分服。

方解：中医学认为冠心病属于“胸痹”“心痛”范畴。痰浊、瘀血、寒邪、气滞等为冠心病心绞痛主要病因病机。患者症见全身乏力，不能多走，多汗，怕冷怕风，语声低微，胸闷，气短。本案的基本病机为气虚腠濇，玄府失畅，浊瘀互结，脉道不利。治疗应以温阳益气充腠、解肌扩脉为主，人参甘温，补元气以充腠理，生津液；麦冬甘寒，养阴清热，润肺腠致生津；五味子酸敛腠理玄府以收肺气。三药相合，一补一润一敛，既补气阴之虚，又敛气阴之散，以复肺主的一身之气。脉气得充，则可复生，人参、麦冬、五味子合桂枝、葛根、附子、薤白、干姜共奏温阳益气、解表充腠扩脉之功。桂枝为辛味解表疏肌药，解表药多辛、温，辛则行散，温则宣通，具有振奋人体阳气，促进血行的作用。枳实味苦，性寒，具有破气消积、化痰除痞之功，与砂仁配伍运中焦之枢纽来带动周身之气机运转。丹参活血祛瘀，通调经脉而养血，与砂仁合成丹参饮之功，同调气血、祛瘀止痛；红景天益气扶正、活血通脉。白芍养血调经，缓急止痛，与桂枝配伍调和心脉腠理营卫，合葛根以成解肌扩脉之功。地龙通络，为引经药，使药入于脉络。患者双下肢水肿，予茯苓渗泄腠理开下玄府利水，《金匮要略·水气病脉证并治第十四》言“血不利则为水”，故以大剂量茯苓的淡渗利水之功协助他药化瘀积，并将所化开之瘀积排出体外。患者怕冷，干姜与附子相须为用，以增温里回阳之力，又温中散寒，助阳通脉。甘草一则益气充腠补中，与干姜、附子温补结合，回阳助三焦腠理通行原气，治寒凝之本；二则甘缓干姜、附子峻烈之性，使其破阴回阳而无暴散之虞。二诊时，患者反馈诸症效，但仍易感身体疲累，心前区及后背闷痛、发紧，后背部怕风、怕冷，大便不成形。守原方基础上加薤白，通阳散结，行气导滞。三诊时，患者诉仍有胸痹心痛症状，在前方活血祛瘀、温阳通经、解肌扩脉基础上，加瓜蒌、升麻以解表疏腠宽胸阔脉，行气止痛，加黄芪充腠理升发阳气；患者睡眠不佳，加柴胡、煅牡蛎，与桂枝配伍，有柴胡桂枝龙骨牡蛎汤之意，交济营卫，安神定志。四诊时，患者诉仍怕风，时有全身无力，偶心慌，加黄芪、白术、防风成玉屏风散，益气密腠固表。五诊时，患者表示诸证明显好转，为巩固疗效，守前方 14 剂。

按语：中医学认为冠心病属于“胸痹”“心痛”范畴。痰浊、瘀血、寒邪、气滞等为冠心病心绞痛主要发病原因。胸痹心痛属于心脏与营养心脏之脉络的疾病，包括心之“正经及支别脉络”。正如《诸病源候论》指出：“心为诸脏主而藏神，其正经不可伤，伤之而痛为真心痛，朝发夕死，夕发朝死”，可见胸痹心痛之病位在于局部心之络脉腠理玄府阻滞，心失所养，导致胸痹心痛的发生。基本病因、病机为营卫、气血、津液积聚，痰湿浊瘀互结，心脉络腠理密塞，玄府不畅。治疗以使心脉腠理疏松，让狭窄而闭塞的经脉络道扩张增宽为最终目的。解表药的辛散、升发、扩络之性具有经脉生理支架的作用，解表疏肌扩脉为治疗冠心病心绞痛的基本治法。“解肌”一词首见于《伤寒论·辨太阳病脉证并治》：“桂枝本为解肌”，为治疗“阳浮而阴弱”的桂枝汤的功效，这种肌表阳浮阴弱的营卫不和状态正是《素问·调经论》寒湿中人的“皮肤（腠）不收，肌肉（腠）坚紧，荣血泣，卫气去”，即腠理密塞、营卫泣留的胸痹病机阶段。故而，胡希恕言桂枝汤的作用机制重在调和营卫而非发汗解表。

本案的基本病机为气虚腠濇，玄府失畅，浊瘀互结，脉道不利。治疗应以温阳益气充腠、解肌扩脉为主。

（三）心脏神经官能症

闫某，女，43岁，2022年3月31日初诊。

主诉：胸骨后烧灼感6个月余。

现病史：患者6个月前无明显诱因及原因出现胸骨后烧灼感，后半夜尤甚，无明显胸闷、憋气、气短，时有心慌，无咳嗽、咳痰，胃脘部无明显不适。左肩疼痛不适，偶有向手臂引痛，遇寒加重。患者平素怕冷、怕风。心电图检查提示：正常心电图。平素月经规律，末次月经2022年3月17日，经期正常，白带正常，纳可，眠一般，二便调。舌淡苔厚，脉两寸弦紧。

既往史：既往无其他慢性病及传染病，否认遗传病史。

西医诊断：心脏神经官能症。

中医诊断：胸痹。

中医辨证：心腠密塞，痰瘀内结。

治则：疏腠扩脉，化痰散瘀。

处方：枳实20 g，瓜蒌20 g，砂仁10 g，丹参30 g，薤白15 g，桂枝30 g，白芍30 g，川芎6 g，三七粉5 g（冲服），醋延胡索10 g，干姜6 g，甘草6 g。14剂，每剂水煎2次，每次取药液50 mL，将2次药液充分混合均匀后储存，每日早晚两次，每次取药液50 mL口服。

二诊：患者服药后诸症效，胸骨后烧灼感减轻，偶有心慌，仍有左肩肩痛不适，遇寒遇风加重，末次月经 2022 年 4 月 16 日，月经正常，白带正常，纳眠可，二便调，舌脉如前。处方：上方加蜈蚣 2 条（研末冲服），黄芪 30 g，当归 10 g。14 剂，水煎服，分早晚温服。

三诊：患者服药后诸症效，胸骨后烧灼感明显减轻，仅偶有胸骨后烧灼感不适，左肩肩痛减轻，但仍在遇寒时加重，怕风，时有腰痛。末次月经 2022 年 4 月 16 日，月经正常，白带正常，纳眠可，二便调。舌淡苔薄白，脉滑。处方：枳实 15 g，附子 15 g（先煎），砂仁 6 g（后下），丹参 30 g，川芎 15 g，桂枝 30 g，白芍 30 g，蜈蚣 2 条（研末冲服），干姜 10 g，黄芪 30 g，葛根 24 g，甘草 10 g，桑寄生 15 g，三七粉 5 g（冲服），怀牛膝 15 g，炒杜仲 15 g。14 剂，水煎服，分早晚温服。

方解：枳实味苦，性寒，具有破气消积、化痰除痞之功；瓜蒌味甘、微苦，性寒，具有清热化痰、阔腠宽胸散结之功；丹参苦寒，活血祛瘀止痛、通心脉，以除心胸瘀结；砂仁温中行气疏腠止痛；干姜温中散寒通腠理，致津液，并能平和枳实苦寒。诸药同伍，则胸阳得振、阴寒得解、痹结得开、痰浊得除，共奏理气疏腠、宽中止痛之效。薤白味苦、辛，性温，具有通阳散结、行气导滞之功。桂枝味辛、甘，性温，具有解肌发腠、温经通络、助阳化气之功，《神农本草经百种录》论桂枝：“……辛香四达，引药以通经络。”芍药具有养血和营、缓急止痛之功，配伍桂枝，开阖腠理玄府，宣畅气机，调和营卫；延胡索活血散瘀、行气止痛；三七散瘀定痛，《玉楸药解》曰其“和营止血，通脉行瘀”，四药配伍营卫、气血并调，使气行血畅，瘀血除则热痛消。甘草调和诸药。诸药合用疏腠扩脉、化痰散瘀切中病机。二诊患者诸症效，但仍有左肩痛，遇寒遇风加重，乃是气虚腠塞，血虚腠濇，络道失养，故加黄芪补气升阳充腠，当归活血养血荥腠，蜈蚣辛窜开腠、通络止痛。三诊时，患者左肩痛减轻，但仍在遇寒时加重，怕风，时有腰痛乃是余寒凝滞少阴经脉腠理，腠原失化，营气失注。故加附子温阳益原，助腠气化，桑寄生、怀牛膝、杜仲补肝肾、强筋骨填精密腠；桂枝、葛根、芍药相伍解肌缓腠扩脉，干姜温中焦通腠理。诸药同用，则胸阳得振、阴寒得解、痹结得开、痰浊得除。

按语：心脏神经官能症又称功能性神经症，临床上较为多见，就诊患者往往以心慌、胸闷、心前区疼痛为主诉，也伴有失眠、乏力、盗汗、紧张以及记忆力衰退等不适症状。本症患者主要为女性，尤其是更年期妇女。其发病原因目前还未明确，现代医学认为，本症与环境因素、遗传因素乃至性格有关。涉及自主神经功能紊乱、交感神经功能相对亢进以及内分泌功能紊乱等。西医治疗心脏神经官能症缺乏特异有效的方法，临床常给予镇静、安神、调节神经等对症治疗，必要时给予抗焦虑、抗抑郁等药物治疗，可有效地减轻患者症状，短期疗效尚可，但对个体差异较大的患者，难以获得显著的效果。中医多将其归属于"心悸""胸痹""郁证""脏躁"等范畴。《丹溪心法》提出："气血冲和，万病不生，一有怫郁，诸病生焉，故人身诸病，多生于郁。"

临床发现，无论是外感六淫、内伤七情、饮食所伤皆可致胸膝玄府开阖启闭失序，营卫不通，营卫泣流，易造成气、血、痰、浊、瘀互结于心脉膝理玄府，阳不胜其阴，则五脏气争，九窍不通，气机不畅而发为此证。此患者胸骨后灼烧感，夜间加重，为久瘀化热的表现，又有舌苔厚，平素怕冷，为胸阳不振，易聚湿成痰化浊。《素问·生气通天论》云："阳气者，精则养神，柔则养筋。开阖不得，寒气从之，乃生大偻。陷脉为瘘，留连肉膝，俞气化薄，传为善畏，及为惊骇。阴不胜其阳，则脉流薄疾，并乃狂。阳不胜其阴，则五脏气争，九窍不通。"治之奈何？"是以圣人陈阴阳，筋脉和同，骨髓坚固，气血皆从。如是则内外调和，邪不能害，耳目聪明，气立如故。""是故谨和五味，骨正筋柔，气血以流，膝理以密，如是则骨气以精。谨道如法，长有天命。"根据患者的临床表现，诊断为胸痹，病机为心膝密塞，浊瘀内结，治以益气温阳充膝扩脉，化浊散瘀止痛。

（四）高血压

姜某，男，48 岁，2020 年 12 月 11 日初诊。

主诉：阵发性头晕 1 个月。

现病史：患者 1 个月前无明显诱因及原因出现阵发性头晕，早起时严重，持续数小时，服药（缬沙坦氢氯噻嗪片，晨起 1 片）后缓解，伴天旋地转，视物模糊。偶有胸闷、气短，偶反酸、嗳气，口干、口苦，有异味，急躁易怒，腰痛，双下肢轻度水肿，纳可，眠差，易醒，小便调，大便不成形。舌红，苔薄白，脉弦。

既往史： 慢性肾炎病史，无其他慢性病及传染病，否认遗传病史。

西医诊断： 高血压。

中医诊断： 眩晕病。

中医辨证： 阳亢化风，上扰清窍。

治法治则： 开下阖上，潜阳密腠息风。

处方： 天麻 10 g，牡蛎 30 g（先煎），黄芩 10 g，栀子 10 g，车前子 15 g（包煎），夏枯草 30 g，枸杞子 12 g，菊花 10 g，柴胡 6 g，白芍 30 g，枳实 15 g，泽泻 15 g，茯苓 30 g，石菖蒲 10 g，竹叶 6 g，甘草 6 g。14 剂，水煎服，日 1 剂，早晚分服。

二诊：服上方诸证效，仍有阵发性头晕，早起时严重，较服药前有所缓解，偶有胸闷、气短，无反酸、嗳气，偶口干、口苦，视物模糊，腰痛，双下肢轻度水肿，纳可，眠差，易醒，小便调，大便不成形。舌红，苔薄白，脉弦。处方：初诊处方加蝉蜕 8 g，14 剂，水煎服，日 1 剂，早晚分服。

三诊：服上方诸证效。头晕明显好转，无胸闷气短，无口干口苦，偶有腰痛，双下肢水肿明显好转，纳、眠可，二便调。舌淡红，苔薄白，脉弦滑。处方：二诊处方去石菖蒲，加丹参30，红景天15 g。14剂，水煎服，日 1 剂，早晚分服。

四诊：服上方诸证效。无阵发性头晕，无胸闷气短，无口干口苦，腰痛未复发，双下肢无水肿，纳、眠可，二便调。舌淡红，苔薄白，脉弦滑。为巩固疗效复诊。处方：三诊处方 14 剂，水煎服，日 1 剂，早晚分服。

方解： 诸风掉眩，皆属于肝。根据患者症状表现，眩晕为肝阴不足，阴不济阳，阳强不能密，腠理疏，卫气内乏而失固，玄府不阖，孤阳独上，化风上扰清空所致。治则应以滋阴潜阳，密腠济卫，开下玄府，阖上玄府，即开下阖上以闭风升之门，闭上启下以收降孤阳下潜，和阴密阳。

天麻、煅牡蛎、枸杞子、白芍、酒萸肉滋阴潜阳，密腠济卫，阖上玄府以闭风升之门；味薄者阴中之阳主升散，气薄者阳中之阴主收降，阳开上窍，阴开下窍，故用小剂量柴胡轻疏肝腠玄府，有欲阖先开，欲开先阖之意。石菖蒲辛温芳香，香散腠理玄府而开窍。枳实、泽泻、茯苓、车前子通透腠理以降开下玄府。栀子、夏枯草、黄芩、菊花、竹叶、蝉蜕泄肝阳上亢之风火从下玄府而出。上药相伍宣解通透肝经腠理玄府，泄热息风，滋阴潜阳密腠，开下阖上以闭风升之门，热泄、阳潜、风息、眩静。

按语：中医临床所见的眩晕主要是一种症状描述，包括旋转感、头晕、不稳感、头懵、头昏等多种症状，其病因与六淫、情志、饮食、痰饮、体虚久病、失血劳倦及外伤等密切相关。病理因素不外乎风、火、痰、虚、瘀 5 种，5 种病理因素相互交织，虚实夹杂，造成眩晕病机的错综复杂。首先，以起病急慢新旧定虚实属性，如突然发作、起病急剧的眩晕多属实证、热证，缓慢起病、病程日久、反复发作多为虚证或虚实夹杂。其次，以兼症的特点定脏腑经络和病理因素，如头晕兼见视物旋转、恶心、呕吐，考虑有痰浊中阻，肝风夹痰，风痰上扰清窍；兼情绪低落，焦躁不安，或口苦，咽干，考虑兼有少阳枢机不利或肝气郁滞致气机不畅，三焦郁阻，气血津液失常，脑窍失养；兼脾气急躁易怒、头目胀痛、震颤、欲仆者，多属肝风内动、肝阳上亢、热扰清窍所致；兼头沉如裹、舌苔厚腻、口中黏腻多因痰浊中阻，蒙蔽清窍；兼骨蒸潮热，手足心热，腰膝酸软，多因肝肾阴虚，虚火上扰清窍；兼畏寒肢厥，心下悸动不宁，多属脾肾阳虚，水湿中阻，清阳不升导致；兼有纳差，不思食，倦怠乏力，多属脾胃虚弱、气血生化乏源、脑窍失养所致。本案患者眩晕兼症为胸闷、气短，反酸、嗳气，口干、口苦，有异味，急躁易怒，腰痛，故诊断为眩晕病。病机为肝阴不足，阴不济阳，阳强不能密，腠理疏，卫气内乏而失固，肝经腠理上玄府不阖，孤阳独上（肝阳上亢），化风上扰清空所致。治则为开下阖上、潜阳密腠息风。

（五）房间隔缺损术后

郝某，女，33 岁，2024 年 7 月 24 日初诊。

主诉：活动后胸闷 1 个月。

现病史：胸部时有堵闷感，自觉左胸发热、发木感，活动后易出现，持续数秒，可自行缓解，全身乏力。纳、眠可，二便调，近期体重未见明显变化。舌淡红，苔薄白，脉结代，左寸脉弱。

既往史：行子宫全切除后 5 年，房间隔缺损修补术后 2 年。

西医诊断：房间隔缺损修补术后。

中医诊断：胸痹。

中医辨证：心脉腠理虚密，玄府不畅。

治则治法：益气充腠扩脉。

处方：人参 6 g，麦冬 12 g，五味子 6 g，枳实 15 g，瓜蒌 15 g，砂仁 6 g（后下），丹参 30 g，红景天 10 g，桂枝 30 g，茯苓 30 g，白芍 30 g，熟地黄 24 g，地龙 15 g，杏仁 10 g，干姜 6 g，甘草 6 g。水煎服，日 1 剂，早晚分服。

二诊：患者服药后，自觉胸部不适感消失，夜间颈部易汗出，不烦躁，大便不成形。舌淡红，苔薄白，脉结代。处方：效不更方，继服上方 14 剂。

方解：方中含生脉饮组成，人参味甘，微寒，大补元气、健脾益肺，可益气充腠，《神农本草经》言其“补五脏，安精神，定魂魄，止惊悸，除邪气，明目，开心，益智。”麦冬，味甘微凉，能养阴润肺，《长沙药解》载：“清金润燥，解渴除烦，凉肺热而止咳，降心火而安悸。”五味子味酸、性温，敛肺止咳，生津敛汗。《长沙药解》谓其“敛辛金而止咳，收庚金而住泄，善收脱陷，最下冲逆。”人参益气，麦冬养阴，五味子收敛，三者配伍可益气充腠，恢复腠理以密的状态。枳实下气泄腠通络；瓜蒌能疏腠阔玄，开胸膈之痹结；杏仁能泄腠通络，降冲逆而开痹塞，泄壅阻而平喘嗽。枳实、瓜蒌、杏仁三者同用则下气泄腠开胸痹。丹参苦、微寒，活血祛瘀、通经止痛，可泄腠通络；红景天益气活血、通脉平喘，充腠扩络；砂仁温通散寒、化湿通滞，可温腠理。三者配伍强心祛瘀通络效更强。桂枝味甘、辛，气香，性温，解肌疏腠扩脉；茯苓味甘、平，渗透腠理；白芍味酸、微苦、微寒，润腠阖玄府。桂枝温阳，茯苓利水，白芍收敛利小便，三者配伍活血通腠利尿。熟地黄味甘、性温，滋阴补血、益精填髓，《珍珠囊》谓其“大补血虚不足，通血脉，益气力。”干姜味辛，温，燥湿温中、补益火土，温散膜理。全方以益气充膜为主，同时兼顾祛瘀扩络。

按语： 房间隔缺损是常见的先天性心脏病之一，男女病发比例为1∶2。症属中医胸痹范畴。房间隔缺损不管是否接受手术，患者房性心律失常和血栓栓塞事件的远期风险比正常人要高。本病案患者脉结代，且左寸弱，全身乏力，考虑因气虚导致心脉膜理虚密，心脉膜理不能充盈，治以益气充膜，使患者脉道充盈，同时患者脉结代提示有瘀血阻滞心脉膜理，兼以化瘀通膜扩络，祛除瘀血。二诊时，患者诉胸部堵闷感消失，说明对症，且患者无烦躁，可继续服用一诊处方。

三、消化系统疾病

（一）慢性胃炎

例1 姜某，女，55岁。2020年10月17日初诊。

主诉： 胃部胀满不适2年。

现病史： 患者2年前无明显诱因及原因出现胃脘胀满不适，于2020年7月21日行电子胃镜检查，胃镜诊断：慢性浅表萎缩性胃炎，幽门螺杆菌阴性；病理诊断：（胃角）黏膜组织慢性炎伴腺上皮轻度肠上皮化生。现症见：患者自觉胃部胀满，时有胀痛，食后尤甚，胃部灼热，反酸，偶反食，喜呃逆，口中有异味，晨起口苦，纳、眠可，二便调。舌淡胖，苔厚白，脉寸大而坚尺弱。

既往史： 既往无其他慢性病及传染病，否认遗传病史。

西医诊断： 慢性萎缩性胃炎伴轻度肠上皮化生。

中医诊断： 胃积证。

中医辨证： 胃膜密塞，浊瘀内结。

治则： 疏膜扩玄，化瘀和营。

处方： 柴胡10 g，枳实15 g，姜半夏15 g，人参6 g，黄连10 g，砂仁6 g（后下），白术15 g，煅瓦楞子15 g（先煎），槟榔6 g，炒鸡内金12 g，醋延胡索10 g，赭石20 g，旋覆花10 g（包煎），石菖蒲10 g，干姜 6 g，甘草 6 g。14 剂，每剂水煎 2 次，每次取药液 50 mL，将 2 次药液充分混合均匀储存，每日早晚两次，每次取药液 50 mL 口服。

二诊：患者因近日食用冰镇水果，胃部疼痛加重，仍食后胀满，呃逆减，偶反酸、胃灼热，自觉胃部有冷气，喜温喜暖，且微畏风寒，略有清涕。齿痕舌，舌淡苔薄白，脉缓略紧，鼓动无力。处方：黄芪 30 g，白术 15 g，防风 10 g，酒大黄 6 g，肉桂 6 g，当归 10 g，炒白芍 20 g，醋延胡索 10 g，干姜 10 g，炒鸡内金 15 g，焦山楂 20 g，石菖蒲 10 g，甘草 6 g。14 剂，日 1 剂，水煎服，并嘱其控制饮食。

三诊：患者胃脘胀痛减，畏寒减，时呃逆，无明显反酸、胃灼热，舌脉如前。处方：上方加地榆炭 15 g，白花蛇舌草 30 g，蒲公英 30 g。21 剂，日 1 剂，水煎服。

四诊：患者胃脘胀痛、畏寒明显减轻，无其他明显不适。处方：守上 14 剂，日 1 剂，水煎服，分早晚温服。

五诊：患者无明显不适，纳、眠可，二便调。处方：守上 21 剂，日 1 剂，水煎服，分早晚温服。

患者于 2021 年 3 月 21 日行胃镜检查，诊断：慢性浅表性胃炎。病理诊断：（胃角）黏膜组织轻度慢性炎。

方解：患者初诊未见明显虚症，以胀满气滞为主证，应是胃腠密塞，玄府不畅，中焦不治，浊瘀内结。

方中以柴胡疏腠扩玄府，枳实、姜半夏升降中焦腠理气机，和胃降逆；赭石镇土中逆气，旋覆花宣降土中金气，二药配伍，共奏重镇降逆、化痰消痞之功；黄连清胃腠郁火，合煅瓦楞子制酸、合砂仁、醋延胡索行气止痛；槟榔、石菖蒲、炒内金清胃肠积滞，化浊散瘀；人参、白术、干姜、甘草补中腠、升脾阳、开中玄、畅气机。

二诊：患者因过食寒凉，而致寒凝胃腠，腠阳不化，营卫泣流，故胃部疼痛加重，自觉胃部有冷气，喜温喜暖，且微畏风寒。黄芪益气充腠；人参补气填腠、防风辛温宣发、解表疏腠；白术、干姜益气温腠；白芍、肉桂调和营卫，合当归养血活血荣腠；延胡索行气活血止痛，酒大黄化瘀止血，山楂健胃消食以利运化，九节菖蒲化湿健脾，四药相佐，化浊散瘀；甘草调和诸药，使以炒鸡内金引诸药直达胃膜腠理。

三诊：患者症状稳定后，加白花蛇舌草、蒲公英、仙鹤草抗炎抗肿瘤药物阻止肠化生进一步发展属于援药。

按语：慢性萎缩性胃炎（chronic atrophic gastritis，CAG）是现代常见的消化系统疾病，常伴肠上皮化生（intestinal metaplasia，IM），胃黏膜IM是肠型上皮细胞取代胃正常黏膜上皮细胞及周围腺体的一个病理过程，有较高的概率发展成为胃癌。现代医学主流思想认为，其发生多与Hp感染、胆汁反流、吸烟、饮酒、遗传、年龄等因素有相关性。西医多以消除Hp感染、抑酸护胃、促进肠蠕动等常规对症治疗，只能缓解患者的临床症状而无法逆转胃萎缩与肠化。CAG伴IM的主要原因在于胃腠玄府的开阖失序，或因外感六淫邪气，失治误治，邪气随经干于胃府，玄府密塞；或饮食不节，嗜食肥甘厚味，酿生痰湿，玄府密塞；或情志不遂，肝失条达，气机不畅，玄府郁闭；或胃病日久，脾胃虚弱，气虚血虚无以充养腠理玄府而玄府虚闭。胃之玄府密塞，胃络不畅，气、血、津液无法输布至胃中各处以致胃腠失养而涩塞，逐渐萎缩，而胃腠中的代谢秽浊无法输出，沉积日久而成湿毒、痰浊、淤血等病理产物，病理产物聚集而使胃腠涩塞，复使玄府更加闭阻，使原为水谷精微者“内不得入于脏腑，外不得越于皮肤，客于玄府”，发为痞满，渐为积聚，变为癥瘕，在胃内也可称为胃疽，病位在胃膜腠理，也可称为胃腠疽，相当于现代医学胃糜烂、溃疡、萎缩、IM及胃癌的不同病理阶段。患者胃镜检查诊断：慢性浅表萎缩性胃炎；病理诊断：黏膜组织慢性炎伴腺上皮轻度IM。证属胃腠密塞，浊瘀内结。治以疏腠扩玄，化瘀和营。

例2 任某，女，79岁，2021年8月25日初诊。

主诉：胃脘部灼烧感伴胁肋下撕裂样痛30年，加重1年。

现病史：患者自述30年前无明显诱因及原因出现胃脘部灼烧感伴胁肋下撕裂样痛，前往当地医院检查胃镜、心脏彩色多普勒超声及肝、胆、胰、脾、肾彩色多普勒超声等检查项目，均无异常，其间多次服用各种中药，见效甚微。近一年症状反复，病情加重，平素情绪波动后上述症状加重。现症见：胃脘部灼热感伴胁肋下撕裂样疼痛，情绪波动后症状加重，偶反酸、嗳气，无恶心、呕吐，无腹泻、便秘，无头晕、头痛，无胸闷、胸痛，无咳嗽、咳痰。月经初潮 $13\frac{4\sim6}{29}51$，胎一产一。纳、眠可，二便调。舌淡红，苔薄白，脉涩。

既往史：脑血栓病史 10 个月，既往无其他慢性病及传染病，否认遗传病史。

西医诊断：慢性胃炎。

中医诊断：胃痛。

中医辨证：气滞膝理，玄府不畅。

治法治则：疏膝开玄，化瘀合营。

处方：柴胡 10 g，枳实 15 g，醋白芍 30 g，黄连 10 g，丹参 30 g，煅牡蛎 30 g（先煎），肉桂 6 g，白术 15 g，三七粉 3 g（冲服），姜半夏 10 g，竹茹 6 g，砂仁 6 g（后下），醋延胡索 10 g，甘草 6 g，石菖蒲 10 g。7 剂，水煎服，日 1 剂，早晚分服。

二诊：服上方诸证效。患者自述仍有胃脘部灼烧痛感，伴胁肋下撕裂样疼痛，较前有轻微缓解，无反酸、嗳气，怕冷，纳眠可，便溏，小便数，舌淡，苔薄白，脉沉涩。处方：初诊处方去姜半夏、竹茹、黄连，加附子 6 g（先煎），肉桂 6 g，干姜 6 g。水煎服，日 1 剂，早晚分服。

三诊：服上方诸证效。患者诉胃脘部灼烧感较前缓解，仍有胁肋下撕裂样疼痛，较前有所减轻，无怕冷，纳、眠可，二便调，舌淡红，苔薄白，脉涩。处方：枳实 20 g，瓜蒌 20 g，砂仁 6 g（后下），丹参 30 g，桔梗 10 g，醋延胡索 10 g，金荞麦 30 g，白花蛇舌草 30 g，黄芩 10 g，甘草 6 g，煅牡蛎 30 g（先煎），石菖蒲 10 g。14 剂，水煎服，日 1 剂，早晚分服。

四诊：服上方诸证效。患者自述现只有饥饿时胃脘部灼烧痛感，疼痛较前明显减轻，胁肋下疼痛不明显，易感疲乏。纳、眠可，小便调，大便不成形。舌淡红，苔薄白，脉涩。处方：三诊处方加三七粉 5 g（冲服）。14 剂，水煎服，日 1 剂，早晚分服。

五诊：服上方诸症效。患者诉胃脘部灼热痛感消失，胁肋下疼痛不明显，停药 5 天暂未复发，为巩固疗效，前来复诊。纳、眠可，小便调，大便不成形。舌淡红，苔薄白，脉弦。处方：四诊处方 14 剂，水煎服，日 1 剂，早晚分服。

方解：患者胃脘部疼痛 30 余年不治，且情绪激动时症状加重，伴胁下疼痛。辨证为气郁腠滞，浊瘀互结，玄府不畅，营卫泣留。治以疏腠开玄，化瘀合营止痛。方用柴胡、枳实、甘草，取四逆散之意，透邪解郁，疏肝理脾。方中取柴胡入肝胆经，升发阳气，疏腠开玄，透邪外出；佐以枳实下气通腠，泄热破结；甘草，调和诸药，兼益气充腠健脾和中。枳实与柴胡配伍，一升一降，疏解通透玄府，加强畅气机之功，共奏升清降浊之效；姜半夏散结除痞，降逆止呕，黄连苦寒以清泄中焦腠理郁热；石菖蒲辛散温通，芳香而散，利九窍通玄府，煅牡蛎收涩胃膜腠理而制酸。枳实、白术共成枳术丸，理通中焦腠理，健脾行气化湿；丹参活血祛瘀，三七散瘀、延胡索温经祛瘀止痛，而血之运行，有赖气之推动，故入砂仁温中行气，以求气行血畅，祛瘀行气止痛；醋白芍敛阴养血荥腠，肉桂充胃表，温腠理，致津液，合白芍调和胃腠营卫。上药共奏疏腠开玄、化瘀合营止痛之功。

二诊时，患者诸症效，唯有怕冷，乃阳虚腠强，不能为三焦通行元气，加附子、肉桂、干姜补火助阳，走中宫而温脾，入下焦而暖肾，开脏腑阴滞，通经脉之寒瘀，降浊阴逆上，回哕噫，提清阳下陷，止胀满。

按语：胃痞又称“痞满”，是以心下痞满、触之无形、按之柔软、压之不痛等特点的病证，相当于西医学中的慢性胃炎、功能性消化不良、胃下垂等。胃痞的主要病因为感受外邪、饮食所伤、情志失调、素体脾虚。首先，外邪是本病的关键病因之一，六淫之邪侵袭人体，可结于中焦，阻碍脾胃气机，外邪之中导致胃痞者，以寒、热、湿所见为多。再者，饮食因素是本病的重要原因，饮食入胃，脾胃受之，饮食不节、饮食偏嗜可影响脾胃运化功能，且沿海人喜食海鲜，其性寒，多食则脾胃伤，久而成痞，而见“心下痞硬，干噫食臭”。其次，情志失调能够诱发本病，如《景岳全书·痞满》言：“怒气暴伤，肝气未平而痞”，长期愤怒、抑郁、焦虑、烦躁等情绪可导致肝气不调，影响脾胃气机而致胃痞。最后，素体脾虚与本病有密切联系，《证治汇补·痞满》曰：“大抵心下痞闷，必是脾胃受亏”，《类经·疾病类》指出：“涩因脾弱，故病脾积及心腹时满”，均说明脾虚可生痞。脾胃气机升降不利是胃痞的主要病机，而湿热、食滞、气滞等阻遏脾胃气机，以及脾胃虚弱致升降失职，均可导致胃痞。湿热既可内生，又可从外感受。脾胃虚弱，水湿不化而为邪，内停中焦，阻滞气机，湿邪郁久化热，湿热相合，故脾胃虚弱则可内生湿热之邪。“湿热之邪，始虽外受，终归脾胃也”，外感湿热之邪，可困遏脾胃。湿热相合，且湿邪不化，津聚成痰，湿热与痰交阻，困遏脾胃，影响运化及升降功能而发为本病。饮食偏嗜，肥甘煎煿，纵恣过饱等不良饮食习惯亦可致痞满。由于饮食不当，脾胃受伤，运化不及，饮食停滞，内阻气机，堵塞中焦由生痞满。情志易影响脾胃功能，叶天士有言：“肝为起病之源，胃为传病之所”，情志不畅，肝失调达，肝气不疏，气机郁滞，横逆犯胃，升降失调故胃见痞满。《景岳全书·痞满》有云：“脾虚不运而痞塞不开。”对于素体脾胃不足者，纳运功能不及，脾失健运，胃失和降故胃脘痞塞。脾胃虚弱者易受邪气侵犯，如痰、湿、热、风、寒等而见虚实夹杂、寒热错杂之证。

解表疏腠扩络的理论辨证观点认为：无论是外感六淫，直中脏腑；或饮食不节，内伤脾胃；或情志不遂，肝气犯胃；或劳倦内伤，气血亏虚皆可致腠理玄府不畅，营卫、气血、津液结、聚、散、络失常，从而生成湿毒、痰浊、瘀血等病理产物，日久痰湿浊瘀互结渐成积聚。正如《灵枢·百病始生》云：“是故虚邪之中人也，始于皮肤，皮肤缓则腠理开，开则邪从毛发入，入则抵深……留而不去，传舍于肠胃，在肠胃之时……留而不去，传舍于肠胃之外，募原之间。留著于脉，稽留而不去，息而成积。”黄帝曰：“其成积奈何？”岐伯曰：“厥气生足悗，悗生胫寒，胫寒则血脉凝涩，血脉凝涩则寒气上入于肠胃，入于肠胃则䐜胀，䐜胀则肠外之汁沫迫聚不得散，日以成积。卒然多食饮则肠满，起居不节，用力过度，则络脉伤……肠胃之络伤则血溢于肠外，肠外有寒，汁沫与血相抟，则并合凝聚不得散而积成矣。卒然外中于寒，若内伤于忧怒，则气上逆，气上逆则六输不通，温气不行，凝血蕴里而不散，津液涩渗，著而不去，而积皆成矣。”本案的病机气郁腠滞，浊瘀互结，玄府不畅，营卫泣留，故治以疏腠开玄，化瘀合营止痛。

（二）慢性肠炎

贾某，男，53岁，2022年5月27日初诊。

主诉：腹泻3年余，加重3天。

现病史：患者3年前无明显诱因及原因出现腹泻，伴腹痛，一日4～5次，泻下如水样，泻后痛减，肛门无烧灼感，但有脱肛，无反酸、嗳气，无呕吐，未行系统治疗，间或服用药物（具体不详），治疗效果不佳，仍反复发作。平素脾气急躁易怒，眠浅多梦，小便调。舌淡红，苔薄白，脉沉细。

既往史：既往无其他慢性病及传染病，否认遗传病史。

西医诊断：慢性肠胃炎。

中医诊断：泄泻。

病因病机：气虚腠疏，气液注下。

治法治则：补气实腠，开上阖下。

处方：人参6 g，白术15 g，干姜10 g，煨诃子30 g，石菖蒲10 g，藿香15 g，甘草6 g。14剂，水煎服，日1剂，早晚分服。

二诊：服上方脉证同上，服药时腹痛、腹泻症状基本消失。近因食西瓜一小块后大便不成形，腹痛，腰痛，下坠，腹中凉，喝热水后稍舒，泄后腹痛缓解。舌淡，苔薄白，脉沉细。病因病机：阳虚腠陷，气液注下。治法治则：温阳密腠，开上阖下。处方：黄芪30 g，白术15 g，防风6 g，肉桂10 g，升麻6 g，车前子10 g（包煎），煨诃子15 g，附子10 g（先煎），干姜10 g，甘草6 g，茯苓15 g，炒白芍20 g。14剂，水煎服，日1剂，早晚分服。

方解：本病的初期病因病机是脾气不足，腠理虚疏，或下陷。太阴经上玄府不开，下玄府失阖，清阳不能升，清浊相混，气液注下所致。治则应以补脾气、实脾腠，升阳举陷，开上阖下，以固气液。人参、白术、甘草、干姜补脾气、实脾腠为君药；用大剂量煨诃子酸收涩腠、止泻固脱为臣；石菖蒲、藿香芳香辛散温通，芳香升散，利九窍以开太阴经上玄府，有升阳举陷，开上阖下之意。二诊时，患者自述，服药时腹痛、腹泻已基本痊愈。近因食生冷后大便不成形，腹痛，腰痛，下坠，腹中凉，喝热水后稍舒，泄后腹痛缓，乃是寒湿困脾，久病及肾，脾肾阳气被束，阳玄不开，阴玄失阖，阳虚腠陷，气液注下而为泄泻，治则应以温补脾肾阳气、气化津液，固密脾肾腠理，开上阖下，以固气液。黄芪、白术、甘草益气健脾实腠共为君药；附子、肉桂、干姜温阳益肾腠，助三焦通行元气，气化津液，升举阳气共为臣药；佐以醋炒白芍缓急止痛，煨诃子酸收涩腠止泻固脱止泻，车前子、茯苓渗泄脾肾腠理玄府以利水湿；使以防风、升麻疏解脾腠、开阳玄、升阳气，有开上阖下之意。上药配伍，共奏温补脾肾阳气、气化津液、开上阖下、固液止泻之功。

按语：关于泄泻，其病症首见于《黄帝内经》，多因感受外邪、饮食所伤、情志不调、禀赋不足及久病脏腑虚弱，致脾虚湿盛，脾胃运化功能失调，肠道分清泌浊与传导功能失司。其病位在肠道，病因病机是寒湿困脾，寒凝脾腠、湿腻脾腠，腠理玄府开阖失序，久病及肾，脾肾阳气被束，阳玄不开，阴玄失阖，阳虚腠陷，气液注下而为泄泻。故在温补脾肾阳气，气化津液的同时，配伍少量辛温解表疏腠的药物，能开玄府助升举清阳、助脾胜湿、宣散透邪、发散郁热。对于泄泻之清气不升，清浊相混而注下，无论兼寒兼热、虚实夹杂者均可酌情配伍应用。

（三）慢性功能性便秘

于某，女，32 岁，2022 年 2 月 10 日初诊。

主诉：便秘 15 年。

现病史：患者于 2008 年行阑尾切除手术后开始便秘，3 ~ 4 天一行，大便干，大便费力，常服泻药或使用开塞露。近 2 个月双足发凉，足汗多，双手无异常，纳可，眠一般，眠浅易醒，小便调。平素月经不规律，末次月经 2002 年 1 月 29 日，经量、经色正常，有血块，痛经，经前乳房胀痛、腹痛，白带正常。舌淡苔少，脉弦。

既往史：既往无其他慢性病及传染病，否认遗传病史。

西医诊断：慢性功能性便秘。

中医诊断：便秘。

中医辨证：上焦不通，下焦不利。

治则：宣发肃降，开上通下。

处方：炙麻黄 6 g，枳实 15 g，黄芩 10 g，瓜蒌 20 g，杏仁 10 g，阿胶 10 g（烊化），大黄 6 g，百合 30 g，火麻仁 15 g，麦冬 15 g，人参 6 g，甘草 6 g，芒硝 10 g（烊化）。14 剂，每剂水煎 2 次，每次取药液 50 mL，将 2 次药液充分混合均匀储存，每日早晚两次，每次取药液 50 mL 口服。

二诊：患者服药后诸症效，现患者大便不干不稀，但仍排便较困难，时腹胀、腹痛，矢气多，纳、眠可，小便调，月经有血块，痛经，经前乳房胀痛，白带正常。舌淡苔薄，脉弦。上方加姜厚朴 10 g。14 剂，日 1 剂，水煎服，早晚 2 次分服，1 个月后随访而告痊愈。

方解：上焦不通，三焦腠理密塞，玄府不畅，气机不利。方中麻黄宣上开玄府，以利气机。黄芩苦寒，清热泻火，《本草汇言》云："黄芩，气清而亲上，味重而降下，此剂味虽苦，而有泄下之理。"因此，黄芩既可清上焦郁热，热退则无以耗上津液，津液存而大便得以润，又可清肃肺气，肺气降可佐苦寒药攻下。杏仁性苦、微温，归肺、大肠经，能宣肺降浊，润肠通便，《药性赋》曰："苦杏仁，味苦、甘，性温，有小毒。可升可降，阴中阳也。"一可降利胸中之气逆而平喘，二可润泽大肠之气闭而通便。瓜蒌宽中扩腠，顺肠通便，麦冬养阴润肺、益胃生津，《素灵微蕴·噎膈解》曰："肺与大肠表里同气，肺气化精，滋灌大肠，则肠滑便易"，养肺阴亦可濡养大肠之津，促进排便。枳实破气消积散痞，厚朴行气消积，大黄泄下攻积，增强胃肠气机舒畅之功。现代药理学研究发现，枳实厚朴合用有促进肠胃平滑肌蠕动收缩，增强肠蠕动的功效。人参大补元气、补脾益肺，配合理气药既能增强利气之功，又能补而不壅。阿胶滋阴养血润燥，合火麻仁、芒硝、百合润肠通便软坚，阿胶合芒硝甘咸化酸，白而化赤，有精血互补之意，阿胶得芒硝补而不滞，温而不热，既可补肾阳，缓其双足发凉、汗多之症，又可益精血、润肠通便。芒硝得阿胶清而不寒，下而不峻，二药相合润下通便而无里急后重、腹痛之患。甘草补气健脾，调和诸药。诸药相伍，共奏宣发肃降、开上通下之功。

按语：便秘是指粪便在肠道内停滞时间过久，秘结不通、排便周期延长、或周期不长，但粪质干硬而排出困难，或粪质不硬且有便意，但自觉排便不尽症状。临床上普遍认为便秘是由外感邪气、情志不畅、饮食所伤、体虚倦怠等各种因素引起的大肠传导功能失调，病位虽在大肠，但与脾胃、肝、肾、肺等脏腑的功能失职有关。杨士瀛在《仁斋直指方》云："大肠与肺为表里……风壅者疏其风，是固然尔……叔和何以曰肺与大肠为传送。"《医方集解》曰："金为生水之源，寒水生化之源绝，不能灌溉周身，荣养百骸……在下则肠枯便秘。"此患者曾行阑尾手术，元气损伤，肺主一身之气，日久影响土中金气宣降。土中金气的宣发、肃降功能与大肠的传导功能之间相互为用，大肠的传导功能与金气的宣降功能互为前提、互相影响、相互依赖。当土中金气宣肃功能失常，气机不畅则腑气不通，最终会影响大肠的传化功能，临床可出现便秘等症状。《医经精义·脏腑之言》曰："大肠之所以能传导者，以其为肺之腑。肺气下达，故能传导。"治疗方法则当肺与肠同治，只有当肺气宣通，腑气才能下行，肠道津液输布及糟粕传导正常，腑气通畅，又利于肺气之宣肃。

患者曾行阑尾手术，元气损伤，肺主一身之气，日久必影响土中金气宣降。故辨证为上焦不通、下焦不利，治当宣发肃降、开上通下。

（四）功能性消化不良

于某，男，44岁，2024年4月30日初诊。

主诉：反酸、胃灼热1个月余。

现病史：患者1个月前无明显原因及诱因出现反酸、胸骨后烧灼感，夜间加重，发病后就诊于本院脾胃科，完善胃镜检查，结果提示反流性食管炎，^{14}C-尿素呼气试验（Hp检测）阴性，予口服奥美拉唑，治疗后好转，停药后反复。现反酸、胃灼热，晨起口干、恶心，咽中有异物感，无咳嗽、咳痰，呃逆，口苦，纳可，二便调。舌淡红，苔黄腻，脉右寸、关大。

既往史：既往无其他慢性病及传染病，否认遗传病史。

西医诊断：功能性消化不良。

中医诊断：吐酸。

证型：热壅胃膜，胆气上逆。

治则治法：清泄胃膜，降逆制酸。

处方：枳实 15 g，砂仁 6 g（后下），瓜蒌 15 g，姜半夏 9 g，浙贝母 10 g，酒大黄 6 g，白花蛇舌草 30 g，地榆炭 10 g，夏枯草 30 g，车前草 30 g，黄连 10 g，白术 15 g，厚朴 10 g。14 剂，水煎服，日 1 剂，早晚分服。

复诊：患者服药后胃灼热缓解，反酸频次降低，夜间反酸次数减少，但饮食不当时反酸症状仍有反复。处方：上方加鸡内金 15 g，海螵蛸 15 g。14 剂，水煎服，日 1 剂，早晚分服。

方解：方中瓜蒌能疏膜阔玄，其洗垢除烦，开胸膈之痹结，能阔玄府；姜半夏，燥湿化痰，散膜开玄，《长沙药解》言其“下冲逆而除咳嗽，降浊阴而止呕吐”，其可闭阳开阴，降逆止呕；浙贝母味苦、性寒，清热化痰，可清泄膜理，《本草正》言其“最降痰气，善开郁结，止疼痛，消胀满”。瓜蒌、姜半夏、浙贝母配伍可化痰清热，清泄膜理。枳实味苦、寒，可下气泄膜理开玄府；酒大黄可逐瘀攻积，泄膜开玄，《药品化义》谓：“大黄气味重浊，直降下行，走而不守，有斩关夺门之力，故号将军。”枳实、大黄配伍能降逆泄热，下气开玄。白术味甘、微苦，补脾生津，《长沙药解》言其“大养胃气，降浊阴而进饮食”；砂仁辛、温，芳香化湿行气，可温散膜理，《本草纲目》言其“理元气，通滞气，散寒饮胀痞，噎膈呕吐”；厚朴辛温，燥湿化痰、下气除满，可温散膜理，《名医别录》言其“温中益气，消痰下气”。白术性壅滞，与砂仁、厚朴相配可消其壅塞，健脾理气。黄连苦寒，入少阴心经，清泄膜理郁热，降心火，不使其炎上，并能清里热，泻火毒，燥内湿；车前草甘、寒，清泄膜理、利小便，《滇南本草》言其“清胃热，利小便，消水肿”；夏枯草味苦、辛寒，可散膜理、发郁热，清热散结；白花蛇舌草甘、寒，可清泄膜理、利湿。黄连、车前草、夏枯草、白花蛇舌草相配清热利湿，可清泄胃膜理郁热，从而降逆止酸。地榆炭酸、苦，解毒敛疮，《神农本草经》言其“主妇人乳痓痛，七伤，带下病，止痛，除恶肉，止汗，疗金疮”，其能促进溃疡面愈合，适用于食管反流引起的疮面。全方以清泄腠理郁热、下气降逆为主，兼以健脾理气，共奏“清泄胃腠，降逆制酸”之功。

按语：反流性食管炎属于中医“吞酸”“泛酸”等范畴，指胃中酸水上泛，不咽下而由口吐出，或有或无胃灼热之症，又称“嗜醋”“咽酸”“醋心”，常与“嘈杂”“嗳气”等症同见。《四圣心源》云：“木生于水而长于土，土气冲和，则肝随脾升，胆随胃降，木荣而不郁。土弱而不能达木，则木气郁塞，肝病下陷而胆病上逆。”本例患者反酸、胃灼热、呃逆、口苦，均提示热气上逆的病机，治疗当降逆下气以制酸。患者还有晨起口干、恶心，咽中异物感，咳嗽、咳痰，提示有痰浊上壅，治疗上加用化痰药物，洗垢除烦。

四、泌尿系统疾病

（一）慢性肾炎

李某，男，40岁，2022年4月8日初诊。

主诉：发现肾病综合征1年，加重3天。

现病史：患者1年前体检发现肾功能异常，肾活检病理：符合二期膜性肾病。2022年4月8日尿液化学分析：比重≥1.030，隐血+++，蛋白质+++。现症见：全身发凉，恶闻油烟味，恶心，食欲不佳，左脚踝水肿麻木，双手水肿，易疲乏。曾服药控制（具体药物不详），效果一般，未行其他特殊治疗。纳、眠可，便溏。舌淡，苔薄白，脉沉细。

既往史：既往无其他慢性病及传染病，否认遗传病史。

西医诊断：慢性肾炎。

中医诊断：尿浊。

病因病机：肾虚腠疏，玄府失阖。

治法治则：温阳密腠，开阖玄府。

处方：熟地黄24 g，山萸肉15 g，泽泻15 g，茯苓30 g，肉桂6 g，车前草30 g，附子10 g（先煎），炒山药20 g，芡实10 g，干姜6 g，升麻6 g，香附10 g。14剂，水煎服，日1剂，早晚分服。

二诊：患者自述服药后诸症效，手足轻度水肿，纳眠可，尿液化学分析：隐血 +，蛋白质 +，二便调。舌淡红，苔薄白，脉细。效不更方，守上 21 剂，随访至今未复。

方解：本患者基本病机是肾气不足，气化不利，腠理失密，营卫解散，玄府开阖失序，封藏失职，气液注下所致。治则应以温阳密腠，开上阖下，升阳举陷，以固气液。方中附子、肉桂、干姜温阳益肾腠助三焦通行元气，气化津液，升举阳气共为君药。熟地黄色黑入肾，填精益髓以密肾腠阖玄府，炒山药收涩肺脾腠理玄府，芡实收涩脾肾腠理而阖玄府，山萸肉收涩肾腠玄府而封藏精液，四药相合共奏收涩三焦腠理下玄府而固气液共为臣。车前草上散华盖，下透三泉，合升麻以开上玄府阖下玄府，开上阖下共为佐药；茯苓淡渗，泄脾肾腠理玄府，利水消肿，香附味辛能散，微苦能降，宣通三焦、十二经腠理玄府并能引药入经，兼防止收腠密腠涩腠太过致闭共为使药。《本草乘雅》曰："香附子功能解表利水，所以泄金之郁。""是以性专捭阖，开发上焦，宣五谷味，熏肤充身泽毛，若雾露之溉。""中焦亦得藉之以宣化，下焦亦得藉之以宣渎。又不独仅宣五谷味，并宣诸药味，而为诸药之先聘通使。"《本草纲目》曰："香附之气平而不寒，香而能窜，其味多辛能散，微苦能降，微甘能和，乃足厥阴肝、手少阳三焦气分主药，而兼通十二经气分。"

按语：一些医家认为慢性肾炎属中医"肾风""尿浊"范畴。关于肾风，名称首见于《素问·奇病论》，肾风是指肾受风邪所致的疾病，以面部水肿、腰痛、色黑为主症。《素问·风论》曰："以冬壬癸中于邪者为肾风。"王冰注："冬壬癸水，肾主之。"《素问·风论》曰："肾风之状，多汗恶风，面庞然浮肿，脊痛不能正立，其色炲，隐曲不利，诊在肌上，其色黑。"《素问·评热病论》曰："有病肾风者，面胕庞然壅，害于言。"《中藏经》卷上："肾风之状，但踞坐而腰脚重痛也。"《奇效良方》治肾风，用升麻胃风汤加肾之引经药。

其病位在肾，病因为感受风邪而导致的肾腠玄府密塞，甚至闭塞、肾职失司，以水肿、尿浊、尿血、腰痛等为主要临床表现的一类疾病。风邪从外表皮肤腠理、入经脉表膜腠理，舍于肾腠，肾气受伤，不能主水，外溢为肿，发为肾风，这是肾风多因感染而发病的原因所在。另外，风为百病之长，风邪多挟他邪伤人，致病广泛，寒、湿、燥、热、浊等邪气皆可依附于风邪袭表入腠，再入里表舍于肾腠，即病肾风。肾风之治，正虚宜扶正，邪实宜祛邪，正虚以健脾益肾为主，邪实以解表疏腠散风胜湿活血为法。根据患者症状描述，辨病为尿浊，证属下焦腠理玄府失阖，气液注下。治则应以温阳密腠，开上阖下，升阳举陷，以固气液。

（二）肾功能不全

张某，男，40岁，2022年4月7日初诊。

主诉：发现尿蛋白3天。

现病史：患者3天前体检发现尿蛋白++++，隐血+，恶寒发热，咳嗽无痰，纳可，便秘，眠差。脉浮，舌淡红，苔腻，舌边有瘀痕。

既往史：既往无其他慢性病及传染病，否认遗传病史。

西医诊断：肾功能不全。

中医诊断：肾风尿浊。

病因病机：阳玄不开，阴玄失阖。

治法治则：开阳阖阴，密腠固液。

辨证论治：《黄帝内经》云："百病之始生也，必先客于皮毛，邪中之则腠理开，开则入客于络脉，留而不去，传入于经，留而不去，传入于腑，廪于肠胃。邪之始入于皮也，泝然起毫毛，开腠理；其入于络也，则络脉盛，色变；其入客于经也，则感虚乃陷下。"故患者出现尿中蛋白，隐血，便秘，眠差，脉浮，舌淡红，苔滑，舌边有瘀痕等症。初春四月，阳气始升，患者腠理不密，虚邪贼风侵袭太阳经表腠，皮肤致密，腠理闭塞，玄府不通，卫气不得泄越，则外热。上焦不通，寒气独留于外，则恶寒。太阳经腠理闭塞，则玄府不开，上焦不通，下焦不利，少阴经腠理玄府则失阖，五液（精、气、津、液、血）注下。故《灵枢·五癃津液别》云："腠理闭，气涩不行，水下流于膀胱，则为溺与气。"遵急则治其标，缓则治其本的原则，应以宣发太阳经腠理，开太阳经玄府，通透三焦腠理，阖少阴经玄府以密腠实卫固五液。

处方：麻黄6 g，黄芪20 g，干姜6 g，连翘15 g，车前草30 g，薏苡仁30 g，白术15 g，防己15 g，茯苓30 g，香附10 g，山萸肉15 g，炒山药 15 g。21 剂，日 1 剂，水煎服。

二诊：尿蛋白、隐血已正常，唯腰膝酸软，体倦，舌淡苔滑，脉沉。大便秘，小便频而量少。处方：熟地黄 24 g，山萸肉 15 g，泽泻 15 g，茯苓 30 g，车前子 15 g（包煎），炒山药 15 g，附子 6 g（先煎），肉桂 6 g，冬瓜皮 15 g，玉米须 6 g，桑白皮 15 g，干姜 6 g。14 剂，日 1 剂，水煎服。

方解：麻黄被称为“发表第一药”，内之通透络脉腠理玄府而疏通百节、外之行皮毛腠理而宣解开发太阳经玄府为君药；臣以黄芪益气充腠，连翘疏腠散表开玄府，干姜辛温散腠，助君药开上焦腠理玄府；白术、茯苓益气以密脾腠，炒山药、山萸肉收涩以密肾腠，阖玄府，固五液为佐药；薏苡仁、防己、香附、车前草相伍，上达华盖，下至三泉，宣解通透三焦腠理以复玄府开阖启闭之职，共为使药。上药相合共奏开阳阖阴、密腠固液之功。二诊之证，为宣发通透药，解表疏腠散发三焦原气太过，气化失职所致，故温阳补肾，利三焦行原气、助气化以巩固疗效。

按语：一些医家认为慢性肾炎属中医“肾风”范畴。关于肾风，名称首见于《素问·奇病论》，其病位在肾，病因为感受风邪而导致的肾体损害、肾职失司，以水肿、尿浊、尿血、腰痛等为主要临床表现的一类疾病。风邪从咽部、皮肤、经脉内犯于肾，肾气受伤，不能主水，外溢为肿，发为肾风，这是肾风多因感染而发病的原因所在。另外，风为百病之长，风邪多挟他邪伤人。寒、湿、燥、热、浊等邪气皆可依附于风邪侵袭体表腠理，入里表腠理玄府而伤肾，即病肾风。故《灵枢·本脏》云：“百疾之始期也，必生于风雨寒暑，循毫毛而入腠理，或复还，或留止，或为风肿汗出，或为消瘅，或为寒热，或为留痹，或为积聚，奇邪淫溢，不可胜数。”又云：“肾合三焦膀胱，三焦膀胱者，腠理毫毛其应。”进一步阐明了肾病与三焦、膀胱、皮毛腠理玄府开阖失序有关。本案例为风寒束表，太阳经腠理玄府不开，少阴经腠理玄府失阖。故用开太阳经玄府，阖少阴经玄府，以达到开上阖下、密腠固液的临床功效。

五、神经精神系统疾病

（一）头痛

马某，男，46岁，2022年3月23日初诊。

主诉：头闷伴头痛4年余，加重1周。

现病史：患者4年前无明显诱因出现头闷不适，时伴头痛，1周前患者因大怒症状加重。现症见：患者头两侧胀闷，甚则头痛，头痛严重时服“布洛芬、氟哌噻吨美利曲辛片”缓解，口干，口苦，烦躁易怒，易紧张激动，胆怯，时有胃脘胀满不适，反酸，胃灼热，喜热食，食稍凉则吐清水，眠差，入睡困难，眠浅多梦易醒，醒后不易入睡，3～4小时/夜，纳可，二便调，舌淡，苔厚腻，脉弦。

既往史：既往无其他慢性病及传染病，否认遗传病史。

西医诊断：头痛。

中医诊断：头痛。

中医辨证：肝腠郁滞，玄府失畅。

治则：疏腠开玄，理气散瘀。

处方：柴胡6g，枳实15g，姜半夏15g，黄连10g，人参6g，肉桂6g，煅牡蛎30g（先煎），白芍20g，茯苓20g，川芎6g，石菖蒲6g，干姜6g，吴茱萸6g，甘草6g，浮小麦20g。14剂，每剂水煎2次，每次取药液50mL，将2次药液充分混合均匀后储存，每日早晚2次，每次取药液50mL口服。

二诊：患者服药后诸症效，头闷、头痛减轻，几乎无头痛，时感头闷，情绪紧张，易胆怯减轻，仍胃脘时有胀满，怕冷喜热，失眠较之前好转，但仍有多梦，早醒，纳可，二便调，舌脉如前。处方：柴胡6g，枳实15g，姜半夏15g，黄连10g，浮小麦15g，人参6g，白术15g，牡蛎30g（先煎），白芍20g，干姜6g，甘草6g，远志10g，炒酸枣仁30g，合欢皮15g。14剂，日1剂，水煎服，分早晚温服。

三诊：患者服药后诸症效，时有因情绪原因头两侧头痛，痛时头晕，患者情绪较稳定，睡眠好转，舌淡，苔薄白，脉弦，处方：上方去人参、远志，加天麻 10 g，白芷 10 g，石菖蒲 10 g。14 剂，日 1 剂，水煎服，分早晚温服。

四诊：患者服药后诸症效，服药期间无头晕、头痛，情绪稳定，纳、眠可，二便调，舌脉如前。处方：守方 14 剂，日 1 剂，水煎服，分早晚温服。随访至今未复发。

方解：处方中柴胡疏肝腠、开玄府、畅气解郁且能升举清阳，《本草纲目》中记载柴胡："治阳气下陷，平肝、胆、三焦、包络相火，及头痛、眩晕……"所以以柴胡为君，既可疏肝腠解郁结，又可解胃脘胀满之苦。枳实破气消积，化痰散痞，《本草纲目》谓"枳实、枳壳大抵其功皆能利气，气下则痰喘止，气行则痰满消，气通则痛刺止，气利则后重除"。枳实配柴胡，一升一降，加强疏腠开玄畅气机之功，并奏升清降浊之效。姜半夏"味辛平，性生寒熟温，有毒，入肺、脾、胃三经，闭阳开阴，降逆止呕，下气止呕吐，除湿化痰涎，大和脾胃"。姜半夏配黄连取半夏泻心汤辛开散结之功，可消胃脘痞满。白芍养血柔肝、平抑肝阳，煅牡蛎潜阳补阴、重镇安神、制酸止痛。人参益气充腠理，补脾胃腠理之虚。干姜、肉桂温中焦腠理，散脾胃之虚寒。吴茱萸散寒止痛、降逆止呕，《长沙药解》中云："味辛、苦，性温，入足阳明胃、足太阴脾、足厥阴肝经。温中泄湿，开郁破凝，降浊阴而止呕吐，升清阳……"石菖蒲醒神开窍、除湿醒脾。川芎活血行气充荥腠理、祛风止痛，张洁古谓其"能散肝经之风，治少阳、厥阴经头痛及血虚头痛之圣药也"。《医学衷中参西录》云："川芎气香窜，性温，温窜相并，其力上升下降，外达内透，无所不至。其特长在能引人身清轻之气上至于脑，治脑为风袭头疼、脑为浮热上冲头疼、脑部充血头疼。"川芎不仅可治头痛，亦可缓中焦胃脘胀满。《本草汇言》曰其："凡郁病在中焦者，须用川芎，开提其气以升之，气升，则郁自降也。"浮小麦配姜半夏为《黄帝内经》半夏秫米汤之意，除烦安神，甘草调和诸药。二诊时，患者头痛明显好转，去石菖蒲、川芎、吴茱萸，失眠改善较慢，加远志、酸枣仁、合欢皮养心安神。三诊患者情绪问题头痛再发，并伴有头晕，肝气上逆，上方去人参、远志，加天麻平抑肝阳、祛风通络，白芷祛风止痛，石菖蒲祛风开窍。患者肝郁脾虚日久，身多痰湿，每当肝风扰动以上犯头痛，姜半夏、天麻、白术配合取半夏白术天麻汤君臣药以化痰息风、健脾祛湿，治其本也。

按语：原发性头痛是临床上常见的病症之一，又称为功能性头痛、慢性头痛，主要包括紧张性头痛、偏头痛和丛集性头痛。反复发作、经久难愈，甚至疼痛难忍等是其主要特点，许多患者都伴随着严重的情绪障碍和睡眠问题。西医治疗头痛效果较差，患者依从性也较差，具有药物依赖性及成瘾性。中医"头痛"主要分为外感和内伤两种类型，与肝脾肾密切相关，其致病因素主要为风、火、痰、瘀、虚等，邪阻脉络腠理玄府，清窍不利或精血不足，脑失所养，为其基本病机。患者中年男性，根据其临床表现，诊断为头痛，结合头痛位置、性质以及情绪大怒的时候易复发，平素烦躁易怒，易紧张、胆怯，口干，口苦，胃脘不适，食纳一般，证属肝腠郁滞，清浊相混。《临症指南医案·头痛》曰："头为诸阳之会，与厥阴肝脉会于巅，诸阴寒邪不能上逆，若阳气窒塞，浊邪得以上踞，厥阴风火乃能上逆作痛。"患者平素工作压力大，肝气郁结，所以平素情绪不稳定，急躁易怒，紧张胆怯，《金匮要略》曰："见肝之病，知肝传脾。"肝郁日久，横犯脾胃，患者胃脘胀满不适，反酸，胃灼热，口干，口苦，脾胃虚寒则恶寒喜温，食稍凉则吐清水。患者肝腠郁滞，玄府失畅，气机不利是基本病机，治当疏腠开玄，理气散瘀。

（二）周围性眩晕

张某，男，80岁，2022年4月14日初诊。

主诉：不定时头晕10余天。

现病史：患者10余天前因大怒后出现不定时头晕，发作时患者不定时或情绪不稳定时突觉头部发热，头汗出，继而头晕，严重时天旋地转，平卧休息半天才能缓解，耳鸣如蝉。患者既往身体健康，无其他慢性病史，纳、眠可，二便调。舌淡红，苔厚，脉左关弦。

既往史：既往无其他慢性病及传染病，否认遗传病史。

西医诊断：周围性眩晕。

中医诊断：眩晕。

中医辨证：肝腠郁滞，阳闭清窍（玄府）。

治则： 肃降腠理，开下清上。

处方： 柴胡 10 g，黄芩 10 g，天麻 10 g，姜半夏 10 g，夏枯草 30 g，车前草 30 g，菊花 10 g，石菖蒲 10 g，泽泻 15 g，茯苓 20 g，栀子 10 g，杏仁 10 g（后下），牡蛎 30 g（先煎），竹叶 6 g，甘草 6 g。14 剂，每剂水煎 2 次，每次取药液 50 mL，将 2 次药液充分混合均匀后储存，每日早晚 2 次，每次取药液 50 mL 口服。

二诊：患者服药后诸症效，头晕、耳鸣明显好转，服药期间仅一次一过性轻微头晕，纳、眠可，二便调。舌淡，脉弦。处方：上方加蝉蜕 8 g。14 剂，日 1 剂，水煎服，早晚温服。

三诊：患者服药后诸症效，头晕未再发作，仍有耳鸣，纳、眠可，二便调，舌脉如前。处方：守上方加益智仁 12 g，14 剂，日 1 剂，水煎服，分早晚温服。

方解： 方中柴胡疏肝腠解肝郁，黄芩清腠理郁热，《长沙药解》云黄芩"味苦，气寒，入足少阳胆、足厥阴肝经。清相火……除少阳之痞热，退厥阴之郁蒸"。夏枯草、栀子、菊花相伍清肝经腠理少阳郁火，而利头目。车前草、杏仁宣降金气以复经脉腠理玄府开阖升降之权。茯苓、泽泻、竹叶开下窍，引热从小便而出，使阳热有出路。姜半夏降逆下气、燥湿化痰，《本草经集注》记载"半夏味辛、微苦……沉而降，阴中阳也"。半夏通降胃气，胃气降则诸气降，水湿、痰瘀等病理产物亦能随气而降。半夏与健脾利水之茯苓同用可健脾胃，降中焦浊阴，《金匮要略论注》记载"风生必挟木势侮其脾土，故脾气不行，聚液成痰"。健脾化痰，降胃内浊阴，浊阴得降、清阳得升则清窍得养，头晕得以缓解。天麻、牡蛎平肝潜阳，四药同用滋阴平肝潜阳。石菖蒲味辛、性温，清轻上达，可引清阳达空窍，以利头目。甘草补气健脾，既可助姜半夏、茯苓健脾胃，又可防牡蛎损伤脾胃。加蝉蜕疏腠开玄府、开窍息风以止耳鸣如蝉。

按语： 眩晕是眩与晕的总称，眩是指眼花或眼前发黑，晕是指头晕，甚至感觉自身或外界景物旋转，二者常同时并见。晕眩轻者闭目即止，重者出现站立不稳、恶心、呕吐等症状。眩晕可涉及现代医学中的多种疾病，如高血压病、椎－基底动脉供血不足、梅尼埃病和耳石症等。眩晕的病因病机多因饮食不节，七情内伤，年老体弱，先天禀赋不足，劳逸失度，外感六淫等因素引起脏腑气血阴阳失调，从而产生风、火、痰、瘀等诸多病理因素，导致气血亏虚，清窍失养、髓海不足，脑髓空虚；或郁阻气机，肝阳上亢，化风化火，痰浊上蒙，瘀血阻窍而扰动清窍，发为眩晕。本病病位虽在清窍，但与肺、肝、脾、肾密切相关，以肝为重。《素问·至真要大论》云："诸风掉眩，皆属于肝。"《素问玄机原病式》云："所谓风气甚，而头目眩运者，由风木旺。"肝气的疏泄与土中金气的宣发肃降至关重要，肝属风木之脏，性宜升发冲和，胆为中精之腑，性宜通泄降下。表里相合，同主疏泄，有协调人体某些情志活动的功能和帮助脾胃熟腐运化的作用，并能调和气血、通利三焦水道。肝的升发，胆的通泄皆是借中土之金气的宣发肃降功能而完成升发和疏泄的功能，若土中金气宣发失常，肝则失其条达之性，就会导致某些情志异常的变化，表现为抑郁或亢奋。抑郁则见胸胁胀满，郁郁寡欢，多愁善感，疑虑，甚则闷闷欲哭；亢奋则见急躁易怒，失眠多梦，头胀，头痛，眩晕，昏仆等症。此患者头晕因大怒而发，且有情绪不稳定时觉头部发热，头汗出，继而头晕，耳鸣如蝉等临床表现，诊断为眩晕病，辨证为肝腠郁滞，阳闭清窍（玄府），治当肃降土中金气，开下清上以助肝腠升发和疏泄。

（三）失眠

刘某，女，54 岁，2021 年 11 月 1 日初诊。

主诉：失眠 10 余年，加重 1 个月。

现病史：患者自述 10 余年前无明显诱因及原因出现失眠，断断续续服西药治疗（具体不祥），1 个月前因生气上火，失眠加重，入睡困难，眠浅多梦，3 ~ 4 小时 / 夜，白天偶尔睡午觉，时有头晕，视物旋转，眼花模糊，口苦不干，时有心慌，全身乏力，纳可，小便白天调，色黄，夜尿多，大便不成形。舌红，苔厚，脉右关弦。

既往史：高血压病史 5 年，血压最高达 180/90 mmHg，服西药控制尚可（具体不详）。

西医诊断：失眠。

中医诊断：不寐。

中医辨证：气郁腠理，营卫不交。

治则：理气疏腠，交通营卫。

处方：柴胡 6 g，枳实 20 g，姜半夏 15 g，黄连 10 g，天麻 10 g，肉桂 6 g，茯苓 30 g，白芍 30 g，浮小麦 20 g，人参 6 g，远志 10 g，炒酸枣仁 30 g，石菖蒲 10 g，车前草 30 g，夏枯草 30 g，益母草 30 g，首乌藤 30 g。14 剂，每剂水煎 2 次，每次取药液 50 mL，将 2 次药液充分混合均匀后储存，每日早晚两次，每次取药液 50 mL 口服。

二诊：患者服药时睡眠情况好转，但因家中事多，近期心烦易怒，有心事时难以入睡，白天精神不振，时有头晕，无视物旋转，时有心前区刺痛，几分钟后可自行缓解，时有两胁下胀痛，口苦，纳食不香，大便不成形，夜尿频多，4～5 次 / 夜，舌淡苔厚，脉弦。处方：柴胡 10 g，枳实 15 g，姜半夏 15 g，黄连 10 g，丹参 30 g，葛根 24 g，益智仁 10 g，人参 6 g，茯苓 20 g，肉桂 6 g，制远志 10 g，炒酸枣仁 30 g，甘草 6 g。14 剂，水煎服，并开导患者，嘱患者调节情绪。

三诊：患者睡眠明显好转，睡眠质量提高，偶有入睡困难，情绪平稳，无明显头晕不适，服药期间无心前区刺痛及胁下胀痛，无明显口干、口苦，纳可，二便调。舌淡，苔薄白，脉微弦。处方：姜半夏 15 g，白术 15 g，茯苓 30 g，白芍 30 g，浮小麦 30 g，制远志 10 g，炒酸枣仁 30 g，甘草 6 g。14 剂，水煎服。

方解：方中柴胡疏肝腠，枳实以理气行滞消痞，助肝气升发以增强疏腠之功，柴胡、枳实一升一降，宣降条达腠理，开阖玄府，调畅气机。黄连苦寒，善于清心热、泻心火，肉桂性味温热，擅长和心血、补命火，黄连－肉桂的配伍闭阳启阴，引火归原温腠开玄府以交济营卫，《本草纲目》云其：“一冷一热，一阴一阳，阴阳相济，最得制方之妙，所以有成功而无偏胜之害也。”远志味苦、辛，性温，入心、肺经，能宁心安神，交通心肾，善治不寐、惊悸，以阴平阳秘，水火既济。石菖蒲味辛，性温，通九窍、明耳目，辟浊化痰，开窍醒神远志和石菖蒲配伍使用既加强了镇静安神之效，又防昼不精之弊。夏枯草夏至则枯，保藏阳降之气，半夏生于阳盛及阴交阴之时，故味苦下降，交通阴阳，和营达卫，浮小麦味甘，收纳卫阳，二者相伍取半夏秫米汤之意，三药相合，有通有补、有升有降，共奏补虚泄实、沟通阴阳、交通营卫之功。茯苓健脾宁心、利水渗湿，人参大补元气、补气健脾，白芍益阴、平肝柔肝，三药配伍益营阴之源，再合益母草，酸枣仁、首乌藤养心安神，更有助柴胡疏腠理，开玄府，交营卫之妙。天麻平抑肝阳，车前草清上利下，使上亢之火以膀胱腠理玄府为通道，化小便而出。二诊患者心前区刺痛，心脏不适，加砂仁、丹参，二药同用取丹参饮主药，行气活血、散瘀止痛。便溏加葛根升清止泻。三诊患者失眠明显缓解，无心前区刺痛不适，专以调和营卫善后。

按语： 失眠以持续睡眠时间过短、早醒以及入睡困难，伴有日间神疲乏力以及情绪焦虑、抑郁为主要症状，严重影响人们的身心健康及生活质量。西医治疗以苯二氮䓬类安眠药为主，虽有一定的疗效，但有耐药性、药物蓄积性、戒断反应、药物依赖性及长期使用在一定程度上影响认知和记忆功能等不良反应。失眠属于中医“不寐”的范畴，《灵枢·口问》认为“卫气昼日行于阳，夜半则行于阴。阴者主夜，夜者卧……阳气尽，阴气盛，则目瞑，阴气尽而阳气盛则寤”。这种人体随着天地自然的阴阳消长变化而有营卫交济、昼精夜瞑的周期性生理现象提示，若营卫失交，或营卫不济，则可出现不寐。临床可分为营不济外，卫不交内两类。“其营气衰少而卫气内伐，故昼不精，夜不瞑”（《灵枢·营卫生会》），即营血衰少，不能济卫做使，卫气不能按时出于阴，昼行于阳，则昼不精，卫气昼不能守时在阳经行尽，日西则玄府（气门）失阖不闭，阴经玄府（气门）不开，卫气不能按时入内和营气相交，故不寐。正如《灵枢·邪客》曰：“今厥气客于五脏六腑，则卫气独卫其外，行于阳，不得入于阴，行于阳则阳气盛，阳气盛则阳跷陷（当为‘满’）；不得入于阴，阴虚故目不瞑。”此患者平素思虑过多、情绪压抑，肝郁脾虚营弱，土中金气宣降失职，无力助肝胆疏泄，腠理玄府开阖启闭失序，营卫、气血、津液、精、神升降出入失常，本就金气虚，不能收敛卫气，后又因大怒而发，则阳（卫）更亢于上（外），难入于阴。辨证为气郁腠理，营卫不交，治当理气疏腠，交通营卫。

（四）精神分裂症

胡某，女，28 岁，2022 年 1 月 5 日初诊。

主诉：精神分裂病史 10 年。

现病史：患者 10 年前于莱阳某医院诊断为精神分裂，给予阿立哌唑片、卡马西平片、氯丙嗪片等治疗，服药后患者精神状况改善，但停药时仍有反复。现患者焦虑不安，有幻听、幻觉，自觉压力大，手足发凉，急躁易怒，无伤人行为。出汗少，手足干裂，口臭，口干，无胃脘胀满，无两胁不适，纳可，眠欠安，睡后易醒，小便调，大便干，日 1～2 次。月经初潮 14，月经规律，量少，无血块，无痛经，末次月经 2021 年 12 月 23 日。舌红，苔薄黄，脉弦。

既往史：既往无其他慢性病及传染病，否认遗传病史。

西医诊断：精神分裂症。

中医诊断：癫狂。

中医辨证：肝腠郁闭，痰热互结。

治法治则：疏腠散热，解郁安神。

处方：柴胡 6 g，煅龙骨 30 g（先煎），煅牡蛎 30 g（先煎），牡丹皮 10 g，栀子 10 g，远志 10 g，炒酸枣仁 30 g，白芍 30 g，茯苓 30 g，浮小麦 20 g，胆南星 10 g，桂枝 10 g，合欢皮 15 g，刺五加 15 g，石菖蒲 10 g，夏枯草 30 g，甘草 6 g。14 剂，水煎服，日 1 剂，早晚分服。

二诊：服上方诸症效。患者焦虑不安、易怒、多疑症状较前稍缓解，但仍易发作，余症同上。舌红，苔薄黄，脉弦。处方：初诊方去桂枝，加大黄 6 g，竹茹 6 g。14 剂，水煎服，日 1 剂，早晚分服。

三诊：服上方诸证效。患者现情绪稳定，不烦躁易怒，不胆怯，稍有紧张、焦虑（担心以后发生的事），偶有幻听、幻觉，持续时间较前缩短，无口臭、口干，手足发凉缓解，纳可，眠欠安，二便调。舌淡红，苔薄白，脉弦。处方：黄连 10 g，肉桂 6 g，白芍 30 g，茯苓 30 g，胆南星 10 g，姜半夏 15 g，竹茹 6 g，干姜 10 g，远志 10 g，九石菖蒲 10 g，炒酸枣仁 30 g，牡蛎 30 g（先煎），珍珠母 30 g（先煎），柴胡 6 g，浮小麦 20 g，甘草 6 g。14 剂，水煎服，日 1 剂，早晚分服。

四诊：病情反复，服药期间，因家事情绪剧烈波动、发火，继而有紧张、焦虑感，喜发呆，对待事物持悲观情绪。纳可，眠差，难入睡，易醒，醒后难复眠，二便调。舌淡红，苔薄白，脉弦。处方：柴胡 6 g，煅龙骨 30 g（先煎），煅牡蛎 30 g（先煎），牡丹皮 10 g，栀子 10 g，白芍 30 g，茯苓 30 g，远志 10 g，炒酸枣仁 30 g，麦冬 15 g，石斛 15 g，胆南星 10 g，浙贝母 10 g，甘草 6 g，竹茹 6 g，珍珠母 30 g。14 剂，水煎服，日 1 剂，早晚分服。

五诊：患者诉服药期间情绪较稳定，停药 1 周余，近期易怒，怕人，易有紧张、焦虑感，出现幻觉。纳、眠可，二便调。舌淡红，苔少，脉弦。处方：柴胡 6 g，煅龙骨 30 g（先煎），煅牡蛎 30 g（先煎），牡丹皮 10 g，栀子 10 g，白芍 30 g，远志 10 g，石菖蒲 10 g，合欢皮 15 g，龟甲 24 g（先煎），姜半夏 20 g，夏枯草 30 g。14 剂，水煎服，日 1 剂，早晚分服。

2022 年 4 月 1 日电话回访，患者家属表示近期服药及停药期间情绪稳定，较前明显好转，未有复发迹象，故暂停中药，暂停复诊。

方解：患者精神分裂病史 10 余年，治疗过程中症状反复，时轻时重，情绪不佳，辨证为肝腠郁闭，郁久化火，炼津为痰，痰黏腠理，玄府不畅，痰热互结扰神。故《素问·阴阳应象大论》云：“腠理闭，喘粗为之俯仰，汗不出而热，齿干以烦冤。”治宜疏肝腠，开玄府，畅气机，解郁安神定志。方用柴胡、合欢皮，刺五加皮疏表散腠，开玄府畅气机而解郁，加栀子、夏枯草、牡丹皮泻火除烦、清热凉血、活血化瘀以解腠理郁闭之火。桂枝、白芍 1∶3 相伍交济营卫，酸甘化阴，白芍又可平抑肝阳。《黄帝内经》云：“厥阴之客，以辛补之，以酸泻之，以甘缓之”，故加浮小麦、甘草二药取甘麦大枣汤之意，养心安神，和中缓急。龙骨、牡蛎重镇安神，茯苓安心神，远志安神益智，交通心肾。胆南星清热化痰、息风定惊以防烦躁惊狂。石菖蒲辛温芳香，香散腠理玄府而开窍。患者二诊时，症状较前缓解，但仍时有发作，患者舌苔仍黄，有热象，故去辛温的桂枝，加大黄、竹茹通透腠理以泻火。三诊处方用黄连、肉桂组成交泰丸，交通心肾，安神。方中黄连清心火，制心阳之偏亢；反佐肉桂，以导心火下交于肾，并能引火归原。二药相配，使心火得降，肾水得温，心肾相交，则怔忡、不寐之证可愈。在二诊方基础上再加姜半夏燥湿化痰、理气解郁，姜半夏又与浮小麦共成半夏秫米汤之意安神助眠。珍珠母重镇安神，滋阴潜阳。癫狂与神的状态密切相关，或神用不及，或神机惑乱，安神之品在癫狂的治疗中不可缺失。患者四诊时，因情绪波动剧烈，症状有所反复，久病入络、腠闭热郁伤阴动风扰神，故加石斛、麦冬清热滋阴，龙骨、牡蛎、龟甲滋阴潜阳，安神定志，再加浙贝母清热化痰之药，治疗痰火上扰的神志失常、躁狂证。有“肝苦急，急食甘以缓之，心苦缓，急食酸以收之。水位之主，其泻以咸，其补以苦”之意。

按语：精神分裂症是一种病因不明的重性精神病，其临床症状各异，具有知觉、思维、认知、行为等多方面功能障碍。该病常见症状为妄想、幻觉、抑郁、焦虑、易激惹、认知缺陷等，患者一般意识清晰，部分在疾病过程中认知功能会遭到损害，且病程越长，病情会反复发作，加重或恶化，若不及时治疗，将影响患者的生活质量。中医临床中属于“癫狂”“狂证”范畴，其主要病因在于“七情”所伤，肝腠郁闭，郁久化火，炼津为痰，痰黏腠理，玄府不畅，痰热互结扰神，故治疗以疏腠散热，解郁安神为主。

（五）肋间神经痛

刘某，男，72 岁，2021 年 11 月 11 日初诊。

主诉：久坐后两侧胁肋区胀痛不适 2 个月，加重 1 周。

现病史：患者两个月前无明显诱因及原因出现久坐后两侧胁肋区胀痛不适，未采取诊疗手段，近 1 周胀满不适感加重，无胸闷、胸痛，无恶心、呕吐，无腹胀、腹痛。2017 年曾于当地医院行前列腺癌手术，现时有尿血。平素怕冷，晚上易流涕，无喷嚏、咳嗽咳痰。纳可，眠差，难以入睡，甚至彻夜不眠，大便干燥。舌淡红，苔薄白，脉弦。

既往史：糖尿病史 10 余年。

西医诊断：肝系病。

中医诊断：胁痛。

中医辨证：腠理密塞，胁络不畅。

治法治则：疏腠开玄，扩络止痛。

处方：柴胡 6 g，枳实 15 g，黄芩 10 g，白茅根 20 g，茜草炭 6 g，石韦 12 g，白花蛇舌草 30 g，车前草 30 g，炒川楝子 6 g，三七粉 3 g（冲服），墨旱莲 30 g，女贞子 10 g，甘草 6 g，石菖蒲 10 g。14 剂，水煎服，日 1 剂，早晚分服。

二诊：患者诉服上方后诸症见效，现仍有两侧胁下胀痛，左侧腹部疼痛，偶有尿血，鼻塞，鼻翼发痒。纳可，眠差，难以入睡，大便干燥。舌淡红，苔薄白，脉弦。处方：麻黄 6 g，连翘 20 g，薏苡仁 30 g，黄芩 10 g，车前草 30 g，夏枯草 30 g，石韦 15 g，炒川楝子 6 g，白茅根 30 g，茜草炭 6 g，血余炭 10 g，赤芍 15 g，白花蛇舌草 30 g，王不留行 6 g，路路通 6 g，竹叶 6 g。14 剂，水煎服，日 1 剂，早晚分服。

三诊：服上方诸症效。停药 4 日后症状反复，现有右胁下胀痛，左侧腹部不痛，尿血明显减少，无鼻塞、鼻翼发痒，纳、眠可，大便干。舌淡红，苔薄白，脉弦。处方：二诊处方 14 剂，水煎服，日 1 剂，早晚分服。

四诊：服上方诸症效，现偶有右胁下胀痛，尿血频次较前减少，大便干燥，纳可。舌淡红，苔薄白，脉弦。处方：三诊处方去麻黄，加酒大黄 6 g。21 剂，水煎服，日 1 剂，早晚分服。

五诊：服上方诸症效。停药半月后症状有反复，右胁隐痛，偶有尿血，近期咽炎发作，伴鼻塞，流涕，怕冷，纳、眠可，大便调。舌淡红，苔薄白，脉弦滑。处方：柴胡 6 g，枳实 10 g，桔梗 6 g，赤芍 15 g，桃仁 10 g，茯苓 30 g，桂枝 30 g，茜草炭 6 g，车前草 30 g，白花蛇舌草 30 g，石韦 15 g，王不留行 6 g，干姜 6 g，甘草 6 g，三七粉 3 g（冲服），石菖蒲 6 g。14 剂，水煎服，日 1 剂，早晚分服。

六诊：服上方诸证效。现胁下无明显胀痛，偶有轻微不适，咽部不适缓解，鼻炎缓解，偶有 1 次尿血，眠可，大便前干后稀。舌淡红，苔薄白，脉弦滑。处方：五诊处方去石菖蒲，加醋延胡索 10 g。14 剂，水煎服，日 1 剂，早晚分服。

方解：柴胡疏泄肝胆腠理而开玄府，枳实、川楝子下气通泄里腠而行气止痛，黄芩清泄肝胆经络腠理郁热，甘草益气充腠、阔玄府兼和诸药，共成疏腠开玄、扩络止痛之效。患者有前列腺癌术史，现时有尿血，予白茅根、茜草炭、石韦、三七、墨旱莲凉血敛腠止血，车前草清上通下腠理玄府，利尿通淋，墨旱莲与女贞子配伍，滋补肝肾之阴兼能收腠涩腠止血，白花蛇舌草清热解毒消癌毒为援药。二诊患者新添鼻塞、鼻翼发痒症状，为苦寒药通泄太过，下焦腠理玄府开而未阖，上焦腠理玄府宣发不利，予麻黄、连翘、薏苡仁，解表开玄府，宣通鼻窍；夏枯草疏腠散玄府而透热，赤芍、清热凉血，散瘀止痛；加王不留行、血余炭、竹叶、路路通活血化瘀止血，养阴利尿通淋。三诊患者因服完药后诸症效，遂停药，后反复，效不更方，守二诊方 14 剂。四诊患者诸症效，偶有胁痛，尿血明显减少，但大便秘，为宣发有余，通降不足。遂三诊方去麻黄，加酒大黄通泄中下焦腠理玄府，意图阖上开下之妙。

按语：“胁痛”是指一侧或双侧胁肋部疼痛不适为主要表现的病症，病名首载于《素问·缪刺论》：“邪客于足少阳之络，令人胁痛不得息。”临床上胁痛往往不易明确病因及现代医学诊断，疗效较差，易致病程延长、反复发作，严重影响患者的生活质量。现代医学上的很多表现为反复胁下疼痛的疾病，都可归属中医胁痛一病，比如肝炎、肝硬化、肝癌、肝脓肿、胆囊炎、结肠肝曲综合征、肋间神经痛等相关疾病。胁痛常见的证型有湿热蕴结、肝气不舒、肝阴不足、瘀血停结。湿热蕴结证咎因可归外感六淫、内伤所生两大类。外感多因不慎感受风、火之淫，易携湿而变化，风火动木化热，与湿邪胶着变化为湿热之证，内伤多因饮食不节，内生湿热。湿热之邪可蕴结于肝胆，导致肝胆疏泄不利，气机阻滞，不通则痛，而成胁痛。肝气不疏证，主要因情志失常，譬如其人素来忧虑过度、哀怨抑郁。素来亢奋易怒，则疏泄太过，暴怒气逆，也可致胁痛。肝阴不足者，多因久病伤阴，或素体阴虚，或热病耗阴，或劳欲耗阴，从而致使肝阴不足，一则肝阴不能濡养经络，肝经之所过区则发疼痛，二则肝阴不足，肝之疏泄功能失常，从而气机不疏，肝气郁结而胁痛。瘀血停结证可因外伤跌仆，血溢成瘀，阻滞两胁经络；也可因他病日久，久病入络，血脉不畅，而成胁痛。本案患者病因病机为肝胆腠理密塞，胁络不畅。故用疏腠理、开玄府、扩络止痛之治法。

（六）耳鸣

任某，女，60岁，2022年3月18日初诊。

主诉：耳鸣1年余。

现病史：患者1年前无明显诱因出现耳鸣如蝉鸣，伴有头胀、头晕、头痛、心烦易怒，口干，口苦，腹胀，无腹痛，无反酸、嗳气，纳可，眠差，二便调。无耳聋、耳痛。曾于当地医院静脉滴注“银杏达莫注射液”一周，无明显疗效，后放弃治疗。近一年症状逐渐加重，未采取治疗，无缓解。月经初潮15 $\frac{4\sim7}{29}$ 52，已绝经，带下正常。舌淡红，苔薄白，脉弦。

既往史：既往无其他慢性病及传染病，否认遗传病史。

西医诊断：耳鸣。

中医诊断：耳鸣。

中医证型：肝腠密塞，玄府不畅。

治则治法：通透肝腠，升清降浊。

处方：柴胡10 g，枳实12 g，黄连10 g，姜半夏10 g，桂枝15 g，天麻10 g，蝉蜕8 g，泽泻6 g，石菖蒲6 g，牡蛎30 g（先煎），白芍15 g，车前子10 g（包煎），甘草6 g，竹叶6 g。7剂，水煎服，日1剂，早晚分服。

二诊：服上方诸症效。患者自述服药后耳鸣、头胀、头晕、头痛较前减轻，口苦、心烦易怒较前缓解，胃脘胀满明显缓解，无反酸、嗳气。汗出较多，口干，眠差，便溏。舌淡红，苔薄白，脉浮。处方：黄芪30 g，白术15 g，防风6 g，桔梗6 g，升麻6 g，柴胡6 g，石菖蒲10 g，车前子15 g（包煎），浮小麦15 g，茯苓30 g，知母10 g，干姜6 g，甘草6 g。7剂，水煎服，日1剂，早晚分服。

三诊：服上方诸症效。患者自述服药后耳鸣、腹胀较前减轻，头胀、头晕、自汗、口干等症状几乎消退。现新增自觉下肢潮湿感，以后腰、膝盖为主。舌淡红，苔薄白，脉弦滑。处方：上方去知母，加肉桂6 g，7剂，水煎服，日1剂，早晚分服。

四诊：服上方诸症效。现仍有耳鸣，偶有肠鸣音，偶有头胀闷感，自觉腰至膝盖有潮湿、寒冷感，白带清稀、量多。纳、眠可，大便不成形，小便可。舌淡红，苔薄白，脉弦滑。处方：黄芪 30 g，白术 15 g，防风 6 g，车前子 12 g（包煎），桂枝 15 g，白芍 15 g，茯苓 15 g，干姜 6 g，浮小麦 15 g，远志 10 g，石菖蒲 10 g，甘草 6 g。14 剂，水煎服，日 1 剂，早晚分服。

五诊：服上方诸症效。仍有耳鸣，自腰以下潮湿感较前减轻，腰膝轻微冷痛感，仍有腹胀，肠鸣、矢气多，大便不成形。双足踝水肿，白带较前正常，时有量多。纳、眠可，小便调。舌淡红，苔薄白，脉弦滑。处方：黄芪 30 g，桔梗 10 g，柴胡 6 g，升麻 6 g，知母 6 g，白术 15 g，防己 15 g，车前子 15 g（包煎），干姜 6 g，甘草 6 g。14 剂，水煎服，日 1 剂，早晚分服。

六诊：服上方腰以下潮湿感明显减轻，膝关节屈伸不利，发僵，仍有耳鸣。患者最近因琐事生气，胁肋有热胀感，腹胀，无下坠感，纳、眠可，大便不成形，小便调。舌淡红，苔薄白，脉弦滑。处方：柴胡 10 g，黄芩 10 g，姜半夏 15 g，人参 6 g，桂枝 30 g，白芍 30 g，茯苓 30 g，干姜 6 g，石菖蒲 10 g，甘草 6 g，浮小麦 15 g。14 剂，水煎服，日 1 剂，早晚分服。

七诊：服上方诸证效。耳鸣较前明显减轻，腹胀较前减轻，近期有左侧腋前乳房周围胀痛，口苦发黏，纳、眠可，二便调。舌淡红，苔薄白，脉弦滑。处方：柴胡 10 g，黄连 10 g，姜半夏 15 g，人参 6 g，石菖蒲 6 g，干姜 10 g，甘草 6 g，枳实 15 g。7 剂，水煎服，日 1 剂，早晚分服。

2022 年 6 月 2 日电话回访，患者表示耳鸣几乎未再发，无腹胀，乳房周围不痛，对治疗效果表示满意。

方解：一诊方中柴胡、枳实、白芍、甘草共成四逆散，主治患者因肝郁脾虚而导致的腹胀。方中取柴胡入肝、胆经，升发阳气，疏腠开玄，透邪外出；白芍敛阴养血荣腠，可使柴胡疏散而无耗伤阴血之弊。佐以枳实理气通腠，泄热破结；甘草，调和诸药，兼益气充腠、健脾和中。枳实与柴胡配伍，一升一降，疏解通透玄府，加强畅气机之功，共奏升清降浊之效；姜半夏散结除痞，降逆止呕，黄连苦寒以泄热开痞；石菖蒲辛散温通，芳香而散，利九窍，以助柴胡疏腠开玄，升达清阳，以充耳窍；枳实通透腠理玄府、开通郁闭之效，对耳鸣、耳聋等症有良效；久病入络加蝉蜕祛风散腠扩络通耳；桂枝、白芍调和营卫；牡蛎潜阴补阳，重镇安神；竹叶、车前子、泽泻利水渗湿，清热泻火、除烦，生津。

二诊患者除耳鸣外，尚见汗出，口干。一诊方基础上加黄芪、白术、防风益气充腠固卫。患者腹胀、口苦症状明显缓解，故去姜半夏、黄连以及四逆散等，加升麻、桔梗配柴胡、石菖蒲升举清阳之气。车前子和知母清热泻火，使热浊下泄。患者三诊时原症状缓解，新增自觉下肢寒冷、潮湿感，守二诊方基础上，去苦寒的知母，加肉桂，补火助阳，散寒止痛，温通经脉，引火归原。患者四诊仍有耳鸣，偶有头胀闷感，予远志、石菖蒲开窍醒神。患者仍感腰至膝盖有潮湿、寒冷感，白带清稀、量多，予玉屏风散益气固卫，浮小麦固表止汗，桂枝、白芍交通营卫，茯苓、车前子利水渗湿。患者五诊仍有耳鸣且伴腰以下寒湿、冷肿，予干姜温中散寒，回阳通脉，桔梗、升麻、柴胡升举清阳，以充耳窍。患者腰以下寒湿、冷肿，分析为表虚卫气不固，风湿之邪伤于肌表，水湿郁于肌腠所致，风湿在表，当从汗解，表气不足，则又不可单行解表除湿，只宜益气固表与祛风行水并施。故予防己黄芪汤益气祛风，健脾利水，防己祛风散腠、开玄利水，黄芪益气充腠固表，兼可宽玄府而行水，白术健脾祛湿，燥湿散腠、渗透玄府而下水，既助防己祛湿利水之功，又增黄芪益气固表行水之力，三药相合，使祛风除湿而不伤正，益气固表而不恋邪，使风湿俱去，表虚得固。患者六诊时，诉因琐事生气，胁肋热胀，腹胀，予小柴胡汤和解少阳，柴胡和黄芩配伍升清降浊，配合石菖蒲开窍豁痰，以清耳窍；桂枝、白芍调和营卫，通透玄府，茯苓利水渗湿，去腰下寒湿之邪。患者膝关节屈伸不利，予桂枝、干姜温中散寒，温经通脉。患者七诊时，耳鸣已明显缓解，但胸胁胀痛，口苦发黏，故继予小柴胡汤，将黄芩改为黄连，清中焦之火；加用枳实，与黄连、半夏同用，治痰热结胸；继予石菖蒲辛散温通，芳香而散，利九窍，以合诸药开玄府通耳窍。

按语：根据耳鸣的临床表现，中医将其归属“耳鸣”范畴，本病的发生与肝、脾、肾三脏关系密切。《素问·六元正纪大论》云：“木郁之发……甚则耳鸣眩转。”肝主疏泄，为将军之官，若肝失条达，郁而化火，上扰清窍，可致耳鸣目眩。《素问·通评虚实论》曰：“头痛耳鸣，九窍不利，肠胃之所生也。”脾胃乃升清降浊之枢纽，若脾胃虚弱，无法升降，不能将清阳之气上达头目，则使人耳鸣。本案患者耳鸣时间较久，平素多愁善感，另有性急易躁，夜卧不安等症状，结合舌脉，诊为肝腠密塞、清气不升，治疗以通透肝腠玄府为主，佐以升清降浊。

（七）嗅觉失灵

栾某，女，35 岁，2022 年 4 月 21 日初诊。

主诉：嗅觉失灵 10 天伴头痛。

现病史：患者自述 10 天前感冒时嗅觉开始减退并伴有头痛，感冒痊愈后嗅觉仍失灵，时有流涕，其间未进行诊疗。患者有鼻炎病史 3 年余，未进行过系统诊疗。无头晕，无咳嗽、咳痰，时有流涕，无胸闷、胸痛，无腹痛、腹胀。月经初潮 $14\frac{4\sim7}{29}$，月经规律，经量可，无血块，色暗红，无痛经，末次月经 2022 年 3 月 27 日，白带正常，孕 1 产 1。纳、眠可，二便调，舌淡红，苔薄白，脉浮数。

既往史：既往无其他慢性病及传染病，否认遗传病史。

西医诊断：嗅觉失灵。

中医诊断：鼻聋（鼻不闻香臭）。

中医辨证：鼻窍腠理密塞，鼻窍玄府不畅。

治法治则：疏腠扩玄，开窍升清。

处方：柴胡 6 g，枳实 15 g，桔梗 10 g，黄芩 10 g，人参 6 g，白芷 10 g，石菖蒲 6 g，川芎 6 g，苍耳子 6 g，藿香 6 g，姜半夏 10 g，干姜 6 g，甘草 6 g，蜂房 6 g。14 剂，水煎服，日 1 剂，早晚分服。

二诊：患者自述服药后嗅觉较前好转，但仍有障碍，流涕减少，头痛较前好转大半，纳、眠可，二便调。舌淡红，苔薄白，脉浮数。辨证：肺太阴玄府不开。处方：麻黄 6 g，连翘 15 g，薏苡仁 30 g，细辛 6 g，白芷 6 g，升麻 6 g，苍耳子 12 g，石菖蒲 6 g，蜂房 6 g，干姜 6 g，桂枝 15 g，白芍 15 g，甘草 6 g。14 剂，水煎服，日 1 剂，早晚分服。

三诊：患者诉自觉服4月21日初诊处方14剂汤剂后，症状明显好转，继服5月6日二诊处方14剂汤剂后，嗅觉又消失。仍时有头痛，偶流涕，纳、眠可，二便调。舌淡红，苔薄白，脉弦涩。处方：柴胡18 g，黄芩10 g，姜半夏10 g，桂枝15 g，白芍30 g，白芷10 g，苍耳子12 g，车前子15 g（包煎），蜂房8 g，吴茱萸6 g，艾叶6 g，香附10 g。14剂，水煎服，日1剂，早晚分服。

四诊：患者自诉服上方后嗅觉好转，能闻到较重的味道，偶有流涕，头痛发作一次，症状较轻。唯感体倦、乏力、眩冒，纳、眠可，便溏，口干，舌淡，苔薄白，脉弱。处方：黄芪30 g，柴胡6 g，桔梗10 g，升麻6 g，知母10 g，葛根24 g，蜂房8 g，白芷10 g，干姜10 g，甘草6 g。14剂，水煎服，日1剂，早晚分服。

2022年6月23日电话回访患者，患者表示嗅觉已大概恢复，头痛未复发。

方解：本案患者因10天前感冒未治，迁延不愈而致鼻聋，伴头痛，流涕，分析为外邪袭表传入腠理，玄府不畅，气机为之郁遏，不得疏泄，阳气内郁，即《素问·阴阳应象大论》云："阳胜则身热，腠理闭，喘粗为之俯仰，汗不出而热。"治疗以疏腠扩玄，开窍升清，透邪外出。一诊方用柴胡、枳实、甘草，取四逆汤之意，柴胡疏肝腠、扩玄府，升发阳气，透邪外出；枳实行气通腠理；甘草调和诸药，兼益气充腠、健脾和中。枳实与柴胡配伍，一升一降，疏解通透玄府，加强畅气机之功，共奏升清降浊之效。桔梗辛散苦泄腠理玄府，宣通土中金气升降，人参配伍桔梗有培土生金之意。黄芩苦寒，清热燥湿，泻火解毒，善清上焦肺火，清肺热。蜂房祛风止痛，白芷、苍耳子疏表散腠，开玄府，通鼻窍，与川芎合用，活血行气，祛风止痛，兼治患者头痛。石菖蒲辛温芳香，香散腠理玄府而开上窍。藿香芳香散腠化湿，姜半夏燥湿化痰，干姜温中焦腠理，温肺气化饮，三者齐力"开腠理，致津液，通气也"（《素问·脏气法时论》）。

二诊时，患者症状好大半，为患者腠理之邪已解，内邪已外透至表，便予麻黄、连翘、薏苡仁，解表扩络清热，再配以桂枝、白芍调和营卫。

但患者三诊回诊时，述服用二诊方后症状不轻反重，分析腠理之邪尚未全解，邪在半表半里，遂予小柴胡汤疏腠理、透解少阳。四诊时，患者自觉症状好转大半，唯感体倦乏力、便溏、口干之症，余百思不得其解，是否方中柴胡过量劫阴？演变为气阴两伤之证？故拟方如下善后，黄芪补气密腠，知母以养阴润腠理，重用葛根升清阳以治眩冒，柴胡、升麻疏散腠理玄府升清。

按语：本案患者本有 3 年鼻炎病史，又因感冒未治，迁延不愈而导致鼻窍腠理密塞，鼻窍玄府不畅，不闻香臭，治应疏腠通玄，开窍升清，宣肺通窍。区别本病是由外感或内伤或内外合邪所形成，是指导本病治疗的重要依据。《内外伤辨惑论·辨口鼻》云："外伤风寒，则其外证必显在鼻，鼻气不利……鼻壅塞而干，伤风则鼻流清涕而已。"由此可知，肺开窍于鼻，外合皮毛，外邪从皮毛、口鼻而入，首先犯肺，肺失宣降，则鼻窍不利而不闻香臭。因外感而导致的嗅觉障碍多为新病，起病急，病程短，常伴恶风或恶寒、鼻塞流涕、头痛、脉浮等肺卫表证，这类患者常常口中气息盛而有余，因为心肺之气未损，而又新感外邪，故鼻中壅塞难以出气，而气从口出。嗅觉障碍可归属于中医学"鼻不闻香臭""鼻聋""鼻齆"等范畴。受《素问·咳论》"五脏六腑皆令人咳，非独肺也"启发，认为若五脏六腑失调，影响肺，肺失宣发肃降，则鼻不闻香臭，从而形成嗅觉障碍。《难经·三十七难》言："五脏者，常内阅于上七窍也。故肺气通于鼻，鼻和则知香臭矣。"七窍中与肺脏对应的是鼻窍，鼻主嗅觉，若肺气失和，肺失宣降，鼻窍失和，则鼻不闻香臭。《寿世保元·鼻病》言："夫鼻者肺之候，时常和则吸饮香臭矣。若七情内郁，六淫外伤，饮食劳役之过，则鼻气不能宣调……为浊涕不闻香臭。此皆脏腑不调，邪气郁于鼻。"因此，本病乃外感六淫、内伤七情、饮食不节等侵袭或损伤肺脏，或由其他脏腑功能失调影响及肺，导致肺气失和，宣降功能失常，气血津液不荣于鼻，或鼻窍壅塞，从而形成嗅觉障碍。

（八）焦虑抑郁状态

徐某，女，25 岁，2024 年 4 月 30 日初诊。

主诉：情绪低落 4 个月余，加重 10 天。

现病史：患者4个月前因工作压力出现精神不宁、抑郁焦虑，10天前无明显原因及诱因加重，抑郁，喜悲伤欲哭，心烦易怒，胸闷，偶头晕，食凉易腹痛、腹泻，手指麻木。纳可，眠差，便秘，小便可。舌淡红，苔剥，脉弦。

既往史：既往无其他慢性病及传染病，否认遗传病史。

西医诊断：抑郁状态。

中医诊断：郁证。

中医辨证：肝郁腠理。

治则：宣发肝腠，解郁安神。

处方：柴胡10 g，枳实15 g，姜半夏15 g，黄连10 g，浮小麦15 g，白芍20 g，茯苓20 g，制远志10 g，合欢花6 g，石菖蒲10 g，人参6 g，酸枣仁10 g（冲）、当归10 g，瓜蒌15 g，丹参30 g，砂仁6 g（后下）。14剂，水煎服，日1剂，早晚分服。

二诊：患者服药后自觉情绪敏感减轻，仍偶有心烦、心慌，舌淡红苔薄白，脉弦。上方去人参、砂仁，加龟甲24 g（先煎）。14剂，水煎服，日1剂，早晚分服。

三诊：服药后情绪症状改善，心慌、心烦好转，自觉思绪偶不清，纳眠可，二便调，舌脉同前。处方：柴胡10 g，煅龙骨30 g（先煎），煅牡蛎30 g（先煎），牡丹皮10 g，栀子10 g，茯苓30 g，制远志10 g，石菖蒲10 g，合欢花10 g，浮小麦20 g，姜半夏10 g，夏枯草30 g，甘草6 g。14剂，水煎服，日1剂，早晚分服。

四诊：患者情绪稳定，望巩固疗效。守上方14剂，水煎服，早晚分服。

方解：方用大柴胡汤加减，柴胡为君药，黄连和解清热，以除少阳之邪，为臣药；枳实内泻阳明热结，行气消痞，亦为臣药。柴胡、枳实配伍，一升一降，助肝气升发以增强疏腠，宣降条达腠理，开阖玄府，调畅气机。白芍柔肝缓急止痛，与枳实相伍可以理气和血，以除心下满痛。姜半夏和胃降逆。浮小麦、人参、当归益气养血充腠，再入制远志、合欢花、酸枣仁安神。石菖蒲配瓜蒌开窍化痰，醒脾安神。丹参、砂仁活血化瘀、行气止痛，主胸中闷痛。加入茯苓利水、安神，《本草纲目》言："茯苓气味淡而渗，其性上行，生津液，开腠理，滋水源而下降，利小便。"全方共奏宣发肝腠、解郁安神之效。

二诊时，患者情绪改善，仍偶有心烦、心慌，表明肝腠郁滞化火，则去人参、砂仁，加入龟甲与远志、石菖蒲配伍以滋阴润腠。

三诊以柴胡加龙骨牡蛎汤加减，柴胡疏肝腠玄府，解郁宣畅气机；龙骨、牡蛎重镇安神，以治烦躁；半夏和胃降逆；茯苓、制远志、合欢花安心神，利小便；人参、浮小麦益气养营充腠，扶正祛邪。浮小麦配姜半夏乃取《黄帝内经》半夏秫米汤之意，意在除烦安神；牡丹皮、栀子清热泻火除烦；石菖蒲醒神开窍、除湿醒脾；夏枯草疏腠散玄透热；甘草益气充腠阔玄府，调和诸药。上药共成和解清热、镇惊安神之功。

四诊时，患者病情明显好转，效不更方，继续服上方 14 剂巩固疗效。

按语：抑郁症属中医学"郁证"范畴，其成因与情志忧郁、气机郁滞密切相关。《素问玄机原病式》记载："玄府闭密，而致气液血脉荣卫精神，不能升降出入故也，各随郁结微甚，而察病之轻重。""能为用者，皆由升降出入之通利也。有所闭塞者，不能为用也。"气化的物质基础是营卫、气血、精、津液，玄府以通为顺，若腠理玄府密塞，则营卫、气血、精、津液不能正常交通，气化过程无以正常进行，气闭塞而不行，百病由生。此患者由肝腠理玄府密塞，营卫、气血、精、津液不能正常交通，气滞、血瘀、痰饮等病理产物生成，气化过程无以正常进行，气闭塞而不行，故肝气郁结不行，表现为一系列精神不宁，情志抑郁，喜悲伤欲哭，胸闷等抑郁征象。

六、内分泌系统和代谢性疾病

（一）甲状腺功能亢进症

例 1　赵某，男，14 岁，2022 年 4 月 12 日初诊。

主诉：发现颈前部肿大 1 个月余。

现病史：患者 1 个月前无明显诱因及原因发现颈前喉结两旁肿大，无恶寒发热、无颈部红肿热痛、无声音嘶哑、无呼吸困难，时有咽痒、咳嗽，有痰，难咳出，咳出可见痰色黄白相间，质黏。体格检查：颈软，颈静脉无怒张，气管居中，两侧甲状腺Ⅱ度肿大，质较韧，可随吞咽上下活动，双颈部未扪及肿大异常淋巴结。患者平素脾气急躁易怒，消化差，纳一般，睡眠不稳定，小便调，大便不成形。舌淡红，苔薄白，脉左寸弦滑。甲状腺B型超声检查提示：甲状腺双侧叶实质回声增粗，甲状腺功能亢进症？甲状腺功能六项：甲状腺过氧化物酶抗体75.10 IU/mL，甲状腺球蛋白抗体223.00 IU/mL。

既往史：既往无其他慢性病及传染病，否认遗传病史。

西医诊断：甲状腺功能亢进症。

中医诊断：瘿病。

中医辨证：上焦怫郁，痰瘀互结。

治则：解表疏腠，化痰散结。

处方：麻黄3 g，连翘15 g，黄芩6 g，玄参10 g，浙贝母6 g，牡蛎15 g（先煎），海藻15 g，夏枯草30 g，黄药子3 g，石菖蒲6 g，车前草15 g，石韦6 g。14剂，每剂水煎2次，每次取药液50 mL，将2次药液充分混合均匀后储存，每日早晚2次，每次取药液50 mL口服。

二诊：患者服药后颈前肿块无明显缩小，仍咽中如有异物阻塞，无明显咽痒不适，痰较前易咳出，色白，纳可，时有多梦，小便色黄，大便秘，时腹痛，舌脉如前。处方：麻黄3 g，柴胡3 g，枳实6 g，桔梗6 g，黄芩6 g，浙贝母3 g，夏枯草15 g，车前草15 g，牡蛎15 g（包煎），白术15 g，石菖蒲6 g，黄药子3 g，甘草6 g，玄参6 g。14剂，日1剂，水煎服，分早晚温服。

三诊：患者服药后诸症效，患者颈前肿块缩小，咽中异物感减轻，咳痰减轻。近期鼻炎发作，鼻塞，流黄浊涕。体格检查：颈软，颈静脉无怒张，气管居中，两侧甲状腺Ⅰ度肿大，质软，可随吞咽上下活动，双颈部未扪及肿大异常淋巴结。纳、眠可，二便调，舌脉如前。处方：上方加白芷6 g，苍耳子6 g。21剂，日1剂，水煎服，分早晚温服。

四诊：患者服药后诸症效，颈前无明显肿大，无明显咽中异物感，偶有咳嗽、咳痰，流涕由浊涕变清黄涕，鼻塞减轻，纳、眠可，二便调。舌淡，苔薄白，脉浮。甲状腺B型超声检查及甲状腺功能六项无异常。根据患者的脉症，属寒束表腠，邪客阳经，治应宣发腠理。处方：麻黄3 g，连翘6 g，黄芩6 g，白芷6 g，苍耳子6 g，蜂房6 g，干姜6 g，杏仁6 g，姜半夏6 g，甘草6 g。7剂，日1剂，水煎服，分早晚温服，诸症皆消，随访未复。

方解：方中麻黄解表疏腠开玄以扩络道，畅气机。《本经疏证》论麻黄："气味轻清，能彻上彻下，彻内彻外，故在里则使精血津液流通，在表则使骨节肌肉毛窍不闭，在上则咳逆头痛皆除，在下则癥坚积聚悉破也。"可见麻黄透内达外，扩开玄府的过程中，其络脉也随之扩张而松弛，以致气血通畅，内邪得散。连翘、玄参清热解毒、消肿散结，《神农本草经》谓其："主寒热，鼠瘘、瘰疬、臃肿、恶疮、瘿瘤、结热、蛊毒。"黄芩清上焦之热，夏枯草、生牡蛎、浙贝母、黄药子、海藻以化痰散结，改善其颈前肿大之症。石菖蒲既可消食醒脾顾护脾胃，又可化痰开窍。车前草、石韦利尿，使水湿之邪从小便出。二诊时，患者病情进展缓慢，咽中如有异物，加柴胡、枳实既可解肝气郁结，又可一升一降，加强舒畅气机之功，并奏升清降浊之效，加桔梗宣肺、利咽、祛痰，缓解咽喉不适。三诊时，患者颈前肿大明显见效，但最近的鼻炎发作，故加白芷、苍耳子宣通鼻窍。四诊患者已无颈前肿大，影像学检查及各项指标已恢复正常，仍有鼻炎，鼻塞流涕，因此在顾护甲状腺的基础上采取宣发腠理，开通玄府的治法以缓解鼻炎症状。

按语：瘿病以颈前喉结环绕肿大结块为主要临床表现，陈无择在《三因极一病证方论·瘿瘤证治》将瘿病分为5类："坚硬而不可移者曰石瘿，肉色不变者曰肉瘿，筋脉露结者曰筋瘿，赤脉交络者曰血瘿，随喜怒而消长者曰气瘿。"现代医学认为，甲状腺功能亢进症、单纯性及部分地方性甲状腺肿多属"气瘿"，结节性甲状腺肿、甲状腺腺瘤多属"肉瘿"，甲状腺癌归属"石瘿"，甲状腺炎归属"瘿痈"。瘿病的病因为六淫邪气、水土饮食、精神情志、体质因素。无论是外感六淫，直中脏腑；或饮食不节，内伤脾胃；或情志不遂，肝气犯胃；或劳倦内伤，气血亏虚皆可致腠理玄府不畅，气液（营卫、气血、津液、精、神）结、聚、散、络失常，积聚为湿、饮、痰、浊、瘀、郁。郁久则化火，灼炼气液（湿、饮、痰、浊、瘀）互结则成痰核积聚，终为瘿或为痈疽。即《内经》云：“若营卫稽留于经脉之中，则血泣而不行，不行则卫气从之，从之而不通，壅遏而不得行。”治则应针对瘿病上焦膝理玄府密塞，痰湿浊郁互结的病机。辨证选用解表疏膝扩络，化痰散结之法。

例 2　邵某，女，29 岁，2020 年 12 月 3 日初诊。

主诉：心慌、心悸伴乏力 1 年余。

现病史：患者 1 年前无明显诱因出现时有心慌、心悸，伴有乏力，纳呆，情绪易烦躁。于当地医院就诊，诊断结果显示“甲状腺功能亢进症”，医生嘱其服用甲巯咪唑 10 mg，日 3 次，遵医嘱用药 1 年余，仍感心慌，心悸，伴乏力，纳呆，烦躁，怕热、怕冷，多汗，面色无华，易腹泻，无腹痛，无反酸、嗳气，无呕吐，无胸闷、胸痛。月经初潮 13 $\frac{8\sim10}{40}$，月经量少，质稀，色淡，周期较前延长，无痛经，末次月经 2020 年 11 月 2 日，带下正常。纳呆，眠差，大便稀，小便调。舌淡红，苔薄白，脉弦数。

既往史：既往无其他慢性病及传染病，否认遗传病史。

西医诊断：甲状腺功能亢进症。

中医诊断：瘿病。

中医辨证：郁滞肝膝，痰瘀互结。

治法治则：疏膝开玄，化痰散结。

处方：柴胡 6 g，煅龙骨 30 g（先煎），牡蛎 30 g（先煎），牡丹皮 10 g，栀子 10 g，益母草 30 g，首乌藤 30 g，远志 10 g，炒酸枣仁 30 g，夏枯草 30 g，浮小麦 20 g，甘草 6 g，茯苓 20 g，桂枝 20 g，白芍 20 g。14 剂，水煎服，日 1 剂，早晚分服。

二诊：服上方诸症效。患者面色不华，时有心慌，心悸，怕热，多汗，偶感乏力，情绪较前平缓，纳可，眠差，偶入睡困难，小便调，大便溏稀。舌淡红，苔薄白，脉弦数。处方：柴胡 6 g，枳实 20 g，姜半夏 15 g，黄连 10 g，人参 6 g，茯苓 20 g，白芍 20 g，远志 10 g，炒酸枣仁 30 g，牡蛎 30 g（先煎），夏枯草 30 g，浙贝母 10 g，黄药子 8 g，甘草

6 g，竹叶 6 g。14 剂，水煎服，日 1 剂，早晚分服。

三诊：服上方心慌、心悸较前明显好转，怕热、多汗较前明显缓解，但情绪紧张时仍复感心慌、心悸，易惊，纳可，眠欠佳，二便调。舌淡红，苔薄白，脉弦滑。体格检查：超敏促甲状腺激素Ⅲ↓。处方：龟甲 24 g（先煎），鳖甲 18 g（先煎），牡蛎 30 g（先煎），阿胶 10 g（烊化），丹参 30 g，红景天 15 g，远志 10 g，炒酸枣仁 30 g，浮小麦 20 g，夏枯草 30 g，白芍 30 g，桂枝 15 g，甘草 6 g。14 剂，水煎服，日 1 剂，早晚分服。

四诊：服上方偶有心慌、心悸，大便溏稀，偶多汗，无腹痛、腹胀，饭后欲便。手足、小腹发凉，情绪易怒，纳可，眠差，偶入睡困难。舌淡红，苔薄白，脉弦滑。体格检查：超敏促甲状腺激素Ⅲ 0.00 mIU/L ↓。处方：柴胡 6 g，煅龙骨 30 g（先煎），煅牡蛎 30 g（先煎），牡丹皮 30 g，栀子 10 g，夏枯草 30 g，龟甲 24 g（先煎），鳖甲 18 g（先煎），益母草 30 g，浮小麦 20 g，黄芪 30 g，石菖蒲 10 g，远志 10 g，车前草 30 g，甘草 6 g。14 剂，水煎服，日 1 剂，早晚分服。

五诊：服上方诸症效，现有咽干，眠差，无心慌、心悸，纳可，二便调。舌淡红，苔薄白，脉弦滑。处方：柴胡 6 g，枳实 15 g，桔梗 10 g，黄连 10 g，人参 6 g，肉桂 6 g，茯苓 20 g，白芍 20 g，浮小麦 20 g，远志 10 g，石菖蒲 10 g，夏枯草 30 g，牡蛎 30 g（先煎），甘草 6 g。14 剂，水煎服，日 1 剂，早晚分服。

六诊：服上方诸症效，无心慌、心悸，无乏力、汗出，无腹泻，情绪平稳，无烦躁易怒，纳、眠可，二便调。体格检查：甲状腺激素 3 项均正常。予 14 剂中药汤剂巩固疗效。处方：上方加益母草 30 g，首乌藤 30 g。14 剂，水煎服，日 1 剂，早晚分服。

方解：初诊时急则治其标为主，方中柴胡、桂枝、白芍、浮小麦开玄府致津液，温腠理，调营卫以治患者怕热、怕冷、身重乏力；龙骨、牡蛎安肾宁心，收阴潜阳，以防阳强不能密；桂枝、茯苓、牡丹皮、白芍又有桂枝茯苓丸之意；肝藏血，气滞血蓄则肝腠密塞，故以牡丹皮以破血去恶血，以芍药酸收润涩以畅腠理络道，佐以茯苓渗湿健脾以绝生痰之源，有散解、有收涩、有温通，共奏散解通透化瘀消癥之功。栀子泻火除烦，清热利湿，凉血解毒，以清心火，除燥热。夏枯草可清肝火、平肝阳、疏肝腠、散痰核、散结消肿，《神农本草经》记载夏枯草："主寒热、瘰疬、鼠瘘、头疮，破癥，散瘿结气，脚肿湿痹。"患者月经量少，予益母草疏腠扩络通经，首乌藤养血荥腠调经。患者多汗，故用浮小麦密阳实腠固表止汗。酸枣仁味酸，入肝经，营肝腠，养肝血，安心神；远志安神益智，养心助脾，交通心肾营卫，两药合用，既营阴潜阳，又交通心肾，使营卫交济，阴平阳秘，精神乃治。

二诊：在一诊方基础上，加姜半夏、浙贝母、黄药子、夏枯草。姜半夏偏于燥湿化痰、消痞散结，夏枯草辛能疏腠散结，苦能降泄，寒能清热，半夏与夏枯草合用，消散同用，寒温并用，清热化痰，治肝郁腠塞，痰气互结，久而化火，痰热互结之失眠、瘰疬、痰核、瘿瘤等证。浙贝母清火化痰，开泄散结，多用于瘰疬、瘿瘤等证。黄药子化痰散结消瘿，清热凉血解毒，治瘿瘤，《斗门方》载治项下气瘿结肿；加用枳实下气消积，化痰散痞。黄连、竹叶清热泻火，除烦止渴，人参甘温益气充腠扶正，以防散腠，疏腠、降解腠理药耗气伤津。

三诊：患者肝郁腠塞、玄府不通，卫气不得泄越，易郁久化火伤阴扰神，故情绪紧张时仍感心慌、心悸，易惊，眠欠佳等，故加龟甲滋阴潜阳、安神定惊益智，伍以鳖甲滋阴潜阳，退热除蒸，软坚散结。

四诊时，《素问·阴阳应象大论》曰："阴在内，阳之守也；阳在外，阴之使也"，气虚腠疏卫不固，常自汗出，汗出过多，不但心阴受损，亦使心气耗伤，出现心悸、惊惕、短气、烦倦，故加黄芪益气充腠实卫，浮小麦敛阴和阳密腠，煅牡蛎咸、涩，敛阴潜阳涩腠，固涩止汗。上药共奏益气敛阴和阳密腠、实卫固表止汗之功。

五诊、六诊时患者心慌、心悸及多汗症状已消，唯有咽干的症状，仍有肝郁腠塞、玄府不通，郁久化火伤阴之证，在滋阴潜阳、清热散结消瘿、藏魂安神基础上，加用桔梗、甘草宣土中金气利咽；肉桂引土中上炎之火归元；白芍合甘草酸甘收腠敛阴。故《素问·至真要大论》曰："厥阴之客，以辛补之，以酸泻之，以甘缓之。辛以润之开发腠理，致津液，通气也。”

按语： 甲状腺功能亢进症，简称“甲亢”，是内分泌系统的常见疾病，主要由于甲状腺合成释放过多的甲状腺激素，造成机体代谢亢进和交感神经兴奋，引起心悸、出汗、进食和便次增多和体重减少的病症。该病病因较复杂，临床症状以颈部甲状腺肿大、多食易饥、体重减轻、情绪急躁、怕热多汗、手抖、突眼、大便增多等症状为主。我国古代医家将甲状腺疾病归属于“瘿病”范畴，并将瘿病进行多种分类。《三因极一病证方论》中有载“坚硬不可移者，名曰石瘿；皮色不变，名曰肉瘿；筋脉露结者，名曰筋瘿；赤脉交络者，名曰血瘿；随忧愁消长者，名曰气瘿。”肝郁则气机疏泄失调，继而周身气血津液运行不畅，津、血凝聚，痰饮、瘀血内生；肝郁日久亦可化火，进一步煎灼津、血成痰、瘀。《外科正宗·瘿瘤论》云：“夫人生瘿瘤之症，非阴阳正气结肿，乃五脏瘀血、浊气、痰滞而成”，指出“瘿”主要由气、痰、瘀壅结阻滞而成，推崇行气散血、行痰顺气、活血散坚等治法。肝气郁结日久会化生痰饮、瘀血，阻滞心脉，一则痰饮阻滞于心，气滞血瘀，心脉瘀阻，故生心悸；二则肝郁日久易化火，肝火上炎于心，致心火亢盛，扰乱气机，亦生心悸。在治疗兼有肝气郁结证候的快速性心律失常时，应在宁心安神的同时注重疏肝理气，即调木宁心法，标本兼治，对肝宜采用疏泄、和解之法，使其调达通畅；对心宜采用滋养、补益之法，使其气血充盈、阴阳调和。

（二）慢性消耗性疾病

宫某，男，48岁，2022年3月19日初诊。

主诉： 体倦、乏力、多汗6个月余。

现病史： 患者6个月前无明显诱因及原因出现全身无力，易疲劳，气短，多汗，活动后大汗淋漓，时有头晕，脘腹胀满、发凉，口涎多，怕冷食，摄入凉食后易腹泻，平素全身怕冷、怕风，腿部发凉，纳可，眠差，小便清长，大便不成形。舌淡，苔薄白，右寸脉浮弱。

既往史： 既往无其他慢性病及传染病，否认遗传病史。

西医诊断： 慢性消耗性疾病。

中医诊断： 虚劳。

中医辨证：中焦虚寒，腠虚失密。

治则：益气升阳，充腠固卫。

处方：黄芪 40 g，白术 15 g，防风 6 g，桂枝 30 g，白芍 30 g，干姜 10 g，煅牡蛎 30 g（先煎），浮小麦 15 g，甘草 6 g。14 剂，每剂水煎 2 次，每次取药液 50 mL，将 2 次药液充分混合均匀后储存，每日早晚 2 次，每次取药液 50 mL 口服。

二诊：患者服药后体倦、乏力、多汗好转，现胃脘怕凉，口涎多，脘腹胀满，后背发凉时咳嗽，腿部发凉好转，肠鸣多，饮食不当时腹泻，2～3 次 / 日，便后常感肛门坠胀，纳可，失眠，小便调。舌淡，苔薄白，脉弱。处方：上方加茯苓 30 g，枳实 6 g，石菖蒲 10 g。14 剂，日 1 剂，水煎服，分早晚温服。

三诊：患者服药后体倦乏力、腿凉、多汗明显减轻，近期血压不稳定，血压时高，时有头晕、头胀痛，时有腰酸痛，纳眠可，小便排不进感，大便调。舌淡，苔薄白，脉弦。处方：上方加车前草 30 g，夏枯草 30 g，怀牛膝 15 g。14 剂，日 1 剂，水煎服，分早晚温服。药后随访诸证皆愈。

方解：患者怕冷怕风、气短、多汗，一派气虚腠疏，卫表不固之象，方中以玉屏风散益气密腠实卫固表，黄芪甘温，补气升阳、益气密腠，白术甘温，健脾益气，可助黄芪增强益气密腠固表之功，防风走表疏腠，合黄芪、白术以益气密腠固表，先开后阖，以防腠理固密太过，有碍气机之弊。黄芪得防风，密腠而不塞腠，防风得黄芪，疏腠而不过散，有补中寓疏，散中寓补，开中有阖，阖中有开之意。桂枝解肌疏腠，升发卫阳，白芍益阴敛营，敛固外泄之营阴，二者相合调和营卫，营阴密阳。煅牡蛎益阴，收敛固涩、重镇安神，既可治疗多汗，又可配浮小麦安神助眠，甘草益气，调和诸药。二诊时，患者体倦、乏力、多汗好转，但仍脘腹胀满，口涎较多，后背发凉时咳嗽，乃因患者中焦腠理虚寒，卫气不能温分肉，致津液、水湿不运，聚湿留饮，饮邪上犯。治疗应温阳发腠散寒。干姜辛热，温中散寒，白术甘温，益气补中充腠理，伍茯苓既可健脾，又可利水渗湿，伍枳实破气散痞以消脘腹胀满，伍石菖蒲，开上窍通阳玄，开温阳发腠之门户。诸药相伍，共奏益气密腠、温阳固卫之功。血压不稳定，腰酸痛，乃开发太过，阳玄失阖，故加夏枯草、车前草、怀牛膝引经气下行，开阴阖阳。怀牛膝还有补肝肾、强筋健骨、止腰痛之功效。

按语：虚劳又称虚损，是指各种原因导致脏腑功能衰退，气血阴阳虚衰，长期不能恢复，造成各种慢性虚弱证候的总称。《素问·通评虚实论》云："精气夺则虚。"《医宗金鉴·杂病心法要诀》曰："虚者，阴阳、气血、营卫、精神、骨髓、津液不足是也；损者，外而皮、脉、筋、骨，内而肺、心、脾、肝、肾消损也。成劳者，谓虚损日久，留连不愈，而成五劳、七伤、六极也。"虚劳的病因病机多是因先天禀赋不足、房事不节、饮食不节、劳倦过度、情志内伤、久病、失治、误治等造成的脏腑元气亏损，精血不足。在治疗上，早在《内经》中就已提出："虚则补之""劳则温之""损者益之"。秦汉以前的先贤，也将虚劳称为"自伤"，如《素问·生气通天论》云："故圣人传精神，服天气而通神明。失之则内闭九窍，外壅肌腠，卫气解散，此谓自伤。"

总之，无论何种病因皆可致土中金气宣降失常，玄府开阖启闭失序，营卫不将，三焦无所仰，腠理乏原，气化失司，营卫、气血、津液、精神不能聚精化气，凝气化神。故有肺为一身之主，保肺可以续命之谓。

（三）高尿酸血症和痛风

栾某，男，43岁，2024年7月14日初诊。

主诉：发现尿酸偏高3年。

现病史：患者3年前体检发现尿酸偏高，血清尿酸值约473 μmol/L，3年中发生急性痛风1次，被诊断为急性痛风性关节炎。现症见：食凉腹泻，怕热，手心、足心、腋窝汗出，纳可，眠差，小便泡沫多，色黄。舌红，苔黄腻，脉弦。

既往史：既往无其他慢性病及传染病，否认遗传病史。

西医诊断：痛风性关节炎，高尿酸血症。

中医诊断：痹病。

证型：湿热壅腠。

治则治法：清泄腠理湿热。

处方： 龙胆 3 g，黄芩 10 g，栀子 10 g，夏枯草 30 g，车前子 15 g（包煎），土茯苓 15 g，浮小麦 15 g，竹叶 6 g，柴胡 6 g，茯苓 20 g，薏苡仁 30 g。14 剂，日 1 剂，水煎服，分早晚温服。

2024 年 7 月 30 日，患者服药后腹泻减轻，舌苔见好，小便仍有泡沫，易上火，怕热，汗出多，喜冷饮，咳嗽，咳痰色黑，小便黄。处方：四妙散加减。苍术 30 g，黄柏 20 g，薏苡仁 30 g，泽泻 45 g，川牛膝 30 g。14 剂，日 1 剂，水煎服，分早晚温服。

方解： 首诊方为龙胆泻肝汤加减。方中龙胆大苦大寒，可清泄腠理实火、湿热；黄芩苦、寒，可清泄上焦腠理，《长沙药解》言其“清相火而断下利，泄甲木而止上呕，除少阳之痞热，退厥阴之郁蒸”；栀子味苦、性寒，可泄腠理郁热，《长沙药解》言其“清心火而除烦郁，泄脾土而驱湿热，吐胸膈之浊瘀，退皮肤之熏黄”；夏枯草可散腠理、发郁热。龙胆、黄芩、栀子、夏枯草相配，可清泄腠理实火、湿热及郁热。车前子味甘、寒，能渗腠利水，《神农本草经》言其“利水道小便，除湿痹”；淡竹叶辛、平、大寒，通腠利尿，《本草纲目》言其“去烦热，利小便，清心”；薏苡仁甘、淡，可渗透腠理；茯苓，渗泄腠理，《名医别录》言其“止消渴，好睡，大腹，淋沥，膈中痰水，水肿淋结。开胸腑，调脏气，伐肾邪，长阴，益气力，保神守中”。车前子、淡竹叶、薏苡仁、茯苓同用渗透腠理效更强，可通利小便，使邪从小便出。土茯苓甘、淡、平，可解毒除湿，通利关节，缓解痛风疼痛，《本草纲目》言其“健脾胃，强筋骨，去风湿，利关节，止泄泻”。柴胡可疏肝腠解郁结、升举清阳，火邪内郁，肝胆之气不疏，且骤用大剂苦寒降泄之品，既恐肝胆之气被抑，又虑折伤肝胆升发之机，遂用柴胡疏畅肝胆之气。浮小麦性凉，可清热除烦、敛阴止汗，固密过疏之腠理，止汗助眠，《本草纲目》言其“益气除热，止自汗盗汗，骨蒸虚热，妇人劳热”。全方以清泄腠理药物为主，开通玄府，发泄腠理，导尿清热，使湿热从小便解。

按语： 高尿酸血症是一组由嘌呤代谢紊乱所致的疾病。其临床特点为尿酸升高及由此而引起的痛风性急性关节炎反复发作、痛风石沉积、痛风石性慢性关节炎和关节畸形，常累及肾脏引起慢性间质性肾炎和尿酸肾结石形成。此病中医可归属“痹证”范畴，痛风作为病名最早出现于朱丹溪的《格致余论·痛风》，但其含义与现代医学的痛风不同。在众多古代文献中，将风、寒、湿、热、瘀等邪气痹阻经络引起的关节肌肉疼痛均归为痹症，又有历节、筋挛等称谓。明代秦景明的《症因脉治·痹症论》记载：“痹者，闭也。经络闭塞，麻木不仁，或攻注作疼，或凝结关节，或重着难移，手足偏废故名曰闭。”患者尿酸居高不降，小便色黄，舌苔黄腻，脉弦，明显热象。分析病因，主要由肝胆湿热、湿热积聚体内，导致湿热壅腠，方选龙胆泻肝汤清泻肝胆湿热，四妙散恢复脾胃功能，升清降浊，排湿热外出，邪祛则正安。

（四）桥本氏甲状腺功能减退

王某，男，30 岁，2024 年 5 月 10 日初诊。

主诉：发现桥本氏甲状腺功能减退 3 个月。

现病史：患者 3 个月前于外院体检时发现甲状腺功能异常，甲状腺功能：促甲状腺激素（TSH）14.104 mIU/mL ↑，游离三碘甲状腺原氨酸（FT_3）、游离甲状腺素（FT_4）(－)，甲状腺球蛋白抗体（TGAb）35.6 IU/mL ↑，甲状腺微粒体抗体（TMAb）59.9 IU/mL ↑。甲状腺彩色多普勒超声示：甲状弥漫性病变，甲状腺双叶结节，双侧淋巴结可见。现症见：患者乏力，思睡，食欲差，双侧颈部未见明显肿大，质软，无压痛，纳可，眠差，难入睡，二便调，近期体重无明显变化。舌淡红，苔白厚，脉滑。

既往史：既往无其他慢性病及传染病，否认遗传病史。

西医诊断：桥本氏甲状腺功能减退，甲状腺结节。

中医诊断：瘿。

证型：气虚痰黏腠理。

治法：理气疏腠化痰。

方药：柴胡 10 g，枳实 15 g，姜半夏 15 g，黄连 10 g，肉桂 6 g，人参 6 g，砂仁 6 g（后下），丹参 30 g，白术 15 g，茯苓 30 g，车前草 30 g，石韦 15 g，金荞麦 30 g，竹叶 6 g，夏枯草 30 g，干姜 6 g。14 剂，

日1剂，水煎服，分早晚温服。

二诊：患者近期睡眠改善，仍乏力，大便不成形，小便调，舌淡红，苔白厚，脉滑。处方：上方去丹参。14剂，日1剂，水煎服，分早晚温服。

三诊：患者乏力明显改善，纳、眠可，小便调，大便不成形，舌淡红，苔薄白，脉滑。复查甲状腺功能：TSH 1.1503 mIU/mL，FT_3、FT_4（-），TPOAb：90.01 IU/mL↑。处方：枳实15 g，砂仁6 g（后下），瓜蒌15 g，姜半夏15 g，浙贝母10 g，酒大黄6 g，石菖蒲10 g，醋延胡索10 g，白花蛇舌草30 g，夏枯草30 g，金荞麦30 g，皂角刺6 g，橘核10 g，荔枝核10 g。14剂，日1剂，水煎服，分早晚温服。

方解：初诊方以小柴胡汤、四君子汤、交泰丸为基础。方中柴胡味苦、平，疏肝腠理玄府，畅气解郁且能升举清阳，《长沙药解》谓其“降胆胃之逆，升肝脾之陷”；枳实味苦、寒，可下气泄腠理开玄府，《本草纲目》谓“枳实、枳壳大抵其功皆能利气”。枳实配柴胡，一升一降，疏腠开玄畅气机，升清降浊。姜半夏，燥湿化痰，散腠开玄，《长沙药解》言其“下冲逆而除咳嗽，降浊阴而止呕吐”，其可闭阳开阴，降逆止呕。半夏配伍黄连，取半夏泻心汤辛开散结之功，可消胃脘痞满。黄连苦、寒，入少阴心经，清泄腠理郁热，其降心火，不使其炎上，并能清里热，泻火毒，燥内湿；肉桂辛、热，可温下焦腠理，其入少阴肾经，暖水脏，通血脉，散寒凝，补命火。黄连和肉桂合用取“交泰丸”交通心肾之用，改善睡眠。人参味甘，微寒，大补元气、健脾益肺，可益气充腠；白术味甘、微苦，补脾生津，《长沙药解》言其“大养胃气，降浊阴而进饮食”；配伍砂仁化湿通滞、宣郁，以防白术壅滞，令其旋补而旋行；四者组成四君子汤，可健脾益气充腠。夏枯草味苦、辛寒，可散腠理、发郁热，清热散结，《神农本草经》言其“主寒热，瘰疬，鼠瘘，头疮，破癥，散瘿，结气，脚肿，湿痹”；金荞麦微辛、涩、凉，清热解毒，清肺排痰。夏枯草、金荞麦配伍可清热化痰散结，清泄腠理。淡竹叶辛、平、大寒，通腠利尿，《本草纲目》言其“去烦热，利小便，清心”；石韦甘、苦、微寒，滑利络道、通泄腠理，《神农本草经》言其“味苦，平。主劳热邪气，五癃闭不通，利小便水道”；车前草甘、寒，清泄腠理，清热、化痰、利小便，《滇南本草》言其“清胃热，利小便，消水肿”；茯苓，渗泄腠理。淡竹叶、石韦、茯苓同用渗透腠理效更强，可通利小便，使邪从小便出。丹参苦、微寒，活血祛瘀、通经止痛，可泄腠通络。本方多味寒性药物，可佐以干姜味燥湿温中、补益火土，温散腠理。全方共奏理气疏腠化痰之功。

按语：巢元方在《诸病源候论》中首次提出瘿病病名，并将其分为血瘿、肉瘿、气瘿三种类型。《医宗金鉴·外科心法要诀》记载瘿的内外两大因素“多外因六邪、荣卫气血凝郁、内因七情、忧恚怒气，湿痰瘀滞，山岚水气而成皆不痛痒”。本案患者乏力、思睡、食欲差，提示脾气虚，结合苔白厚、脉滑可知痰浊阻滞，其病机可概括为气虚痰黏腠理，治疗当理气疏腠化痰。本病多为本虚标实之证，以肝郁、气滞、痰凝为标，而后脾肾虚为本，病位在肝、脾、肾，故治疗重视理气疏肝健脾，治以理气疏腠化痰。

七、风湿免疫系统疾病

（一）干燥综合征

邱某，男，34 岁，2024 年 4 月 18 日初诊。

主诉：口干、眼干 1 年。

现病史：患者两年前无明显诱因出现口干，眼干，未予重视，近半年咽干难以吞咽，皮肤干裂，特来求诊。现症见：眼干涩，口干、咽干，吞咽困难，劳累后明显，视力下降，腰部后背易起红疹，右侧甲状腺恶性肿瘤切除。纳少，眠可，二便调，近期体重无明显变化。舌红，苔薄白，右寸脉下陷。

既往史：既往无其他慢性病及传染病，否认遗传病史。

西医诊断：干燥综合征。

中医诊断：燥痹。

证型：阴虚腠枯。

治则治法：养阴充腠。

处方：熟地黄 24 g，山萸肉 12 g，山药 20 g，牡丹皮 10 g，怀牛膝

15 g，密蒙花 6 g，菊花 10 g，麦冬 15 g，车前子 10 g（包煎），枸杞子 15 g，知母 10 g，黄柏 10 g。14 剂，日 1 剂，水煎服，分早晚温服。

二诊：患者眼干、咽干症状好转，已有泪液，皮肤干好转。今诊夜寐差，难入睡，苔中微厚。处方：上方加合欢皮 15 g，炒酸枣仁 10 g（冲服）。14 剂，日 1 剂，水煎服，分早晚温服。

三诊：干眼症状好转，泪水增多，皮肤由干燥起屑变为润泽，脱屑减少。处方：熟地黄 24 g，山萸肉 12 g，山药 20 g，牡丹皮 10 g，怀牛膝 15 g，麦冬 15 g，车前子 10 g（包煎），泽泻 12 g，女贞子 15 g，枸杞子 15 g。14 剂，日 1 剂，水煎服，分早晚温服。

方解：本方为杞菊地黄丸加减。方中熟地黄味甘、性温，可滋阴充腠，补血，益精填髓。山药甘、温，可补虚充腠，健脾、固肾、益精，《神农本草经》言其“主伤中，补虚，除寒热邪气，补中益气力，长肌肉，久服耳目聪明”。山萸肉性微温，味酸、涩，可补肾密腠，《雷公炮炙论》言其“壮元气，秘精”，熟地黄、山萸肉、山药肝脾肾“三阴并补”，滋阴填精、补肾固精，共同充腠密腠。牡丹皮微寒、苦、辛，清泄腠理，能凉血以清瘀久所化之热；怀牛膝苦、酸、平，可逐瘀通腠；车前子味甘、寒，能渗腠利水，《神农本草经》言其“利水道小便，除湿痹”。泽泻、牡丹皮、车前子清热凉血、利水，可开下窍。患者眼干涩，予以密蒙花、菊花、枸杞子滋补肝肾，平抑肝阳。知母清热泻火，黄柏调热利下重，麦冬养阴润肺，《长沙药解》载：“清金润燥，解渴除烦，凉肺热而止咳，降心火而安悸。”三者配伍清泄腠理，降火养阴，解除阴虚之热象。全方配伍，以养阴充腠密腠为主，清泄腠理郁热为辅，以达到清热养阴充腠之功。

按语：干燥综合征是一种慢性炎症性自身免疫性疾病。临床表现以口腔干燥、干燥性角膜结膜炎和风湿性关节炎为特征，故又称口、眼干燥和关节炎综合征，中医归属于燥痹范畴。在干燥综合征诊疗中，不少医生由于其表现出明显的热象，常盲目投以清热泻火之品，用药一派苦寒清凉，长期使用容易损伤脾胃阳气。张金波教授则投以知柏地黄丸加减，滋阴充腠泄热，恢复腠理之开阖，以使津液流通。患者眼睛干涩，加用密蒙花、菊花清泻肝火，枸杞子补肝肾阴虚，加用麦冬养阴生津、车前子通利水道，全方以滋阴充腠为主，兼顾清泻肝火、通利水道。待患者病情稳定之后，可加辛味药物开腠理，通津液。正如《素问·脏气法时论》言“肾苦燥，急食辛以润之，开腠理，致津液，通气也”。

第二节　外科医案

一、皮肤病

（一）湿疹

胡某，女，56岁，2022年3月23日初诊。

主诉：手心和足心反复干燥、瘙痒、起皮2个月余，再发加重7日。

现病史：患者2个月前无明显诱因出现手心足心干燥，瘙痒，抓挠后皮肤变红、热、硬、肿，起皮，指尖麻木，前往当地医院治疗。医院诊疗予以抗过敏药（具体不详）口服以及外涂药膏（具体不详）。用药后症状稍有缓解，但仍反复发作。月经初潮年龄14岁，已绝经，带下正常。纳、眠可，二便调。舌淡红，苔薄白，脉细涩。

既往史：既往无其他慢性病及传染病，否认遗传病史。

西医诊断：慢性手足皲裂性湿疹。

中医诊断：顽湿疡。

病机：湿热壅腠，化燥生风。

治则：养血荥腠，祛风止痒。

处方：黄芪40 g，熟地黄30 g，当归15 g，白芍30 g，赤芍15 g，鸡血藤60 g，红花15 g，甘草6 g，地肤子15 g，防风6 g，蜈蚣2条（研末冲服），火麻仁15 g，黄连10 g，苍术15 g，石斛10 g，怀牛膝15 g。14剂，水煎服，日1剂，早晚分服。

外洗处方：艾叶30 g，红花15 g。7剂，水煎外洗手足，1剂外洗2日，日1次。

二诊：患者自述服药后手心和足心干燥、起皮，指尖发麻诸症效，但仍瘙痒。纳、眠可，二便调。舌淡红，苔腻，脉细。

病机：湿腻腠理玄府，营卫气血失济。

治则：宣发腠理玄府，化湿透热，祛瘀和营。

口服处方：麻黄 6 g，连翘 20 g，薏苡仁 30 g，当归 15 g，赤芍 15 g，鸡血藤 60 g，红花 10 g，黄芪 30 g，黄柏 10 g，苍术 15 g，蜈蚣 2 条（研末冲服），怀牛膝 15 g，枸杞子 12 g，补骨脂 12 g，防风 6 g，地肤子 12 g。14 剂，水煎服，日 1 剂，早晚分服。

外洗处方：艾叶 30 g，制首乌 30 g，制草乌 15 g，生川芎 15 g，芒硝 200 g，当归 15 g，明矾 10 g，陈醋 3 斤。1 剂，陈醋泡煎 14 日，连续 14 日每晚泡洗。

三诊：患者自述服药后诸症效，足心干燥、瘙痒症状缓解，仍有手心干燥、瘙痒，手部皮肤发硬，手足发凉，偶有指尖麻木。纳、眠可，二便调。舌淡红，苔薄白，脉弦细。

口服处方：熟地黄 30 g，当归 15 g，赤芍 15 g，紫草 15 g，地肤子 15 g，茯苓 30 g，白鲜皮 15 g，红花 6 g，鸡血藤 30 g，防风 10 g，蝉蜕 8 g，甘草 6 g，黄芪 30 g，黄柏 10 g，苍术 15 g。21 剂，水煎服，日 1 剂，早晚分服。

外洗处方：黄柏 15 g，苦参 30 g，明矾 30 g，徐长卿 30 g，艾叶 30 g，冰片 1 g，地肤子 15 g，蛇床子 15 g。14 剂，水煎外洗手足，1 剂外洗 2 日，日 1 次。

2022 年 5 月 27 日电话回访，患者表示症状已大好，无手心和足心干燥、瘙痒。

方解：本案为血虚腠濇化燥生风又兼湿瘀互结之证。一诊方中熟地黄为补血之要药，还能益精填髓，补血偏于守，当归补血偏于动，熟地黄与当归皆善补血，二者合用，一静一动，动静相合，既能使阴血得补，又能使阴血运行于经脉之中，相互为用，补而不滞，滋而不腻。黄芪与当归又成当归补血汤之意，黄芪补气充腠而固肌表，配以当归养血和营，阳生阴长，气旺血生，亦有血行风自灭之意。熟地黄、白芍、赤芍、红花、鸡血藤相伍滋阴养血活血，养血荥腠润肤。石斛、枸杞子合怀牛膝补肾阴，生营阴；蝉蜕、地肤子合防风既能疏腠祛风止痒，又能防止滋补阴血之药腻塞腠理玄府，阻滞气机。白鲜皮能祛风止痒，配伍火麻仁能逐一切风气，去皮肤顽痹。二诊血燥症状缓解，仍有湿热壅腠之证，故用少量麻黄宣散腠理玄府，连翘清热散结，薏苡仁渗利湿气，苍术味苦气香，疏腠散风，地肤子能利小便、清湿热，上药相伍宣发腠理玄府、化湿透热、祛瘀和营，使湿热之邪或从皮腠外泄，或从小便而解。黄柏、黄连、苦参清热燥湿，泻火解毒，而其中的活性成分小檗碱，能发挥良好的真菌抑制作用。蜈蚣通络，善治疮疡肿毒。三诊方中加紫草可清热凉血、活血解毒、透疹消斑；茯苓健脾以生后天气血生化之源。上药相伍共奏宣发腠理玄府、化湿透热、祛瘀和营之效。

一诊外洗方中，红花有活血化瘀、促进血液循环的功效，艾叶有抗菌、抗病毒、抗过敏和增强免疫等功能。另外，艾叶属于凉性的草药，可以用来祛除脚气和脚癣。二诊外洗方中制首乌、制草乌祛风消痒；芒硝外用清热消肿；当归具有活血化瘀、温经散寒的功效，涂抹后可以促进皮肤的新陈代谢和血液循环，起到消肿止痛的效果；明矾外用杀虫解毒，燥湿止痒；陈醋泡洗，亦可起到杀菌作用。外洗三诊方中苦参能清热燥湿、杀虫利尿；冰片善于清热燥湿、解毒杀虫、清凉止痒；徐长卿祛风、活血解毒、止痒、止痛；蛇床子具有祛风燥湿、止痒的功效。药理学研究证实，苦参能发挥显著的抗炎、抗渗出作用；蛇床子则善于抑制金黄色葡萄球菌、耐药金黄色葡萄球菌等。上述药物联用共奏祛风祛湿解毒、止痒杀虫的功效。

上述两种外用、口服药物联用可起到协同作用，相较于单纯西药膏剂外敷，中药内外兼顾不仅提高疗效，还能提高患者的依从性。

按语：本病属于中医学“顽湿疡”的范畴，致病机制在于先天禀赋不足、体质敏感。其病因为禀性不耐，外感风邪，风热内蕴；或血虚化燥生风，或风湿热邪相搏，浸淫肌肤腠理。本病的病位在手掌、手指、足跟等处。病机是湿腻腠理玄府，营卫气血失济，化燥生风。在临床上应根据化燥、化热、化湿、化风的轻重及不同疾病阶段，辨证先后选用养血荥腠，祛风止痒，或宣解通透，上下分消等法，但总的治疗原则应以宣发腠理玄府、化湿透热、祛瘀和营为主。

慢性手足皲裂性湿疹是以皮肤瘙痒、干燥粗糙、皲裂、苔藓化、角化为主要临床表现的皮肤科疾病，本病易反复发作，病程呈慢性进展，自愈性较差，日久会影响患者的工作、日常生活。本病西医治疗以抗病毒制剂、免疫调节制剂以及相关对症处理为主，尤其常用干扰素进行抗病毒治疗及免疫调节，但长期应用患者易产生耐药性及相关不良反应。如西药应用于本病的治疗常会出现头痛、嗜睡及食欲骤减等问题，且药效持续时间较短，患者易产生药物依赖性。中药在本病的治疗方面具有吸收快、疗效好以及不良反应发生率较低等优势。

（二）荨麻疹

例 1 栾某，女，28 岁，2021 年 7 月 6 日初诊。

主诉：周身起风团反复发作 7 年。

现病史：患者周身瘙痒，抓挠后起风团，色红，瘙痒剧烈，运动后、月经前后、天气炎热或烦躁时易发作且明显加重，无恶寒、发热，无头晕、头痛，无汗出。患者曾于 2 年前于当地毓璜顶医院查过敏原示“对自身血清过敏”，在发病期间常服用“左西替利嗪”抗过敏，服药时见效，停药后易复发。末次月经 2021 年 6 月 30 日，平素月经规律，量少有血块，痛经，经前乳房胀痛，白带量多，纳可，眠一般，眠浅易醒，二便调。舌红苔薄，脉数涩。

既往史：既往无其他慢性病及传染病，否认遗传病史。

西医诊断：慢性荨麻疹。

中医诊断：瘾疹。

中医辨证：血虚腠濇，营虚卫强。

治则：养血荥腠，调和营卫。

处方：生地黄 30 g，当归 10 g，赤芍 15 g，新疆紫草 12 g，地肤子 15 g，蝉蜕 8 g，益母草 30 g，首乌藤 30 g，甘草 6 g，防风 6 g，浮萍 6 g。14 剂，每剂水煎 2 次，每次取药液 50 mL，将 2 次药液充分混合均匀后储存，每日早晚 2 次，每次取药液 50 mL 口服。

二诊：患者服药期间荨麻疹未发作，近因为遇风而发，睡眠好转，纳、眠可，小便调，便溏，时有腹痛、下坠感，月经如前，白带正常。舌淡苔薄，脉浮而弱似濡。辨证：气虚腠疏，风邪入腠。治则：补气密腠，固卫祛风。处方：黄芪 20 g，白术 15 g，防风 10 g，桂枝 10 g，赤芍 15 g，浮萍 6 g，蝉蜕 8 g，益母草 30 g，当归 10 g，地肤子 15 g，甘草 6 g，徐长卿 15 g。14 剂，日 1 剂，水煎服，分早晚温服。

三诊：患者服药后诸症效，荨麻疹未发作，偶有早晚或见风后略作。末次月经 2021 年 7 月 29 日，经期正常，白带正常，纳、眠可，二便调。舌淡苔薄，脉细。处方：黄芪 30 g，白芍 15 g，防风 10 g，桂枝 15 g，赤芍 15 g，益母草 30 g，首乌藤 30 g，甘草 6 g，蝉蜕 8 g，地肤子 10 g，火麻仁 10 g。14 剂，日 1 剂，水煎服，分早晚温服。

四诊：患者服药后诸症效，荨麻疹未再发作，现无明显不适，纳、眠可，小便调，吃水果后易腹泻。舌淡苔薄，脉滑。处方：上方加干姜 6 g，石菖蒲 6 g。14 剂，日 1 剂，水煎服，分早晚温服。

五诊：患者服药后荨麻疹未再出疹，现无明显不适，末次月经 2021 年 8 月 29 日，月经规律，经期正常，纳、眠可，二便调。舌淡苔薄，脉滑。处方：守上 14 剂，日 1 剂，水煎服，分早晚温服。

方解：《四圣悬枢》载："遇脏阴素虚，则营热内蒸，终不外发，五脏燔烁，则人死矣。或发之未透，隐见于皮肤之内，郁而为痒，是为瘾疹。"《诸病源候论》载："人皮肤虚，为风所折，则起瘾疹。"方中黄芪补气生血，外护肌表，固护腠理；白术健脾益气以助黄芪充实腠理。《古今名医方论》载："邪之所凑其气必虚，故治风者，不患无以祛之，而患无以御之，不畏风之不去而畏风之复来，何则……夫以防风之善驱风，得黄芪以固表，则外有所卫；得白术以固里，则内有所据，风邪去而不复来。"桂枝与芍药相配亦可调和营卫；当归活血补血，《医学启源》曰："当归，气温味甘""归头止血上行""尾破血，身和血"；赤芍清热凉血、活血散瘀；紫草清热凉血、活血解毒、透疹消斑。四药合用清血分热毒，散血中瘀滞，热清血宁而无耗血动血之虑，凉血止血又无冰伏留瘀之弊，亦合“治风先治血，血行风自灭”之意。地肤子清热利湿、祛风止痒，防风祛风解表、胜湿止痛，浮萍宣散风热、透疹止痒，三药合用去肤中热气，消风止痒，清热利湿。首乌藤祛风、通络，合蝉蜕入络搜邪祛风。益母草活血调经、利尿消肿、清热解毒，既可合首乌藤安神止痒，又可合首乌藤荣血荥腠、息风止痒。甘草益气和中、调和诸药。诸药合用凉血活血、祛风止痒，切中病机。二诊时，患者已无明显血热症状。荨麻疹遇风易发，乃气虚腠疏，风邪袭表舍腠之故，因此去生地黄、紫草，加黄芪、白术、防风、桂枝补气密腠，固卫实表，以闭虚邪贼风入表舍腠之门。徐长卿，味辛，性温，祛风除湿止痒，《神农本草经》称其“主鬼物百精，蛊毒之疫疾，邪恶气，温疟”，可增加整方祛风止痒之功。患者三诊效可守上。四诊时，患者吃水果时腹泻，加干姜温中散寒，石菖蒲消食醒脾。患者五诊已痊愈，守上巩固疗效。

按语：荨麻疹是以周身风团和（或）血管性水肿，多伴有瘙痒，急性起病伴随全身症状为临床特点的皮肤病，风团发作形式多样，有骤起骤消，起无定处，退后无痕，易反复发作的特征。目前，西医主要使用抗组胺药物或类固醇皮质激素治疗荨麻疹，但容易出现药物不良反应，而且复发率较高。荨麻疹从临床发病特点来看，应属于中医“隐疹”的范畴。《金匮要略·中风历节》中载“邪气中经，则身痒而瘾疹……风气相搏，风强则为瘾疹，身体发痒”。目前，多认为此病是由于禀赋不足，复感风、寒、湿、热等外邪所致，或饮食不节、过食辛辣肥厚，使肠胃积热，或情志内伤、气血亏虚，以致生风生燥。在治疗上根据不同证型，以祛风、散寒热、利痰湿、化瘀、止痒为治疗原则对症治疗。《诸病源候论·风瘙瘾疹生疮候》云：“人皮肤虚，为风邪所折，则起瘾疹，热多则色赤，风多则色白。”该患者周身风团常因运动后、月经前、着风，腠理开泄时易发，舌淡苔薄，脉浮而弱，因此诊断为瘾疹，辨证为气虚腠疏、风邪袭表入腠。治当补气密腠、固卫祛风。

例 2 刘某，男，44 岁，2019 年 9 月 19 日初诊。

主诉：皮肤起疹 3 年，加重 3 个月。患者四肢、躯干皮肤时常出现红色风团，瘙痒，发无定时，有时用手一擦或入睡宽衣后继则出现微红的风团、刺痒，影响睡眠。有时汗后或泄泻后瘙痒稍有缓解。口苦，口干，小便黄，大便秘。舌淡红，苔厚，脉浮。

既往史：既往无其他慢性病及传染病，否认遗传病史。

西医诊断：慢性荨麻疹。

中医诊断：瘾疹。

病因病机：湿热内蕴，皮腠密塞。

治则治法：宣通腠理，凉血息风。

处方：麻黄 6 g，连翘 15 g，薏苡仁 30 g，黄芩 10 g，赤芍 15 g，紫草 12 g，当归 10 g，益母草 30 g，首乌藤 30 g，蝉蜕 8 g，地肤子 15 g，生甘草 6 g。21 剂，日 1 剂，水煎服。

二诊：风团未发，夜间皮肤略有瘙痒，但无风团出现，舌淡红，有裂纹、瘀点，苔薄白，脉沉细。处方：上方加生地黄 30 g，15 剂，日 1 剂，水煎服。1 个月后随访，风团未发，夜间瘙痒消失。

方解：麻黄内之宣络脉腠理玄府而疏通百节、外之行孔窍腠理而通透玄府为君药。臣以连翘清热解毒、疏散腠理风热，薏苡仁利水渗透腠理湿邪，黄芩清泄腠理郁热，共助君药宣发通透湿热之邪。“久病入络”，故用赤芍凉血、活血散瘀，紫草清热凉血解毒、透疹消斑，当归活血补血，生地滋阴凉血，四药合用清血分热毒，散血中瘀滞，热清血宁而无耗血动血之虑，凉血消斑又无冰伏留瘀之弊。益母草疏腠活血通经，首乌藤养血荥腠益营活络，二药配伍疏其腠理血气，令其玄府条达而交通营卫，亦合“治风先治血，血行风自灭”之意。地肤子清利腠理湿热，合防风既能疏腠祛风止痒，又能防止滋补阴血之药腻塞腠理玄府，阻滞气机共为佐药。甘草解毒兼调诸药为使。君臣佐使相伍，宣发疏散与渗透清泄相合，益营凉血与活络息风并行，上下分消共奏宣解通透腠理玄府、凉血息风之功。

按语：荨麻疹是由多种原因引起的皮肤和黏膜的小血管扩张以及渗透性的增加，而出现的一种局限性的水肿反应。它主要表现为大小不等的风团，可急性发作，一般病程超过 6 周以上，临床上就可以诊断为慢性荨麻疹。中医学称为瘾疹，因其以身痒为主症，一发作无常之故。荨麻疹临床表现为大小不等的局限性风疹块损害，表现为红色匍行边缘、中央苍白的团块皮疹，有时可融合成巨大风团，骤然发生，迅速消退，瘙痒剧烈，愈后不留任何痕迹。其发病原因多与素体禀赋不耐，外加六淫之邪的侵袭；或饮食不节、肠胃湿热；或平素体弱、气血不足，卫外不固，致内外合邪而发病。故《灵枢·刺节真邪》曰："虚邪之中人也，洒淅动形，起毫毛而发腠理。其入深……搏于脉中，则为血闭不通则为痈。搏于肉，与卫气相搏，阳胜者则为热，阴胜者则为寒，寒则真气去，去则虚，虚则寒。搏于皮肤之间，其气外发，腠理开，毫毛摇，气往来行，则为痒；留而不去，则为痹；卫气不行，则为不仁。"根据患者症状描述，辨病为瘾疹，证属湿热内壅，皮腠密塞，玄府不畅，湿热不能透泄，郁而化火耗阴动血生风所致。故用宣解通透腠理玄府，上下分消腠理湿热，凉血息风之法。

（三）银屑病

例 1 王某，男，43 岁，2022 年 3 月 13 日初诊。

主诉：全身多发皮疹、红斑 3 个月余。

现病史：患者 3 个月前无明显诱因出现全身多发红斑，起丘疹伴鳞屑，瘙痒严重，抓挠后易出血、流水，四肢较躯干严重，平素饮酒较多，脾气急躁，口干，口苦，纳、眠可，小便调，大便秘。舌红苔薄，脉弦细数。

既往史：既往无其他慢性病及传染病，否认遗传病史。

西医诊断：银屑病。

中医诊断：白疕病。

中医辨证：营阴不足，腠理密涩。

治则：解表疏腠，养血润腠。

处方：麻黄 6 g，连翘 30 g，薏苡仁 30 g，黄芩 10 g，赤芍 15 g，紫草 10 g，生地黄 30 g，当归 10 g，土茯苓 30 g，白鲜皮 15 g，乌梢蛇 15 g，皂角刺 6 g，苍术 10 g，白花蛇舌草 30 g，黄药子 8 g，牡丹皮 10 g。14 剂，每剂水煎 2 次，每次取药液 50 mL，将 2 次药液充分混合均匀后储存，每日早晚 2 次，每次取药液 50 mL 口服。

二诊：患者服药后诸症效，服药期间新发皮疹减少，仍是四肢较重，已发皮疹瘙痒严重，易于抓破出血，纳、眠可，二便调，舌脉如前。处方：上方去苍术，加鸡血藤 30 g，忍冬藤 30 g，重楼 8 g，地肤子 12 g。21 剂，日 1 剂，水煎服，分早晚温服。

三诊：患者服药后症状较前无明显好转，皮肤红斑伴瘙痒，纳、眠可，小便调，近期便秘，大便干。舌淡苔薄，脉细。处方：麻黄 6 g，连翘 30 g，薏苡仁 30 g，黄芩 10 g，生地黄 40 g，当归 10 g，赤芍 15 g，紫草 12 g，土茯苓 30 g，白鲜皮 15 g，大黄 6 g，黄柏 10 g，重楼 8 g，地肤子 15 g，皂角刺 8 g，石膏 30 g，竹叶 6 g。21 剂，日 1 剂，水煎服，分早晚温服。

四诊：患者银屑病病史，症状如前，皮疹无加重，纳、眠可，二便调。舌淡苔薄，脉细。处方：上方去竹叶，加蜈蚣 2 条（研末冲服），21 剂，日 1 剂，水煎服，分早晚温服。

五诊：患者服药后诸症效，皮疹较前明显好转，已无明显新发，皮肤瘙痒程度减轻，鳞屑脱屑，丘疹数量减少，纳、眠可，二便调，舌脉如前。处方：上方去滑石，21 剂，日 1 剂，水煎服，分早晚温服。

六诊：患者皮疹已无新发，少有丘疹，鳞屑脱屑，红斑颜色变淡，偶有瘙痒，纳、眠可，二便调。舌淡红，苔薄白，脉弦。处方：守上方 21 剂，日 1 剂，水煎服，分早晚温服。

方解：方中麻黄、连翘、薏苡仁为麻黄连翘赤小豆汤经验变方，表药麻黄味辛，可发散解表，为发表第一药，《名医别录》谓其“通腠理”，《长沙药解》谓其“开毛孔而达皮部”。连翘清热解毒、散结消肿、疏散风热，《医学衷中参西录》言其“能透表解肌，清热逐风……又为发表疹瘾要药”，叶天士言其“入营犹可透热转气”，使营分之热透出气分而解。薏苡仁利水渗湿健脾、解毒散结。麻黄、连翘、薏苡仁三药合用，解表疏腠扩络，清热解毒散结。生地黄清热凉血、养阴生津，当归补血活血，二药合用凉血养血活血，使营血恢复而周流无阻，肌肤腠理得荣而疕病自消。黄芩泻火解毒，赤芍、牡丹皮清热凉血活络，紫草、黄药子清热凉血解毒、透疹消斑。苍术、白鲜皮、土茯苓祛风燥湿止痒。皂角刺消肿托毒，《本草汇言》言“皂角刺拔毒祛风……又泄血中风热风毒”。乌梢蛇祛风、通络，解“皮肤不仁，顽痹诸风”。二诊时，患者症状虽有好转，但见效缓慢，加鸡血藤活血补血、舒筋活络，忍冬藤清热解毒、疏风通络。《本草便读》云“凡藤蔓之属，皆可通经入络，盖藤者缠绕蔓延，犹如网络，纵横交错，无所不至，其形如络脉”。此处用鸡血藤、忍冬藤亦有取其四通八达之义，使药力能达全身肌表腠理，通络搜风。重楼清热解毒，地肤子清热利湿止痒，文献表明其具有抗炎、抗过敏、抗瘙痒作用。三诊时，患者皮肤较前无明显变化，加石膏清热泻火；大便干，加大黄通便。四诊加蜈蚣，增强攻毒祛风开腠通络之功。

按语：银屑病是一种临床常见的慢性炎症性皮肤病，在中医学中有“白疕”“疕风”“松皮癣”“干癣”等病名，历代医家对本病病因病机的认识多为血瘀、血燥、血热、风邪、湿毒等，治疗上多采用活血化瘀、滋阴养血润燥、清热凉血、祛风除湿、清热燥湿等。本患者符合《诸病源候论》中记载：“风湿邪气，客于腠理，复值寒湿，与血气相搏所生。若其风毒气多，湿气少，则风沉入深，故无汁，为干癣也。”《医宗金鉴·外科心法要诀·白疕》云：“形如疹疥，色白而痒多不快，固由风邪客皮肤，亦由血燥难荣外。”因此，宣通医学认为其病机在于肌表腠理玄府密塞，营血亏虚，日久生风化燥，肌肤失养所致。本病患者为中年男性，平素工作压力大，肝气郁结，长期情志不畅导致气机壅滞，久则郁而化火，脾气急躁易怒，又因平素饮酒较多，酿生湿热，肌表腠理玄府密涩，内热不能外达，日久火毒伏于营分而见红斑、鳞屑，热毒耗伤阴血，红斑、瘙痒、口苦、口干、大便干、舌红苔薄、脉数弦细等皆为阴虚血热灼营之象。诊断为白疕病，中医辨证为营阴不足，腠理密涩，治以解表疏腠，清热益阴，养血荣腠。

例2　张某，男，42岁，2018年8月30日初诊。

主诉：四肢躯干红斑并伴有脱屑5年。

现病史：患者5年前无明显原因及诱因出现四肢躯干红斑并伴有脱屑，多次服用激素类药物，治疗效果不佳且反复发作。现症见：头皮、四肢伸侧、后背近肩胛处片状红斑，伴有鳞屑，皮屑厚薄不一，刮之可见鳞屑下点状出血点，瘙痒，汗出则舒。舌紫黯，舌体胖大，苔黄腻，舌下脉络迂曲，脉细涩无力。

既往史： 既往无其他慢性病及传染病，否认遗传病史。

西医诊断： 银屑病。

中医诊断： 白疕。

病因病机： 湿腻皮腠，肤络失荣。

治法治则： 解表扩络，化湿荣腠。

处方： 麻黄 6 g，连翘 30 g，薏苡仁 30 g，当归 10 g，白鲜皮 15 g，土茯苓 30 g，徐长卿 30 g，赤芍 15 g，酒乌梢蛇 12 g，紫草 10 g，鸡血藤 30 g，生甘草 6 g。21 剂，每日 1 剂，饭后温服。

二诊：自述头皮，后背处红斑稍减退，鳞屑变薄，白天瘙痒较轻，夜间仍剧。口干，苔黄，脉仍细涩，上方加玄参 12 g，生地黄 30 g，麦冬 15 g。21 剂，每日 1 剂，饭后温服。

三诊：头皮、四肢及躯干鳞屑基本消退，未见口干，舌稍紫，脉细。效不更方，继服上方 21 剂，观四肢躯干红斑消退，未见皮损，余些许色素沉着。

方解： 麻黄被称为“发表第一药”，内之通透络脉腠理玄府而疏通百节、外之行皮毛腠理而解表扩络为君药。薏苡仁利湿而通透腠理，白鲜皮，性寒，味苦，归脾经、胃经以及膀胱经，配合连翘清解腠理湿热兼有祛风止痒之功，土茯苓、徐长卿祛湿通腠共为臣药。佐以当归、赤芍、鸡血藤、紫草凉血化斑，养血荣腠，有“治风先治血，血行风自灭”之意。甘草扶正兼和诸药为使。酒乌梢蛇疏腠散风通络，主治风瘙瘾疹，疥癣热毒为援药。以上君、臣、佐、使、援相伍，共奏解表疏腠扩（阔）络、化湿养血荣腠、润肤祛风止痒之效。

按语： 本案例是湿腻皮腠，腠理密塞，玄府不畅，气液（营卫、气血、津液）不能荣润肤腠，故皮肤片状红斑，伴有鳞屑，瘙痒夜剧，正如《灵枢·刺节真邪》曰：“腠理闭塞则汗不出，舌焦唇槁，腊干嗌燥。”秉承《灵枢·刺节真邪》中“皮肤缓，腠理开，汗大泄，血气减，肉淖泽”

的治疗观，辨证为湿腻皮腠，肤络失荣，治则应重点解表疏腠扩络，化湿养血荣腠，润肤祛风止痒为主。故以麻黄内之通透络脉腠理玄府而疏通百节、外之行皮毛腠理而解表扩络为君药，以畅通皮腠络道，气液（营卫、气血、津液）得行，肤腠得荣，更能使邪有出路。

（四）多汗症

例 1　傅某，男，58 岁，2023 年 3 月 14 日初诊。

主诉：左侧半身汗不出 4 年余。

现病史：患者 4 年前无明显原因及诱因出现左侧半身汗不出，右半身平日无汗，偶有眩晕。纳、眠可，大便偏稀，小便正常。舌淡红，苔滑，脉弦而涩。

既往史：既往无其他慢性病及传染病，否认遗传病史。

西医诊断：多汗病。

中医诊断：漏泄。

中医证型：玄腠不通，营卫不和。

治法治则：开玄疏腠，调和营卫。

处方：麻黄 6 g，桂枝 30 g，炒白芍 30 g，甘草 6 g，葛根 24 g，生姜 3 片，大枣 3 枚。14 剂，日 1 剂，水煎服，分早晚温服。

二诊：患者左右半身汗出基本一致，运动后汗出皆多；眩晕症状再无出现，纳、眠可，二便调。舌淡红，苔滑，脉弦细。处方：黄芪 60 g，当归 15 g，炒白芍 30 g，葛根 30 g，桂枝 30 g，甘草 6 g，浮小麦 30 g，炒酸枣仁 30 g，远志 10 g，生姜 3 片、大枣 3 枚。7 剂，水煎服，日 1 剂，早晚次分服。

2023 年 5 月 2 日电话回访，患者已痊愈。

方解：初诊方为仲景麻黄桂枝各半汤的化裁方。方中麻黄，属辛散之风药，为发散开玄第一要药，《神农本草经百种录》："麻黄，轻扬上达，无气无味，乃气味中之最轻者，故能透出皮肤毛孔之外，又能深入积痰凝血之中。"桂枝辛温，辛香四达，解肌开玄，《长沙药解》云桂枝"走经络而达营郁。善解风邪，最调木气，升清阳脱陷，降浊阴冲逆，舒筋脉之急挛，利关节之壅阻……通经络而开痹涩"。桂枝与麻黄相配，强助麻黄的宣通之力。炒白芍敛阴收腠、和营密腠，桂枝与白芍合用，辛以通其卫气、酸以和营密腠固卫，共奏调和营卫之功。取法《伤寒论》中桂枝汤，其中桂枝与白芍同用，以调和营卫、发汗解肌，《景岳全书·本草正》：“芍药，白者味甘补性多……补血热之虚……固腠理。”更用辛甘升散之葛根，开通玄府，甘凉生津，兼有开玄而回津之功。佐以生姜、大枣补虚调和，诸药合用，开玄通闭，调和营卫，汗自安和。二诊时，患者汗出均匀，但仍多汗，此为气虚腠疏卫不固，故以黄芪、当归益气养血、充腠密腠实卫为主。

按语：汗证是以汗液外泄失常为主症的疾病。《黄帝内经》对“汗”的生理及病理已有一定的认识，明确指出汗液为人体津液的一种，并与血液有密切的关系，即“血汗同源”。故血液耗伤之人，不可再发其汗。古代先贤以指明营卫不足，阴阳失调，腠理不密，致汗泄失常，表现为汗出恶风，周身酸楚，时寒时热，也可表现为半身或局部汗出。张金波教授认为，此病的基本病机为偏身肌表腠理密塞，致使营卫不得正常运行，阴阳失调，汗液外泄失常。治疗予麻黄桂枝各半汤加减，宣通患侧郁闭的玄府腠理，使营卫畅流，阴阳调和。同时，张金波教授指出，患者初服药后当大汗出，此为健侧肌腠亦被打开，待营卫恢复正常周流营运交会，全身阴阳调和，出汗异常便可痊愈。故《灵枢·营卫生会》云：“人有热……汗则出，或出于面，或出于背，或出于身半，其不循卫气之道而出，何也？岐伯曰：此外伤于风，内开腠理，毛蒸理泄，卫气走之，固不得循其道，此气慓悍滑疾，见开而出，故不得从其道，故命曰漏泄。”

例2 孙某，男，6周岁，2024年6月4日初诊。

主诉：昼日汗多1个月。

现病史：患儿1个月前无明显原因及诱因出现昼日喜汗出，夜间干咳，无盗汗，生长发育不佳，身高体重均低于正常均值，平素易感冒，纳差眠可，二便调。舌淡苔白，脉迟。

既往史：既往无其他慢性病及传染病，否认遗传病史。

西医诊断：多汗。

中医诊断：汗证。

病因病机：禀赋不足，表虚不固，腠理不密。

治则治法：滋补脾肾，益气密腠。

处方：柴胡 6 g，煅龙骨 15 g（先煎），煅牡蛎 15 g（先煎），龟甲 15 g（先煎），鳖甲 15 g（先煎），砂仁 15 g（后下），炒鸡内金 10 g，白术 12 g，黄连 6 g，人参 6 g，鹿角胶 6 g（烊化），益智仁 12 g，桑螵蛸 6 g，炒山药 20 g。14 剂，水煎服，日 1 剂，早晚分服。

二诊：患儿服药后汗出明显减少，咳嗽减轻，体重增加，纳眠可，二便调。舌淡苔白，脉缓。处方：柴胡 6 g，煅牡蛎 15 g（先煎），龟甲 12 g（先煎），鳖甲 18 g（先煎），白芍 10 g，山萸肉 6 g，升麻 6 g，益智仁 6 g，桑螵蛸 6 g，甘草 6 g，石菖蒲 6 g，远志 6 g。14 剂，水煎服，日 1 剂，早晚分服。

2024 年 8 月 15 日，患儿因他患来诊，询问得知，服药后多汗症状已痊愈，未再发作。

方解：本方取法柴胡加龙骨牡蛎汤，孩童犹如草木之方萌，内涵少阳（稚阳）之气，故以柴胡开通玄府，通达少阳之木气，清散郁热。《神农本草经》云柴胡："主心腹肠胃结气，饮食积聚，寒热邪气，推陈致新。"煅龙骨、煅牡蛎重镇而收敛，闭合玄府而固汗，《本草纲目》言龙骨："涩可去脱，故成氏云：龙骨能收敛浮越之正气。"柴胡与煅龙骨、煅牡蛎合用，一散一敛，恢复玄府正常开阖功能，共成和解清热、敛汗固表之功。患儿禀赋不足，发育不良，当滋补先天、培补后天，使气充而腠密汗固。滋补先天当以龟甲养肝肾精血，《本草纲目》言龟甲："治腰脚酸痛，补心肾，益大肠，止久痢久泄"，以鳖甲滋补肾阴，蜀本《药性论》云鳖甲："治劳瘦，除骨热"，龟甲配鳖甲并滋阴潜阳而敛汗。以鹿角胶补肾壮阳、益精血，以益智仁开心益智。培补后天当用人参、炒山药、白术补气养血，益气健脾，扶正养脏。患儿脾虚纳差，虚而不化又日久成积，胃腠壅闭，故以炒鸡内金开胃腠，清胃肠积滞。《滇南本草》云鸡内金："宽中健脾，消食磨胃。"以砂仁开脾腠，行脾胃痰阻气滞，《药品化义》言砂仁："主散结导滞。"鸡内金与砂仁合用，开中腠、畅气机、固脾胃。黄连泄食积所生之热。桑螵蛸既能补肾助阳滋补先天，又能收涩腠理玄府、固表止汗。二诊患儿服药后好转明显，故处方基本不变，根据当前机体状态稍作加减，继续调理。

按语：汗证是指不正常出汗的一种病证，主要表现为患儿在安静状态下依然出汗过多，清醒时可湿贴身衣物，睡眠时可湿枕巾。汗证多发生于5岁以内的小儿。出汗是正常的生理现象。正常汗出有调节体温、润泽皮肤、调畅气血，维持阴阳平衡、营卫和谐的作用。小儿由于形气未充、腠理疏薄，加之生机旺盛、清阳发越，在日常生活中较成人更容易出现阴阳失调、腠理不固而出汗过多。小儿异常出汗，按时间分有自汗、盗汗；按性质分有热汗、冷汗、黏汗之别。小儿汗证有虚实之分，而虚实夹杂者居多。《素问·阴阳别论》云“阳加于阴谓之汗”，汗发于阴而出于阳，其根本由阴中之营气，而启闭由阳中之卫气，所以汗证之因，总由阴阳失衡所致。虚证中常见表虚不固、营卫不和、气阴两虚，实证为心脾积热、脾胃湿热，虚实之间每可兼见或相互转化。小儿汗证可见于西医学甲状腺功能亢进、自主神经功能紊乱、反复呼吸道感染等疾病过程中。

（五）脱发

刘某，男，35岁，2024年5月14日初诊。

主诉：脱发半年。

现病史：患者半年前无明显原因及诱因出现脱发，白发增多，时头晕，情绪易激动，平素手脚凉，时怕冷，汗出正常，饮食不规律，睡眠差，二便调。舌淡红，苔薄白，脉沉涩。

既往史：既往无其他慢性病及传染病，否认遗传病史。

西医诊断：脱发。

中医诊断：油风，发落，发摇。

病因病机：精亏腠虚，毛腠失固。

治则：补肾填精，密腠固卫。

处方：熟地黄24 g，山萸肉12 g，茯苓20 g，炒山药15 g，枸杞子15 g，补骨脂6 g，制首乌15 g，车前草30 g，石韦10 g，附子6 g（先煎），肉桂6 g，远志10 g。14剂，水煎服，日1剂，早晚分服。

二诊：脱发好转，情绪好转，睡眠改善。舌淡红，苔薄白，脉沉。处方：守上 14 剂。

2023 年 6 月 25 日电话回访，患者已基本痊愈，因出差未能来诊，嘱平时合理饮食，规律睡眠。

方解：本方取法《素问·调经论》“肾合三焦膀胱，三焦膀胱者，腠理毫毛其应”，以《严氏济生方》“济生肾气丸”，加解表疏腠开玄府的车前草、石韦加减而成。肾精不足，营虚卫弱，则全身之腠理玄府失于充填而失密，“腠理始疏，荣华颓落，发鬓斑白”。故方用熟地黄、山茱萸、山药为君，熟地黄益精填髓，益元补腠，《本草经疏》谓：“干地黄乃补肾家之要药，益阴血之上品”；山茱萸、补肝肾、涩精气，《长沙药解》云山茱萸：“温乙木而止疏泄，敛精液而缩小便”；薯蓣（山药）健脾气，固肾精，《本草纲目》：“益肾气，健脾胃，止泄痢，化痰涎，润皮毛。”枸杞子、补骨脂、制何首乌补精生血、密腠理而止遗固发共为臣药。佐以制黑附子、肉桂温阳发腠、炼精化气、气化津液，“开发腠理，致津液，通气也”。合茯苓、远志“内溉脏腑，外濡腠理”，炼气化神、安神定志。车前草归肺、肾、膀胱经，上散华盖，下透三泉；石韦，其性味甘、苦、微寒，入肺、膀胱经，上透华盖，下渗三泉。车前草与石韦相合宣解通透腠理玄府，温分肉，充皮肤，肥腠理，司开阖者也，以防肺气宣发肃降太过和不及，共为使药。

按语：中医学认为，发稀而细易脱，质脆易断者，多因肾虚、精血不足所致。肝肾亏损，精不化血，血不养发，毛腠玄府失润，发无生长之源，毛根空虚而发落成片，严重者眉毛、胡须、腋毛、阴毛，甚至毳毛等全身毛发脱落，称为普秃。在西医学中，本病与遗传、情绪、应激、内分泌失调、自身免疫等因素有关。宣通医学认为，本病与肺肾的功能失调关系最为密切。肾精亏虚腠理不密失固为本，肺气宣发肃降失畅常，皮毛腠理玄府开阖失序为标。《灵枢·营卫生会》云：“营卫者，精气也，血者，神气也，故血之与气，异名同类焉”，肾精亏虚，则营虚卫弱，腠理不密，则皮腠疏，发遗落。若肺气肃降无力，则宣发太过，玄府阖降不能，皮毛腠理疏散太过，卫不故密则发易落。《灵枢·五变》曰：“腠理疏，则善病风”，风动则叶落。若肺气宣发无力，则肃降太过，玄府开发不能，则九窍闭塞，外壅肌腠，营卫失济，皮毛腠理失荣而发摇。故在补肾填精密腠理的基础上酌加宣发或肃降的解表疏腠药，“开腠理，致津液，通气也”，达到《素问·经脉别论》所言：“肺朝百脉，输精于皮毛”的功效。

（六）接触性皮炎

盛某，女，45岁，2024年3月3日初诊。

主诉：肩背部红斑，肿胀作痒2天。

现病史：患者发病前因肩背部疼痛外用中药药膏，数小时后感常见贴膏药处皮肤刺痒，揭除膏药后发现局部皮肤红肿，边界与膏药形状一致。患处鲜红肿胀，上有水疱，水疱破后则糜烂渗液，自觉灼热、瘙痒，伴发热，口渴，大便干，小便短黄。舌红，苔黄，脉弦滑。

既往史：既往无其他慢性病及传染病，否认遗传病史。

西医诊断：接触性皮炎。

中医诊断：膏药风。

中医辨证：湿热壅腠。

治则：宣发腠理，祛湿透热。

方药：麻黄6 g，连翘30 g，薏苡仁30 g，当归10 g，生地黄24 g，地肤子15 g，防风10 g，土茯苓30 g，白鲜皮10 g，黄芩10 g，苦参15 g，蜈蚣2条（研末冲服），白花蛇舌草15 g，黄药子6 g，重楼6 g，赤芍12 g，紫草10 g，甘草6 g。14剂，水煎服，日1剂，早晚分服。

2024年3月21日电话回访，患者表示近期服药及停药期间，病情痊愈，且未有复发迹象，故暂停中药，暂停复诊。

方中麻黄、连翘、薏苡仁取法于麻黄连翘赤小豆汤，麻黄，轻扬上达，辛散温通，前人称为“发表第一药”“治感第一要药”，其辛温透发之力鲜有出其右者。麻黄开玄府之功，为人所共知。但玄府不仅指皮肤之毛孔，还包括遍布人体各处的微细窍道。麻黄开玄府之功亦非止于皮肤玄府。《日华子本草》称麻黄“通九窍，调血脉”。通九窍者，言其轻清能走头面，直达清窍，宣九窍玄府之闭；调血脉者，因其能入细络，开启闭阻，促其渗灌。故麻黄不仅走表，而且走里，所谓“彻上彻下，彻内彻外”“无微不至”。连翘清热解毒，疏风清热，消肿散结，清热开玄以除热毒，《神农本草经》言其“主寒热，鼠瘘，瘰疬，痈肿，恶疮，瘿瘤，结热，蛊毒”。薏苡仁甘淡利湿，微寒清热，主渗湿解毒开玄，《名医别录》言其“除筋骨邪气不仁，利肠胃，消水肿，令人能食”。麻黄、连翘、薏苡仁三药合用，可迅速开通全身玄府，解表疏腠扩络，祛湿透热解毒，恢复玄府作为气液流通微循环的功能。当归味甘性温，气轻而辛，既能甘温补血养血，又能辛散活血，可补血活血开玄。《本草纲目》引李杲语：“（当归）头，止血而上行；身，养血而中守，梢，破血而下流；全，活血而不走。”生地甘寒质润，苦寒清热，入营分、血分，为清营通腠、凉血止血之要药。《本草纲目》曰：“生地黄，大寒。主治妇人崩中血不止，及产后血上薄心闷绝。伤身胎动下血，胎不落，鼻衄吐血，皆捣饮之。”地肤子走表开玄，能祛除皮肤中湿热与风邪而止痒。《神农本草经》记载地肤子“主膀胱热，利小便”。土茯苓解毒除湿通腠，《本草纲目》记载土茯苓：“去风湿，利关节，止泄泻。治拘挛骨痛，恶疮痈肿。解汞粉、银朱毒。”白鲜皮苦寒，开玄泻火解毒，具有清热燥湿、祛风止痒之效，诸药皆可开通玄府郁闭，透湿止痒。防风升发能散，发表开腠理，以驱散其在表之风湿热邪，《长沙药解》云防风：“行经络，逐湿淫，通关节。”蜈蚣等虫类药为“血肉有情”之品，具蠕动走窜之性，其味多辛、咸，辛可宣散以开通玄府郁闭，咸则软坚散结以消疮。

按语：接触性皮炎是指因皮肤或黏膜接触某些外界致病物质所引起的皮肤急性或慢性炎症反应。其临床特点是发病前均有明显的接触某种物质的病史，好发于接触部位，皮疹有红斑、丘疹、水疱、糜烂、渗出、结痂等。西医学认为，接触性皮炎分为原发刺激性接触性皮炎和变态反应性接触性皮炎两种。①刺激性接触性皮炎：接触物（如强酸、强碱等）本身具有强烈刺激性，任何人接触该物均可发病。或虽刺激性较小，但接触时间长也可致病。②变应性接触性皮炎：为典型的Ⅳ型超敏反应。接触物为致敏因子，本身并无刺激性，多数人接触后不发病，仅有少数过敏体质者接触后发病。宣通医学认为，禀赋不耐，皮肤腠理不密，接触某些物质，例如漆、药物、塑料、橡胶制品、染料和某些植物的花粉、叶、茎等，使毒邪侵入皮肤，蕴郁化热，邪热与气血相搏而发病。但体质因素是发病的主要原因，同一种物质，禀赋不耐者接触后易发病。本病以解表疏腠扩络，清热祛湿止痒为主要治法，慢性者注意配合养血润燥。首先应避免接触过敏原，否则治疗无效。

（七）面部皮肤色素沉着

李某，男，33 岁，2024 年 7 月 11 日初诊。

主诉：面部颈前皮肤发痒发黑半年余。

现病史：患者半年前无明显原因及诱因出现面部颈前皮肤发痒发黑，色素沉着，肤色萎黄，自服用六味地黄丸不效，双足时有水肿，纳、眠可，二便调。舌淡苔厚，脉弦涩。

既往史：既往无其他慢性病及传染病，否认遗传病史。

西医诊断：面部皮肤色素沉着。

中医诊断：肌衄。

中医辨证：表腠密塞，浊瘀壅积。

治则治法：解表疏腠，化浊散瘀。

处方：麻黄 6 g，连翘 6 g，薏苡仁 30 g，黄芩 10 g，赤芍 15 g，紫草 12 g，茜草 6 g，当归 10 g，益母草 30 g，鸡血藤 30 g，白鲜皮 15 g，车前草 30 g，生地黄 24 g，蝉蜕 6 g，浮萍 6 g，甘草 6 g。14 剂，水煎服，日 1 剂，早晚分服。

二诊：颜面部发黑情况明显改善，肤色萎黄，体格检查显示轻度贫血，纳、眠可，二便调。舌淡苔白，脉涩。处方：麻黄 6 g，连翘 6 g，薏苡仁 30 g，黄芩 10 g，赤芍 15 g，紫草 12 g，茜草 6 g，当归 10 g，益母草 30 g，鸡血藤 60 g，白鲜皮 15 g，车前草 30 g，生地黄 24 g，熟地黄 24 g，白芍 30 g，蝉蜕 6 g，浮萍 6 g，甘草 6 g。14 剂，水煎服，日 1 剂，早晚分服。

2024 年 8 月 20 日，患者已痊愈。

方解：方中麻黄、连翘、薏苡仁为麻黄连翘赤小豆汤经验变方。表药麻黄味辛，可发散解表，为发表第一药，《名医别录》谓其："通腠理"，

《长沙药解》谓其："开毛孔而达皮部。"连翘清热解毒、散结消肿、疏散风热，《医学衷中参西录》述其"能透表解肌，清热逐风……又为发表疹瘾要药"，叶天士言其"入营犹可透热转气"，使营分之热透出气分而解。薏苡仁利水渗湿健脾、解毒散结，《名医别录》谓其："除筋骨邪气不仁，利肠胃，消水肿，令人能食。"麻黄、连翘、薏苡仁三药合用，解表疏腠扩络，清热解毒散结。生地黄清热凉血、养阴生津，当归补血活血，二药合用凉血养血活血，使营血恢复而周流无阻，肌肤腠理得养而病自愈。黄芩泻火解毒，赤芍清热凉血活络，紫草清热凉血解毒、透疹消斑。白鲜皮祛风燥湿止痒。鸡血藤活血补血、舒筋活络，《本草纲目拾遗》："其藤最活血"，此处用鸡血藤亦有取其四通八达之义，使药力能达全身肌表腠理，通络搜风。二诊鸡血藤加至 60 g，鸡血藤不仅能活血通络，更能补血。现代研究表明鸡血藤对放、化疗引起的贫血小鼠外周血白细胞数、骨髓有核细胞数与粒系细胞分裂指数下降均有升高作用。熟地黄甘温滋润，养血力强，乃养血补虚之要药，故加用之。熟地黄、当归、白芍合用，乃《太平惠民和剂局方》四物汤之意，补血调血之力更强。

按语：多种外感及内伤的原因都会引起肌衄。肌衄多发生在四肢，尤以下肢多见。皮肤呈点状或片状青紫斑块，大小不等，形状不一，用手指按压紫斑处，其色不褪，部分患者可伴有发热、头痛、纳差、腹痛、肢体关节疼痛等症。《灵枢·百病始生》云："阳络伤则血外溢，血外溢则衄血；阴络伤则血内溢，血内溢则后血"，清代唐容川《血证论》是论述血证的专书，对各种血证的病因病机、辨证论治均有精辟论述，提出止血、消瘀、宁血、补虚的治血四法，作为统治血证的大纲。宣通医学认为，宣肺解表可疏腠理络道，拓宽脉道，使全身玄府得通，面部表膜腠理松弛扩张，外疏而内展，故气血津液得通，浊瘀壅积可除。

二、乳腺疾病

乳腺结节

张某，女，30 岁，2022 年 1 月 3 日初诊。

主诉：发现乳腺结节 30 天。

现病史：患者30天前于烟台市毓璜顶医院查体发现乳腺结节，经胸部CT扫描，提示诊断：①左侧乳腺BI-RADS分类4B。②右侧乳腺BI-RADS分类1。2021年12月3日，某医院双侧乳腺X线摄影所见：双侧少量腺体型乳腺，左乳外上象限见结节状高密度影，边界欠清晰，大小约1.2 cm，左乳散在点状钙化。右侧乳腺未见明显结节或肿块影。双侧乳头轮廓清楚、未见下陷，皮肤未见增厚或牵扯改变。双侧腋窝未见肿大淋巴结影。症见偶有乳房刺痛，白带正常，纳可，眠差，二便调。患者神志清楚，精神可，面色较暗，舌暗苔白腻，脉弦。近期体重无明显变化。双侧乳房对称，大小相似，无红肿、破溃、静脉曲张，乳头水平，无溢液，无凹陷回缩，乳晕正常。双侧乳腺压痛，左侧乳腺可触及黄豆样大小肿块，表面光滑，边界清，无皮肤粘连。舌淡红，苔黄厚，脉弦滑。

既往史：既往无其他慢性病及传染病，否认遗传病史。

西医诊断：乳腺结节。

中医诊断：乳癖。

病因病机：乳腠密塞，痰瘀互结。

治法治则：疏腠开玄，化瘀散结。

处方：柴胡6 g，枳实15 g，瓜蒌30 g，姜半夏15 g，海藻30 g，石菖蒲10 g，远志10 g，玄参15 g，浙贝母10 g，煅牡蛎30 g（先煎），醋延胡索10 g，王不留行6 g，橘核10 g，山慈菇8 g，白花蛇舌草30 g，夏枯草30 g。14剂，水煎服，日1剂，早晚分服。

二诊：患者自述服药后诸症效，乳房压痛减轻，睡眠明显改善，为求巩固治疗前来就诊，纳可，二便调。舌淡红，苔薄黄，脉弦。上方去远志，加皂角刺6 g，21剂，水煎服，日1剂，早晚分服。柴胡6 g，枳实15 g，瓜蒌30 g，姜半夏15 g，海藻30 g，石菖蒲10 g，皂角刺6 g，玄参15 g，浙贝母10 g，煅牡蛎30 g（先煎），醋延胡索10 g，王不留行6 g，橘核10 g，山慈菇8 g，白花蛇舌草30 g，夏枯草30 g。21剂，水煎服，日1剂，早晚分服。

三诊：患者自述服药后诸症效，乳房压痛明显减轻。2022年2月7日，某医院双侧乳腺X线摄影所见：双侧少量腺体型乳腺，左乳外上象限见结节状高密度影，边界欠清晰，大小约 0.6 cm。右侧乳腺未见明显结节或肿块影。双侧乳头轮廓清楚、未见下陷，皮肤未见增厚或牵扯改变。双侧腋窝未见肿大淋巴结影。为求巩固疗效，前来就诊。纳、眠可，二便调。舌淡红，苔薄白，脉细。效不更方，守上 21 剂，已固疗效。水煎服，日 1 剂，早晚分服。

方解：乳腺结节属于中医乳癖的范畴，乳房腠理玄府密塞，痰湿浊瘀互结乳络是本病的基本病机，治疗应以解表疏腠扩络，化痰祛湿降浊以利结消为基本治则治法。方中柴胡味苦，平而散、疏乳腠、开玄府、畅气机。枳实下气通腠破结，《雷公炮制药性解》谓："枳实味苦酸，性微寒，无毒，入心、脾二经，主消胸中之痞满，逐心下之停水，化日久之稠痰，削年深之坚积，除腹胀，消宿食，定喘咳，下气逆。"柴胡与枳实相合，疏腠、通腠相助，开玄、通玄并行，疏乳腠、开玄府相得益彰，为诸药开路，共为君药。姜半夏、海藻、皂角刺、山慈菇化痰散结，浙贝母、煅牡蛎、玄参软坚散结，七药相合解结、散结、软结、破结、化结共为臣药。夏枯草疏肝经腠理、散痰核、散结消肿，《神农本草经》记载夏枯草："主寒热、瘰疬、鼠瘘、头疮，破癥，散瘿结气，脚肿湿痹"，醋延胡索、王不留行、橘核理气活血通腠理、石菖蒲辛散温通，芳香而散，利九窍腠理而开通玄府，五药相合消散、行通、活络以助痰行结散共为佐药。瓜蒌疏表阔腠，豁痰通络，下气宽胸，善治结胸，盖能开胸前郁结而为使药。白花蛇舌草、金荞麦清热解毒，消痈散结，为援药。上药君、臣、佐、使、援相伍，用解表开玄、疏表开玄、理气开玄、活血开玄、运水开玄、通透开玄之药，行开玄扩络道、开玄透湿热、开玄透浊毒、开玄行瘀血、开玄利痰消、开玄通气机之功，奏解表疏腠扩络、化痰散瘀解结之效。

按语：乳癖是由于情志不遂，肝气郁结，气滞肝经腠理，玄府不畅，气液（营卫、气血、津液）积聚，痰湿浊瘀互结乳络腠理；或思虑伤脾，脾失健运，痰浊内生，脾胃经脉腠理密塞，痰湿浊瘀结于乳络腠理。或因冲任失调，冲任经脉腠理失养，玄府不畅，气街、溪谷内外不相通，经气不能循经往来内外上下，孙络无以溢奇邪，以通营卫，则气浊血著，营卫泣流。轻则痰核、瘰疬、积聚、癥瘕；重则邪溢气壅，脉热肉败，营卫稽留，必将为脓为痈。本病例是乳房腠理玄府密塞，痰湿浊瘀互结，积聚乳络而结节。遵《素问·气穴论》曰："孙络三百六十五穴会……以溢奇邪，以通荣卫，荣卫稽留，卫散荣溢，气竭血著，外为发热，内为少气，疾泻无怠，以通荣卫，见而泻之，无问所会。"用针之法，也是用药之道，故治以解表疏腠扩络，化痰散瘀解结之法。

第三节　妇产科医案

一、月经病

（一）痛经

马某，女，24岁，2022年4月19日初诊。

主诉：痛经10余年。

现病史：患者自月经初潮后开始痛经，持续2天左右，带经期6天。经前乳房刺痛伴有肿块，经时小腹坠胀，伴头晕，恶心，严重时呕吐。胸闷气短，心慌，偶胸痛，时有胃脘不适，无反酸、嗳气。痛时需服止痛药（布洛芬胶囊），治疗效果佳，但仍反复发作。末次月经2022年3月29日。眠浅多梦，便溏。舌淡红，苔薄白，脉弦细。

既往史：既往子宫肌瘤病史，无其他慢性病及传染病，否认遗传病史。

西医诊断：痛经。

中医诊断：经行腹痛。

病因病机：宫腠密涩，营卫泣流。

治法治则：疏腠扩络，化瘀和营。

处方：柴胡6 g，枳实15 g，瓜蒌15 g，砂仁6 g（后下），丹参30 g，桂枝30 g，炒白芍30 g，当归10 g，桃仁10 g，红花10 g，茯苓30 g，香附10 g，艾叶6 g，吴茱萸6 g，干姜6 g，甘草6 g。14剂，水煎

服，日 1 剂，早晚分服。

二诊：末次月经 2022 年 4 月 24 日。服药后痛经改善，痛经时间缩短，经色红，量多，白带正常，纳、眠可，便仍溏。上方去桃仁，加三七粉 3 g（冲服）。处方：柴胡 6 g，枳实 15 g，瓜蒌 15 g，砂仁 6 g，丹参 30 g，桂枝 30 g，炒白芍 30 g，当归 10 g，红花 10 g，茯苓 30 g，香附 10 g，艾叶 6 g，吴茱萸 6 g，干姜 6 g，甘草 6 g，三七粉 3 g（冲服）。14 剂，水煎服，日 1 剂，早晚分服。

三诊：末次月经 2022 年 5 月 18 日，服药后痛经未再发作。

方解：柴胡味苦，平而散，疏宫膝，开玄府，畅气机，瓜蒌味甘、微苦，性寒，疏表宽络，阔宫表膝理，二药相合，疏膝、阔膝两助，开玄、扩玄并行，共奏疏膝扩络之功，共为君药。枳实下气通膝破结，芍药养血和营敛膝，桂枝辛香四达，引药以通宫络膝理玄府，桂枝芍药相合酸甘缓急，柔顺宫膝，调和营卫而止痛，当归、丹参、红花、桃仁活血祛瘀、通泄宫表膝理玄府而下浊瘀，砂仁芳香散膝扩玄府以助血行，茯苓渗泄膝理玄府以利水，助活血药泄浊瘀，有助水行舟之意，《金匮要略·水气病脉证并治第十四》言“血不利则为水”，故以大剂量茯苓的淡渗之功协助他药化开瘀积，并将所化开之瘀积排出体外，九药相合化瘀合营止痛共为臣药。艾叶辛温而散、疏宫膝、暖宫体，吴茱萸、干姜、甘草温中补虚、降逆止呕，香附子性专捭阖，开上焦膝理玄府，通中焦膝理玄府，阖下焦膝理玄府，并能宣诸药味，而为诸药之先聘通使。上药君、臣、佐、使相伍，共奏疏膝扩络、化瘀和营止痛之功。

按语：痛经属于祖国医学“经行腹痛”的范畴，最早见于张仲景《金匮要略·妇人杂病脉证并治》：“带下，经水不利，少腹满痛，经一月再见”，创造性地提出瘀血为其基本病机，以及创立了活血止痛的治疗法则。隋代巢元方《诸病源候论·妇人病·月水来腹痛候》：“妇人月水来腹痛者，由劳伤血，至令体虚，受风冷之气客于胞络，损伤冲任之脉，手太阳、少阴之经”，提出了痛经的病因。后来，明清时期《景岳全书·妇人规·经期腹痛》对本病辨证做了较系统的论述，《宋代女科秘书》《傅青主女科》等对本病治法及方药做了大量的探索。历代医学家所论述虽有侧重，但多数认为痛经的发病原因有情志所伤、起居不慎、六淫为害等，并与素体情况及经期或经前后的特殊生理环境有关。宣通医学认为，痛经的主要病因病机是，妇女在经期及月经前后，由于血海由充盈渐之转为泄溢，宫膝失密。这时情绪波动、起居不慎或外邪乘虚而袭宫表、入宫膝，气滞宫膝、瘀阻宫膝或寒凝宫膝，导致冲任经脉膝理玄府失畅，营卫、气血运行不利，“营卫泣流”，不通则痛；或胞宫膝理失于濡养，不荣则痛。根据患者症状描述，辨病为痛经，证属宫膝密涩，营卫泣流，治以疏膝扩络，化瘀和营止痛。

（二）功能性子宫出血

吕某，女，34 岁，2024 年 2 月 14 日初诊。

主诉：经血淋漓不净半年余。

现病史：患者半年前无明显原因及诱因出现经血过期不净，13 日前月经来潮，量时多时少，淋漓不尽，有血块，周期稳定在 27 日左右，伴有痛经，纳、眠可，二便调。舌暗红，苔滑，脉弦涩。

既往史：既往无其他慢性病及传染病，否认遗传病史。

西医诊断：子宫异常出血。

中医诊断：经期延长。

证型：瘀阻宫膝，新血离经。

治则治法：化瘀通膝，止血调经。

处方：黄芪 40 g，金银花 30 g，薏苡仁 30 g，红花 10 g，当归 6 g，地榆炭 15 g，海螵蛸 30 g，炮姜 6 g，甘草 6 g。14 剂，水煎服，日 1 剂，早晚分服。

二诊：经期长，经血颜色鲜红，有血块，时流红色白带，痛经。舌暗苔滑，脉弦涩。处方：柴胡 6 g，枳实 6 g，桔梗 6 g，赤芍 10 g，当归 6 g，桃仁 6 g，红花 6 g，生地 18 g，大黄炭 6 g，甘草 6 g，牛膝 15 g。14 剂，水煎服，日 1 剂，早晚分服。

三诊：月经时长缩短，经色，经量正常，食凉后易腹泻，小便正常，纳、眠可。舌暗苔白，脉涩。处方：艾叶炭 6 g，香附 10 g，五灵脂 6 g，炒蒲黄 6 g，山茱萸 10 g，炒白芍 20 g，肉桂 6 g，三七粉 3 g（冲服），甘草 6 g。14 剂，水煎服，日 1 剂，早晚分服。

方解：瘀血不去新血不生，本方采用通因通用治法，以金银花清热活血开玄，以除热毒，散瘀结，《本经逢原》："金银花，解毒去脓，泻中有补，痈疽溃后之圣药。"红花活血开玄，《本草经疏》记载"红蓝花，乃行血之要药"，即通过活血祛瘀消除瘀血这一病理产物而间接开通玄府。当归补血活血，既能开腠理络脉，又能给予其充养，《本草纲目》引李杲语："（当归）头，止血而上行；身，养血而中守，梢，破血而下流；全，活血而不走。"薏仁渗湿除痹，解毒散结，而除痰开玄，使痰去瘀消。黄芪益气充腠而摄血，且诸活血开玄药与黄芪合用，其药力更胜，共奏散中有补、寓补于通之功。崩漏下血耗血，又首当塞流治标，地榆为凉血止血之佳品。《本草纲目》载："地榆，除下焦热，治大小便血证。止血，取上截切片炒用，其梢则能行血，不可不知。"地榆炒炭则止血之功更著。海漂硝温涩收敛，有固崩止带之功。患者中阳不足而腹泻，故用炮姜、甘草温中止泻，合黄芪、当归补气养血，扶正养脏。全方共起祛瘀止血，补养生新。二诊患者瘀血已破但仍有瘀血，方取血府逐瘀汤，行气开玄与活血开玄相合，祛瘀与养血同施，升降兼顾，使血活瘀化气行，则诸症可愈。三诊患者漏下基本止住，但饮食不节，嗜食生冷，体寒较重，故以艾附暖宫丸加减调治。

按语：崩漏是指经血非时暴下不止或淋漓不尽，前者称为"崩中"，后者称为"漏下"，由于二者常相互转化，故概称为崩漏，是月经周期、经期、经量严重紊乱的疾病。"崩"首见于《素问·阴阳别论》："阴虚阳搏谓之崩。""漏下"首见于《金匮要略·妇人妊娠病脉证并治》："妇人有漏下者，有半产后因续下血不绝者，有妊娠下血者。"《诸病源候论·崩中候》云"忽然暴下，谓之崩中"，《诸病源候论·妇人杂病诸候》云"非时而下，淋漓不断，谓之漏下"，首次简要概括了崩中、漏下的病名含义。宣通医学认为崩漏为经乱之甚，其发病常非单一原因所致。情志所伤，肝气郁结，气滞血瘀；或经期、产后余血未尽，又感受寒、热邪气，寒凝血脉，或热灼津血而致血瘀，瘀阻宫腠，旧血不去，新血难安，发为崩漏。也有因元气虚弱，无力行血，血运迟缓，因虚而瘀或久漏成瘀者。临证治疗崩漏，应根据病情缓急和出血时间长短的不同，本着“急则治其标，缓则治其本”的原则，灵活掌握塞流、澄源、复旧三法。

（三）围绝经期综合征

于某，女，52岁，2023年11月15日初诊。

主诉：自汗1年余。

现病史：患者1年前无明显原因及诱因出现自汗，活动后燥热汗出，神疲易劳累，平素易感冒，入睡困难，眠浅易醒，食后胃胀、胃部堵塞感，头晕，恶心，无呕吐，周身乏力，大便干。舌淡红，苔薄白，脉弦细。

既往史：既往无其他慢性病及传染病，否认遗传病史。

西医诊断：围绝经期综合征。

中医诊断：绝经前后诸证。

中医辨证：营卫不和。

治则：调和营卫，养阴敛腠。

处方：柴胡10 g，枳实15 g，黄连10 g，姜半夏15 g，人参6 g，酒大黄6 g（后下），白芍20 g，浮小麦20 g，肉桂6 g，煅牡蛎30 g（先煎），制远志10 g，酸枣仁10 g，甘草6 g，竹茹6 g，干姜6 g，白术12 g。14剂，水煎服，日1剂，早晚分服。

二诊：服上方汗出减轻，睡眠改善，仍头晕，前额、两侧头部胀痛。上方去人参、白术，加天麻10 g，白芷10 g。14剂，水煎服，日1剂，早晚分服。

1个月后随诊，患者已停药，无既往汗出症状，亦未感冒，面色红润，无乏力，情绪可，无头晕，无口燥咽干，无腰膝酸软，纳、眠可，二便调。

方解：方用柴胡疏肝腠，同时引枳实入肝经，枳实以理气行滞为主，助肝气升发以增强疏腠之功，柴胡、枳实一升一降，宣降条达腠理，开阖玄府，调畅气机。姜半夏“降逆止呕，下气止呕吐，除湿化痰涎，大和脾胃”。配黄连取半夏泻心汤辛开散结之功，可消胃脘痞满。人参、白术补脾益气充腠，以补后天之本。白芍益阴敛营、敛汗、敛腠，敛固外泄之营阴。肉桂性味温热，擅长和心血、补命火，其与黄连的配伍亦能闭阳启阴，引火归原温腠以行营卫。干姜温中散寒以除痰湿，酒大黄泻下通便，加入煅牡蛎、制远志、酸枣仁安神，浮小麦补虚止汗，竹茹除烦止呕。甘草调和诸药。诸药合用，共奏益气健脾、调和营卫、养阴敛腠之功。二诊见效，患者头晕、头痛，去人参、白术，加入天麻平肝息风，而止头眩，为治风痰眩晕、头痛之要药；白芷长于治阳明经头痛，李东垣谓“头痛须用川芎。如不愈，各加引经药，太阳羌活，阳明白芷”。

按语：围绝经期综合征，是由于绝经前后女性体内激素代谢紊乱所引起的一系列以自主神经功能紊乱为主的证候。其临床表现多样，但多数患者均有全身燥热、汗出、失眠、心悸、情绪不稳等症状，其中以异常汗出为多见。异常出汗虽不会严重影响生命健康，但患者常自觉不适，汗出较甚者可严重影响患者日常生活。西医学主张雌激素补充治疗（HRT），但往往有严格的适应证和禁忌证。相关中医病名根据其症状可有“脏躁”“绝经前后诸证”“汗证”“梅核气”等，中医学认为本病的发生主要是由于妇女在绝经前后，肾气渐衰，天癸将竭，冲任亏损，精血不足，腠理不固，津液外泄而致。《医宗必读》曰：“心之所藏，在内为血，在外者为汗”，汗液与营气同源，归属于营阴。故有“营卫者，人体之阴阳也，宜相将而不宜相离也，营卫和谐，则阴阳协调，卫为之固，营为之守，卫阳外护营阴，汗则不出。若营卫不和，两相悖离，阴阳互不维系，故汗出”。患者素体气虚不能固表，腠理开泄，营阴不守，津液外泄；或是更年期随着患者肺、脾、肾等脏腑功能减退，气的生化不足，固摄能力下降，腠理不固，津液外泄后，气亦随津脱，气虚更甚。故应益气健脾、调和营卫、养阴敛腠。

二、带下病

人乳头瘤病毒（HPV）感染

张某，女，53岁，2022年3月25日初诊。

主诉：发现HPV阳性3个月余。

现病史：患者3个月前体检发现HPV阳性，症见体倦腰痛，白带量多，稀薄如水状，面部、颈侧、手背散有扁平疣。近带下黄稠、有异味，外阴湿疣菜花样，瘙痒，有时灼热疼痛，小腹胀痛。素有心慌，口苦，眠差，多梦，尿赤。舌红，苔黄腻，脉弦数。已绝经，未行系统治疗。

既往史：既往无其他慢性病及传染病，否认遗传病史。

西医诊断：HPV 感染。

中医诊断：带下病。

病因病机：奇邪淫溢腠理，湿热浊毒内蕴。

治法治则：宣通腠理玄府，祛湿化浊排毒。

处方：麻黄 6 g，连翘 30 g，薏苡仁 30 g，白花蛇舌草 30 g，苦参 15 g，土茯苓 30 g，白鲜皮 15 g，黄芩 10 g，车前草 30 g，败酱草 30 g，半枝莲 30 g，浙贝母 10 g，赤芍 15 g，紫草 12 g，重蒌 8 g，木通 6 g，竹叶 6 g。14 剂，水煎服，日 1 剂，早晚分服。

二诊：服药后带下黄稠、异味减轻，阴部瘙痒、灼热刺痛、尿赤明显缓解。仍有腰痛、小腹胀痛，心慌，口苦，眠差，舌红，苔黄腻，脉弦数。上方去木通、竹叶，加酒大黄 6 g（后下），生甘草 6 g。处方：麻黄 6 g，连翘 30 g，薏苡仁 30 g，白花蛇舌草 30 g，苦参 15 g，土茯苓 30 g，白鲜皮 15 g，黄芩 10 g，车前草 30 g，败酱草 30 g，半枝莲 30 g，浙贝母 10 g，赤芍 15 g，紫草 12 g，重蒌 8 g，酒大黄 6 g，生甘草 6 g。14 剂，水煎服，日 1 剂，早晚分服。

三诊：服药后诸症效，腰痛、小腹胀痛已明显缓解，面部、颈侧、手背散在的扁平疣消退。仍有心慌，口苦，眠差，舌红，苔黄腻，脉弦数。三阳腠理邪毒已解，三阴余毒未尽，遵宣解三阳，通透三阴治疗原则辨治如下：

病因病机：奇邪淫溢阴腠，湿热浊毒内壅。

治法治则：通透下焦腠理，祛湿化浊排毒。

处方：柴胡 10 g，枳实 12 g，黄连 10 g，酒大黄 6 g（后下），土茯苓 30 g，白鲜皮 15 g，白花蛇舌草 30 g，玄参 6 g，浙贝母 10 g，半枝莲 30 g，薏苡仁 30 g，败酱草 30 g，车前草 30 g，益母草 30 g，首乌藤 30 g，石菖蒲 10 g。21 剂，水煎服，日 1 剂，早晚分服。

四诊：自述外阴湿疣、瘙痒，灼热疼痛诸证效。心慌，口苦基本消失，眠可，余无明显。舌淡红，苔黄，脉细数。效不更方，守上 30 剂以固疗效。2022 年 7 月 20 日，体格检查，外阴湿疣、瘙痒，灼热疼痛消失，HPV 已阴性。

方解：本证为湿热相蒸，上焦洒陈雾露失权，若雾霾状壅蕴上焦，上焦腠理玄府密塞，外壅肌腠，邪热不能外越。上焦不通，下焦则失利，热结于下，注于宫腠，宫腠不能内开，毛蒸理不泄，湿热浊毒内结为病。应以宣通腠理玄府，上下内外分消壅热，祛湿化浊排毒之法为先。麻黄被称为“发表第一药”，内之宣络脉而疏通百节、外之行孔窍而通透玄府。《名医别录》谓麻黄“通腠理”，《本经疏证》论麻黄“气味轻清，能彻上彻下，彻内彻外。”连翘疏腠理、开玄府、解郁结、散热透毒，《医学衷中参西录》述其“能透表解肌，清热逐风……又为发表疹瘾要药”。叶天士言其“入营犹可透热转气”，使营分之热透出气分而解，薏苡仁利湿而通透腠理湿浊，三药相合宣解通透子宫腠理玄府，祛湿化浊排毒共为君药。车前草、浙贝母宣泄腠理玄府湿热，有清上利下、开上焦、通下焦之意，苦参、土茯苓、白鲜皮、黄芩、败酱草清热解毒，祛风止痒，大黄炭清泄、通利中下二焦腠理，八药相合，一助君药宣解，而助君药通泄，三助君药祛湿化浊排毒以防毒邪稽留，邪淫溢腠共为臣药。佐以赤芍、紫草、重蒌凉血解毒，祛风止痒。甘草解百毒兼和诸药为使。白花蛇舌草、半枝莲清热解毒，消痈散结，共为援药。上药君、臣、佐、使、援共奏宣通腠理玄府，祛湿化浊排毒之功。三诊诸症效，唯有心慌，口苦，眠差，舌红，苔黄腻，脉弦数等症，为三阳腠理邪毒已解，三阴余毒未尽，或宣发之品散气伐营扰神所致，遵宣解三阳、通透三阴治疗原则，故用通透剂以通透下焦腠理玄府，开下阖上以防宣发之品散气伐营扰神，更无奇邪淫溢阴腠，湿热浊毒内壅之弊。

按语：人乳头瘤病毒（HPV）感染是一种传染性极强的性病，传播途径多元化，包括性生活混乱，接触携带 HPV 的马桶、床单、被褥，混洗衣物都会造成传播。HPV 感染的症状，取决于是低危型 HPV 感染还是高危型 HPV 感染。低危型 HPV 感染多是良性病变，主要表现为各种疣，如寻常疣、扁平疣等。其中，寻常疣可发生于身体的各个部位，扁平疣多发生在面部、手背、前臂以及生殖器官（尖锐湿疣、菜花疣体）等处。中医学没有 HPV 的病名，多归属“带下病”范畴。“带下”之名，首见于《黄帝内经》，如《素问·骨空论》说：“任脉为病……女子带下瘕聚。”带下一词，有广义、狭义之分，广义带下泛指妇产科疾病而言，由于这些疾病都发生在带脉之下，故称为“带下”。带下的量明显增多，色、质、气味发生异常，或伴全身、局部症状者，称为“带下病”，又称“下白物”“流秽物”。相当于西医学的阴道炎、子宫颈炎、盆腔炎、妇科肿瘤等疾病引起的带下增多。如《金匮要略心典》说：“带下者，带脉之下，古人列经脉为病，凡三十六种，皆谓之带下病，非今人所谓赤白带下也。”又如，《史记·扁鹊仓公列传》记载：“扁鹊名闻天下，过邯郸，闻（赵）贵妇人，即为带下医。”所谓带下医，即女科医生。狭义带下又有生理、病理之别。正常女子自青春期开始，肾气充盛，脾气健运，任脉通调，带脉健固，阴道内即有少量白色或无色透明无臭的黏性液体，特别是在经期前后、月经中期及妊娠期量增多，以润泽阴户，防御外邪，此为生理性带下。如《沈氏女科辑要》引王孟英说：“带下，女子生而即有，津津常润，本非病也。”若带下量明显增多，或色、质、气味异常，即为带下病。《女科证治约旨》说：“若外感六淫，内伤七情，酝酿成病，致带脉纵弛，不能约束诸脉经，于是阴中有物，淋漓下降，绵绵不断，即所谓带下也。”在《诸病源候论》中还有五色带下的记载，有青、赤、黄、白、黑五色名候，指出五脏俱虚损者，为五色带俱下。临床上以白带、黄带、赤白带为常见。

根据感染 HPV 的症状和发病原因也相似于《黄帝内经》论述奇邪淫溢的病因病机，无论外感六淫，内伤七情，皆可相互为因，由表及里，有浅入深而成病。或在三阳腠理，或在三阴腠理，终是奇邪淫溢宫腠，湿热浊毒内蕴。正如《灵枢·五变》云：“余闻百疾之始期也，必生于风雨寒暑，循毫毛而入腠理，或复还，或留止，或为风肿汗出，或为消瘅，或为寒热，或为留痹，或为积聚，奇邪淫溢，不可胜数。”“故虚邪之中人也，始于皮肤，皮肤缓则腠理开，开则邪从毛发入，入则抵深。留而不去，则传舍于络脉”。“留而不去，传舍于经……留而不去，传舍于输，在输之时，六经不通。”“留而不去，传舍于伏冲之脉……留而不去，传舍于肠胃之外、募原之间，留著于脉，稽留而不去，息而成积。或著孙脉，或著络脉，或著经脉，或著输脉，或著于伏冲之脉，邪气淫泆，不可胜论。”（《灵枢·百病始生》）根据经典的论述，结合患者症状描述，辨病为带下病，病因病机是奇邪淫溢宫表腠理，湿热浊毒内蕴，邪热上不能外越，下不能通泄，应以宣通腠理玄府，上下内外分消壅热，祛湿化浊排毒为先。后期是奇邪淫溢阴腠，湿热浊毒内壅，遵宣解三阳、通透三阴治疗原则，故用通透下焦腠理，祛湿化浊排毒之法善后。

三、不孕症

例1　孙某，女，27岁，2022年2月15日初诊。

主诉：备孕。

现病史：婚后2年，孕3流产3，现备孕，患者曾于外院行子宫输卵管造影示：宫腔见多个不规则充盈缺损，双侧输卵管伞端上举，走行迂曲，稍扩张。末次月经2022年1月23日。平素腰膝酸软，眠差，面斑。月经规律，量少，有血块，经来乳胀。舌暗苔厚，舌边瘀点，色黯，脉弦。

既往史：既往无其他慢性病及传染病，否认遗传病史。

西医诊断：习惯性流产。

中医诊断：滑胎。

病因病机：瘀阻宫腠，营卫泣流。

治法治则：通透宫腠，化瘀和营。

处方：柴胡10 g，枳实15 g，瓜蒌10 g，砂仁10 g（后下），丹参30 g，红景天15 g，当归10 g，生地黄30 g，茯苓30 g，桂枝30 g，炒白芍30 g，牡丹皮6 g，酒大黄6 g，路路通6 g，艾叶炭6 g，香附6 g。15剂，日1剂，水煎服，分2次温服。

二诊：末次月经2022年2月15日，服药后经量增加。效不更方，守上防21剂，日1剂，水煎服，分2次温服。

三诊：服药后无明显不适，末次月经 2022 年 4 月 16 日，经前偶有腹坠感，经后腰膝酸软明显，入睡困难，多梦，舌淡苔薄，脉细。

分析：情志不遂，肝郁气滞，冲任失调，宫膜郁闭，玄府不通，营卫泣流，渐为积聚、癥瘕（宫腔见多个不规则充盈缺损）。经云："宿有癥痼之疾，孕后屡屡滑胎。"《景岳全书》云："盖胎气不安，必有所因……去其所病，便是安胎之法。"现癥痼已除，还是以补肾填精，密涩宫膜，益营固卫，调补冲任为主。兼有急则治其标，缓则治其本之意。

处方：熟地黄 30 g，鹿角胶 6 g（烊化），菟丝子 15 g，枸杞子 15 g，补骨脂 6 g，桑寄生 15 g，炒杜仲 12 g，白术 15 g，砂仁 6 g（后下），肉桂 6 g，艾叶炭 6 g，香附 10 g，益母草 30 g，首乌藤 30 g，炮姜 6 g，甘草 6 g。21 剂，日 1 剂，水煎服，分 2 次温服。

患者于 2023 年 7 月 4 日门诊告知已成功分娩一男婴，现已满月。

方解：患者情志不遂，肝郁气滞，冲任失调，宫膜郁闭，玄府不通，营卫泣流，渐为积聚、癥瘕（宫腔见多个不规则充盈缺损）。《景岳全书》云："盖胎气不安，必有所因……去其所病，便是安胎之法。"故先用通透宫膜，化瘀和营之法消癥瘕、积聚去其病因。柴胡入肝胆经，升发阳气，疏膜开玄解肝气郁结，枳实下气通膜，泄热破结，与柴胡配伍，一升一降，疏解通透宫膜玄府共为君药。芍药具有养血和营、缓急止痛之功，《神农本草经百种录》论桂枝："……辛香四达，引药以通经络"，桂枝、芍药相合酸甘缓急柔顺宫膜，调和营卫。生地黄、当归、丹参、酒大黄、路路通活血祛瘀，通泄膜理浊瘀，茯苓淡渗利水，渗透膜理助泄浊瘀，有助水行舟之意，熟地黄、当归益阴和营以密宫膜、实卫、固冲任，八药相合共为臣药，共奏化瘀和营消癥之功。瓜蒌味甘、微苦，性寒，疏表宽络，阔宫表膜理，具有扩充子宫空间之意，砂仁温中行气疏膜理、散玄府、开络道，红景天益气充膜通脉扩容，三药相合以防胎元缺氧共为佐药。艾叶辛温而散，疏宫膜、暖宫体，香附性专捭阖，开上焦膜理玄府，通中焦膜理玄府，阖下焦膜理玄府，并能宣诸药味，而为诸药之先聘通使。上药君臣相助，佐使相辅，共奏通透宫膜，化瘀和营之功。

按语：中医认为堕胎或小产连续发生3次以上者，称为“滑胎”，即现代医学所称之“习惯性流产”，常为先天禀赋不足，肾气未充，或因孕后房事不节，纵欲所伤，肾气亏虚，冲任不固，以致不能荫胎系胎，胎失所系而致屡孕屡堕，遂为滑胎。或素体虚弱，气血不足，或饮食、劳倦伤脾，气血化源不足，或大病久病，耗气伤血，都可导致气血两虚，冲任不足，不能载胎养胎，故使屡孕屡堕而为滑胎。临床观察，不论何因所致，反复的治疗过程给患者的心理、生理、经济都带来了巨大的压力，皆导致肝郁脾虚，或气滞血瘀，冲任失调，宫膜郁闭，久之则宫膜因失养而虚涩或虚闭，玄府不畅。气液（营卫、气血、津液、精、神）不能循宫膜往来内外上下，内外不相通，则气浊血著，营卫泣流。本案例为久病不愈，情志不遂，肝郁气滞，冲任失调，宫膜郁闭，玄府不通，营卫泣流，胎元失养所致。治则应以疏表阔膜，开通玄府，交通营卫，化瘀和营，荥宫膜，升原气，养胎元为主。

例2 吕某，女，34岁，2022年3月15日初诊。

主诉：备孕。

现病史：患者结婚4年，孕2产0，1次葡萄胎，1次生化流产，至今未孕。恶性葡萄胎术后化疗，末次月经2022年3月10日。月经量少，色黑，有血块，时有腹痛，经前乳房刺痛，有肿块，情绪不宁则加重，伴头晕、恶心、胸闷、气短、心慌、胸痛、胃脘不适，无反酸、嗳气，眠差，二便调。舌淡红，苔薄白，脉细。

既往史：无其他慢性病及传染病，否认遗传病史。

西医诊断：备孕。

中医诊断：不孕。

病因病机：宫膜密塞，浊瘀内结。

治法治则：通透玄府，祛瘀散结。

处方：柴胡10 g，枳实15 g，瓜蒌15 g，丹参30 g，砂仁6 g（后下），红景天15 g，茯苓30 g，桂枝30 g，桃仁10 g，当归12 g，牡丹皮10 g，益母草30 g，首乌藤30 g，艾叶6 g，香附12 g，车前草30 g。14剂，水煎服，日1剂，早晚分服。

二诊：末次月经 2022 年 3 月 10 日，服药后诸症缓解，纳、眠可，二便调。效不更方，14 剂，水煎服，日 1 剂，早晚分服。

三诊：末次月经 2022 年 4 月 5 日，经期第 4 天，周期经期规律，量少，腹痛较前改善，白带正常，未诉特殊不适。效不更方，守上方 14 剂，水煎服，日 1 剂，早晚分服。

四诊：末次月经 2022 年 5 月 2 日，月经周期、经期规律，量可，少有血块。小腹两侧时有疼痛，白带色黄，外阴瘙痒。上方去益母草、首乌藤，加白花蛇舌草 30 g，酒大黄 6 g（后下）。14 剂，水煎服，日 1 剂，早晚分服。

处方：柴胡 10 g，枳实 15 g，瓜蒌 15 g，丹参 30 g，砂仁 6 g（后下），红景天 15 g，茯苓 30 g，桂枝 30 g，桃仁 10 g，当归 12 g，牡丹皮 10 g，白花蛇舌草 30 g，酒大黄 6 g（后下），艾叶 6 g，香附 12 g，车前草 30 g。21 剂，水煎服，日 1 剂，早晚分服。

四诊：服药后腹痛较前明显缓解，白带色黄，外阴不痒，末次月经 2022 年 5 月 26 日，量少，周期、经期规律，无痛经，服药期间大便通畅，停药后便秘，小腹两侧时有疼痛伴腰痛，纳可。舌淡，苔薄白，脉细。上方去瓜蒌、红景天，加附子、熟地黄通透宫腠玄府，温通宫腠气液，化瘀通经散结。处方：柴胡 10 g，枳实 15 g，丹参 30 g，砂仁 6 g（后下），熟地黄 30 g，茯苓 30 g，桂枝 30 g，桃仁 10 g，当归 12 g，牡丹皮 10 g，白花蛇舌草 30 g，酒大黄 6 g，艾叶 6 g，香附 12 g，车前草 30 g，黑附子 10 g（先煎）。21 剂，水煎服，日 1 剂，早晚分服。

五诊：月经未至，化验检查提示：早孕。

方解：本案例为术后伤络，子宫腠理玄府不利，营卫、气血、津液通透不畅而积聚，营卫泣流，痰湿浊瘀互结，不通则痛、胀、结。正如《灵枢·贼风》云："恶血在内而不去，卒然喜怒不节，饮食不适，寒温不时，腠理闭而不通。其开而遇风寒，则血气凝结，与故邪相袭，则为寒痹。"应以通透宫腠玄府，温通宫腠气液，化瘀通经散结为主。柴胡味苦，平，疏宫腠、开玄府、畅气机，枳实下气通腠破结，瓜蒌味甘、微苦，性寒，疏表宽络，阔宫表腠理，三药相合，疏腠、阔腠、通腠相助，开玄、扩玄、通玄共行，通透宫腠玄府相得益彰，共为君药。桂枝辛香四达，解肌扩络以通宫络腠理玄府，当归、丹参、红景天、红花、牡丹皮、桃仁活血祛瘀、通泄宫表腠理玄府而下浊瘀，七药相合化瘀通经散结和营止痛共为臣药。佐以砂仁芳香散腠扩玄府以助血行，茯苓渗泄腠理玄府以利水，助活血药泄浊瘀，有助水行舟之意。《金匮要略·水气病脉证并治第十四》言“血不利则为水”，故以大剂量茯苓的淡渗之功协助他药化开瘀积，并将所化开之瘀积排出体外。艾叶辛温而散，疏宫腠、暖宫体，黑附子温阳注腠，通元气，益母草、首乌藤养血活血，疏腠、润腠，交通气液（营卫、气血、津液、精、神）并能安神定志。香附性专捭阖，开上焦腠理玄府，通中焦腠理玄府，阖下焦腠理玄府，并能宣诸药味，而为诸药之先聘通使。白花蛇舌草清热解毒，消痈散结，为援药。上方君、臣、佐、使、援相伍，共奏通透宫腠玄府，温通宫腠气液、化瘀通经散结之功。

按语：不孕症，是指女子婚后夫妇同居2年以上，配偶生殖功能正常，未避孕而未受孕者，或曾孕育过，未避孕又2年以上未再受孕者，称为“不孕症”，前者称为“原发性不孕症”，后者称为“继发性不孕症”。古称前者为“全不产”，后者为“断绪”。临床上通常可分虚实两端，肾阳不足、肾阴亏虚、痰湿内阻、肝气郁滞、寒凝瘀滞胞宫五种类型。无论虚实及何种类型，皆可致冲任二脉腠理玄府失畅，气液（营卫、气血、津液、精、神）运行失调而积聚或泣流或稽留于胞宫。本案例为术后伤络，子宫腠理玄府不利，营卫、气血、津液通透不畅而积聚，营卫泣流，痰湿浊瘀互结，不通则痛、胀、结。故选用通透宫腠玄府，温通宫腠气液，化瘀通经散结之法。

四、杂病

（一）巴氏腺囊肿

王某，女，40岁，2024年5月20日初诊。

主诉：外阴瘙痒反复发作1个月。

现病史：患者1个月前因阴部不洁出现外阴瘙痒，伴外阴肿痛，反复发作，经西医确诊为细菌性阴道炎伴巴氏腺囊肿，末次月经2024年5月14日，色红，量略少，无血块，不痛经，纳、眠可，二便调。舌红，苔黄腻，脉滑数。

既往史：既往无其他慢性病及传染病，否认遗传病史。

西医诊断：细菌性阴道炎伴巴氏腺囊肿。

中医诊断：痈。

病因病机：湿热壅腠。

治则治法：解毒散结，清热化湿，消痈止痒。

处方：金银花40 g，玄参15 g，当归10 g，薏苡仁30 g，酒大黄6 g（后下），连翘30 g，皂角刺6 g，远志6 g，浙贝母10 g，车前草30 g，甘草6 g，麻黄6 g，白花蛇舌草30 g，野菊花10 g，夏枯草30 g。14剂，水煎服，日1剂，早晚分服。

二诊：服上方效，阴道瘙痒偶发，外阴肿痛明显减轻，纳、眠可，二便调。舌淡红，苔黄，脉滑。处方：麻黄6 g，连翘30 g，薏苡仁30 g，夏枯草30 g，车前草30 g，浙贝母10 g，皂角刺6 g，白花蛇舌草30 g，当归10 g，蜈蚣2条（研末冲服），生地黄24 g，竹叶6，天花粉6 g，酒大黄6 g（后下）。14剂，水煎服，日1剂，早晚分服。

方解：方中金银花，玄参、当归、甘草取法四妙勇安汤，治痈。薏苡仁、连翘、麻黄取法仲景麻黄连翘赤小豆汤，赤小豆易为薏苡仁，止痒。金银花味甘性寒，清热开玄以除热毒，尤善清热解毒，《本草正》记载“金银花，善于化毒，故治痈疽肿毒、疮癣杨梅、风湿诸毒，诚为要药。”玄参辛凉通透，长于清热凉血，泻火解毒，并能散结软坚。《神农本草经》记载玄参“主腹中寒热积聚”。玄参与金银花合用，既清热开玄透气分之邪热，又能通透扩络解血分之热毒，则清热解毒之力尤著。当归性味甘、辛而温润，养血活血，既可开玄扩络行气血、化瘀通脉而止痛，又合玄参养血滋阴而生新。甘草生用，既助金银花清热解毒，合当归、玄参养阴生津，又能调和诸药。麻黄、连翘、薏苡仁为麻黄连翘赤小豆汤经验变方。麻黄味辛，轻扬上达，辛散温通，前人称其为“发表第一药”，其辛温透发玄府之功鲜有出其右者。连翘疏腠开玄而宣散郁热，能清热解毒、散结消肿，《神农本草经》言连翘：“主寒热，鼠瘘，瘰疬，痈肿，恶疮，瘿瘤，结热，蛊毒。”薏苡仁利水渗湿健脾、解毒散结开玄。麻黄、连翘、薏苡仁三药合用，解表疏腠扩络，清热解毒散结。生地黄清热凉血、养阴生津，当归补血活血，二药合用凉血养血活血，使营血恢复而周流无阻，肌肤腠理得养而病自愈。白花蛇舌草清热开玄，清热解毒，利湿通淋，《广西中药志》言白花蛇舌草：“治小儿疳积，毒蛇咬伤，癌肿。”野菊花苦寒之性尤胜，长于清热开玄，解毒消痈，《本草纲目》记载野菊花“治痈肿疔毒”。夏枯草理气开玄，《神农本草经》：“破癥，散瘿结气，脚肿湿痹”，可清肝火、平肝阳、舒肝郁、散痰核、散结消肿。车前草清热利尿，透热于下。皂角刺、酒大黄入血分，活血开玄、消散瘀滞、通畅血脉。远志、浙贝母化痰开玄，而荡涤邪秽。诸药共奏宣解通透、清热化湿、消痈止痒之功。二诊患者痈毒已透，故单用“麻黄连翘薏苡仁汤”加减调治，以解表疏腠扩络，清热解毒散结。

按语：妇人外阴部及外阴一侧或两侧，肿胀疼痛者，称为“阴肿”。亦称“阴户肿痛”。本病始见于《诸病源候论》。该书云：“夫妇人阴肿者，是虚损受风邪所为，胞经虚而有风邪客之，风气乘于阴，与血气相搏，令气血否涩，腠理壅闭，不得泄越，故令阴肿也。”女性外阴及阴道瘙痒，甚则痒痛难忍，坐卧不宁，或伴带下增多者，称为“阴痒”，又称“阴门瘙痒”。《肘后备急方》首载治疗“阴痒汁出”“阴痒生疮”的方药。西医学的外阴炎、前庭大腺炎、前庭大腺囊肿、前庭大腺脓肿、外阴血肿、外阴瘙痒症、外阴炎、阴道炎及外阴色素减退性疾病等均可参照本病辨证治疗。宣通医学认为，本病多因肝经湿热下注阴部，导致湿热壅腠，壅滞前阴，经脉失畅。治疗当以解表疏腠扩络，使分布于机体表里上下各层次的“玄微府”充分开通、流畅，使津液营血流行通达，气机出入升降有序，如此阴部的玄府络脉也相应扩展，络脉扩张充盈的同时全身皮毛的经络亦随之扩展，达到启毛窍、行气血、和营卫、解毒散结、清热化湿、消痈止痒的功效。

（二）盆腔炎

胡某，女，31岁，2024年5月8日首诊。

主诉：小腹连及腰部疼痛2周。

现病史：患者2周前无明显原因及诱因出现小腹疼痛，伴下坠感，连及腰部疼痛，便意频频，排便后疼痛可缓解。

既往史：盆腔炎病史，盆腔积液。

西医诊断：盆腔炎。

中医诊断：腹痛。

中医辨证：痰瘀互结，腠理密塞。

治则：化痰散瘀解节，通透宫腠玄府。

处方：金银花30 g，当归10 g，炒白芍20 g，牡丹皮10 g，酒大黄6 g（后下），薏苡仁30 g，桃仁10 g，黑附子10 g（先煎），干姜10 g，茯苓30 g，桂枝30 g，甘草6 g。14剂，水煎服，日1剂，早晚分服。

二诊：服药后未见明显改善，上方去薏苡仁、桂枝、桃仁，加地榆炭15 g。14剂，水煎服，日1剂，早晚分服。

三诊：患者服药后腹痛缓解，巩固疗效，守上方7剂，水煎服，日1剂，早晚分服。

方解：本方以桂枝茯苓丸加减，方中桂枝温行血脉，牡丹皮、桃仁活血化瘀通腠，芍药调和营卫，缓急止痛，茯苓健脾补中，合而用之，攻坚而不伤正，消瘀而不耗阴。桂枝配茯苓祛宫腠血瘀，以通为用。牡丹皮善通血脉中热结，桂枝配牡丹皮，寒温相济，性较平和；且桂枝配芍药调理阴与阳，茯苓配牡丹皮调理气与血。诸药配伍，药味缓和，活血消癥。加入金银花清热解毒，当归活血化瘀，酒大黄凉血行瘀。《本草经疏》论述薏苡仁："性燥能除湿，味甘能入脾补脾，兼淡能渗湿，故主筋急拘挛不可屈伸及风湿痹，除筋骨邪气不仁，利肠胃，消水肿令人能食。"黑附子温宫腠散寒止痛，干姜温脾肾腠理，再入甘草调和诸药。全方共奏化痰散瘀解结，通透宫腠玄府之效。二诊去薏苡仁、桂枝、桃仁，加入地榆炭凉血敛腠。

按语：盆腔炎性疾病（pelvic inflammatory disease，PID），是指女性上生殖道感染引起的一组疾病，包括子宫内膜炎、输卵管炎、输卵管卵巢脓肿和盆腔腹膜炎。PID可局限于某个部位，也可同时累及几个部位。由于该疾病治疗周期较长，若未及时治疗或治疗不彻底，容易反复发作，发展为盆腔炎性疾病后遗症，造成不孕、异位妊娠、慢性盆腔痛等，严重影响妇女身心健康。

盆腔积液多由盆腔炎引起，本病属于中医学之腹痛、癥瘕、积聚、月经病、带下病、淋浊、疝痛病范畴。湿热成痰，血滞成瘀，痰瘀互结，致腠理密塞是盆腔炎的主要病因，所以化痰散瘀解结、通透宫腠玄府是治疗本病的治法。治疗时应注意，湿热之邪有外感，亦有内生，且正气存内，邪不可干，所以内生湿热多为诱因，而脾虚生内湿才是主因。湿热内蕴与血相搏，阻滞气机，伤及血络，致血瘀内停，不通则痛，常导致本病迁延不愈。

第四节　儿科医案

一、抽动秽语综合征

朱某，男，6 岁，2022 年 4 月 20 日初诊。

主诉：面部抽动 2 个月余，加重 1 周。

现病史：患儿 2 个月前无明显诱因出现轻微频繁眨眼、耸鼻，家长没有放在心上，以为是孩子调皮，一周前患儿症状加重，频繁眨眼、耸鼻、清嗓子，未经治疗来我院门诊就诊。症见：患儿神志清楚，精神可，身体瘦弱、面色少华，面部抽动，频繁眨眼、耸鼻、清嗓子，平时懒动，纳、眠可，小便调，大便较稀。舌淡苔薄，脉左关弦滑，右关缓。

既往史：既往无其他慢性病及传染病，否认遗传病史。

西医诊断：小儿抽动秽语综合征。

中医诊断：痉证。

中医辨证：腠理密塞，营卫失济。

治法：解肌疏腠，交济营卫。

处方：柴胡 3 g，煅龙骨 10 g（先煎），煅牡蛎 15 g（先煎），桂枝 6 g，白芍 15 g，蝉蜕 6 g，防风 6 g，白芷 6 g，石菖蒲 6 g，远志 6 g，僵

蚕 6 g，葛根 12 g，甘草 3 g，蜂房 6 g。14 剂，每剂水煎 2 次，每次取药液 50 mL，将 2 次药液充分混合均匀储存，每日早晚两次，每次取药液 50 mL 口服。

二诊：患儿服药后诸症效，面部抽动症转明显减轻，停药后稍有反复，近期晨起怕冷，需要盖被子缓一会才能起床，纳、眠可，二便调。舌淡苔薄，脉左关弦滑，右关缓。处方：黄芪 10 g，白术 6 g，防风 6 g，白芍 12 g，桂枝 6 g，煅龙骨 15 g（先煎），煅牡蛎 15 g（先煎），干姜 4 g，蝉蜕 6 g，僵蚕 6 g，石菖蒲 3 g，远志 3 g，甘草 3 g，白附子 3 g，白芷 6 g，蜂房 6 g，葛根 12 g。14 剂，每剂水煎 2 次，每次取药液 50 mL，将 2 次药液充分混合均匀储存，每日早晚两次，每次取 50 mL 口服。

三诊：患儿服药后诸症效，面部抽动明显好转，眨眼、耸鼻、清嗓子频次明显减少，无明显怕冷，纳、眠可，二便调。舌淡苔薄，脉左关弦滑，右关缓。处方：上方去煅龙骨，加姜半夏 6 g。14 剂，每剂水煎 2 次，每次取药液 50 mL，将 2 次药液充分混合均匀储存，每日早晚两次，每次取 50 mL 口服。

四诊：患儿已无明显面部抽动，近期因天气变化剧烈而感冒，现鼻塞、流涕，舌淡脉弦。予处方：麻黄 3 g，连翘 6 g，黄芩 6 g，白芷 6 g，牡丹皮 3 g，苍耳子 6 g，蜂房 6 g，枳实 6 g，桔梗 6 g，杏仁 6 g，姜半夏 6 g，干姜 3 g，防风 6 g，蝉蜕 6 g，僵蚕 6 g。7 剂，每剂水煎 2 次，每次取药液 50 mL，将 2 次药液充分混合均匀储存，每日早晚两次，每次取 50 mL 口服。

方解：方中柴胡味辛、苦，疏肝解郁，能清泄少阳经脉之郁热，其质轻又可达元神之侧路。龙骨味甘、涩，性微寒，可镇惊安神，平肝潜阳，收敛固涩，牡蛎味咸、涩，性微寒，重镇安神，平肝潜阳，收敛固涩，两药相须为用，镇潜固涩，养阴摄阳，阴精得敛，阳气得潜，阴阳调和。故《素问·生气通天论》曰：“陈阴阳，筋脉和同，骨髓坚固，气血皆从。如是则内外调和，邪不能害，耳目聪明，气立如故。”《神农本草经》云：“龙骨，味甘、平，主治心腹鬼注，精物老魅……牡蛎，味咸平，主治伤寒寒热，温疟洒洒，惊恚怒气，除拘缓。”桂枝辛温通阳，芍药酸苦而凉，可益阴敛营荣腠柔筋缓痉，葛根疏腠缓肌，三药合用以调营卫，和肝血、养肝筋，共奏解肌疏腠，交济营卫，精则养神，柔则养筋解痉之功。蜂房祛风，《神农本草经》曰："味苦，平，主治惊痫，瘛疭。"蝉蜕息风止痉。僵蚕，其性平和，《本草备要》言其"僵而不腐，得清化之气"，可息风止动，化痰消结而不伤正。僵蚕虽为息风之药，然其清轻之性亦不会镇压肝气升发，以防引发变证。蜂房、蝉蜕、僵蚕三药相合，既能疏外风以透表，又能息内风以止痉。防风、白芷既能祛风除湿，又可止痉。甘草益气健脾，调和诸药。诸药合用调和阴阳、潜阳入阴、祛风除湿、息风止痉，切中病机，达到《素问·生气通天论》中曰："骨正筋柔，气血以流，腠理以密"，"阴平阳秘，精神乃治"的状态。二诊时，患儿抽动症状改善，但其近期起床时怕冷怕风，加黄芪、白术、防风组成玉屏风散补气密腠固表，干姜温中散寒，再酌白附子息风兼顾主症。三诊时，患儿抽动症状明显改善，去煅龙骨，加姜半夏辛散，温通化痰。患儿四诊时已无明显抽动，特来治疗其他疾病。

按语：儿童抽动秽语综合征是儿科常见的儿童神经系统运动障碍性疾病，多见于4～16岁儿童，男性多于女性，具有反复发作倾向，主要表现为头、面、颈、躯干或肢体多发性抽动语言痉挛。常见症状有频繁眨眼、耸肩、努嘴、面部抽动、点头、摇头、四肢抽动以及抽鼻声、干咳声、清嗓音等。患儿在睡眠或精神欢快时抽动停止，情绪紧张时病情加重，如不及时治疗，会影响患儿正常学习和生活，甚至导致心理疾病。目前，对本病的病因和发病机制尚未完全阐明，西医治疗多采用多巴胺受体阻滞剂，如硫必利、氟哌啶醇等药物，但在药物使用过程中，患儿易出现嗜睡、过度镇静、锥体外系反应、体质量增加等不良反应。根据患儿的临床表现，中医将本病归属于"慢惊风""抽搐""筋惕肉瞤""肝风"等范畴，病因与先天禀赋不足、感受外邪、围生期异常事件、情志不畅及饮食不节等因素有关，病位在肝，与心、脾、肾密切相关，病机属本虚标实，肝肾阴虚、脾气虚弱为本，风痰郁阻、阳亢风动为标，治疗常以平肝滋阴息风、健脾化痰利湿为法，但临床疗效多不尽人意。仲景以痉立论，根据腠理玄府开阖的虚实，分为刚痉、柔痉。据此患儿的临床症状，诊断为痉证，辨证为腠理玄府密塞，气机不畅，郁而化火，营卫失济，营虚卫强，筋脉失养而拘急生风之相。符合《素问·生气通天论》“阳强不能密，阴气乃绝”，“阴不胜其阳，则脉流薄疾，并乃狂”的演变病机，治当解肌疏腠，交济营卫，益营荣腠柔筋、和卫止痉为主。

二、鼻炎

杨某，男，9岁，2024年4月30日初诊。

主诉：鼻痒、喷嚏、鼻塞、流涕间作2年。

现病史：患儿自2年前出现鼻痒，鼻塞，流清涕，2周前诸症又复。晨起喷嚏频作，清涕涟涟，鼻痒难耐，时欲揉鼻，鼻塞晚间明显，眼痒常揉，咳嗽，有痰不会咳吐，胃纳颇佳，喜食煎炸肉食，夜寐鼾鸣，时有磨牙，晨起口臭，大便二三日一行，质偏干。舌暗红，苔黄微腻，脉微数。

既往史：既往无其他慢性病及传染病，否认遗传病史。

西医诊断：过敏性鼻炎。

中医诊断：鼻鼽。

证型：湿黏鼻窍，玄府不利。

治则治法：开宣鼻窍，芳香化湿。

处方：柴胡6 g，枳实6 g，桔梗6 g，黄芩6 g，石菖蒲6 g，白芷6 g，干姜6 g，细辛3 g，苍耳子6 g，甘草3 g，瓜蒌10 g。14剂，水煎服，日1剂，早晚分服。

2024年5月20日复诊，服上方效，继续调理。处方：守上方14剂，水煎服，日1剂，早晚分服。

方解：方中柴胡味苦、平，疏肝腠理玄府，畅气解郁且能升举清阳，《长沙药解》谓其：“降胆胃之逆，升肝脾之陷。”枳实味苦、寒，可下气泄腠理开玄府。桔梗味苦、辛，辛开苦降，能宣泄腠理，《长沙药解》言其：“散结滞而消肿硬，化凝郁而排脓血，疗咽痛如神，治肺痈至妙，善下冲逆，最开壅塞。”枳实配柴胡、桔梗，升降有序，可疏腠开玄畅气机，升清降浊。细辛味辛、温，走窜善于开窍，《本草经集注》言其“温中，下气，破痰，利水道，开胸中，除喉痹，鼻，风痫、癫疾，下乳结……”石菖蒲辛、微温，可豁痰开窍，能散腠理、利九窍、通玄府，故能畅开鼻窍；白芷辛、温，气味芳香，能开鼻窍；苍耳子辛、温，善通鼻窍。石菖蒲、细辛、白芷、苍耳子四味药相配，可畅开鼻窍，配伍瓜蒌疏腠阔玄，其洗垢除烦，祛除痰湿。全方主以辛温药物开通鼻窍，共奏开宣鼻窍、芳香化湿之功。

按语：过敏性鼻炎是由 IgE 介导的，以鼻塞、鼻痒、流清涕、发作性喷嚏、嗅觉功能下降为主要临床症状的慢性炎症性疾病。针对该病症的发生，西医多通过糖皮质激素、抗组胺药物等控制，但不良反应较多，且远期疗效较差。过敏性鼻炎属中医“鼻鼽”范畴，该病主要因肺脾虚弱，腠理疏松，卫表不固，风寒外邪乘虚而入，犯及鼻窍，邪正相搏，津液停聚，鼻窍壅塞所致。本证患儿表现为有痰难吐，喜食油腻炸物，易生痰湿，而舌苔又见黄腻，可知痰湿已成，湿黏鼻窍，治疗当开通鼻窍，芳香化湿。

第五节　男科医案

一、不育

刘某，男，32 岁。2024 年 4 月 16 日初诊。

主诉：备育 1 年半。

现病史：患者结婚1年半，未避孕未育1年半。检查见精子活力下降。现症见：双下肢怕冷，手足心汗出，周身乏力，小便黄，早泄，腰痛，大便不成形。纳、眠可，二便调。舌淡，苔薄白，脉弦。

既往史：鼻炎病史 8 年，荨麻疹反复发作多年。

西医诊断：不育症。

中医诊断：不育症。

中医辨证：脾肾阳虚，腠虚精少。

治则：温补脾肾，填精充腠。

处方：熟地黄 24 g，山茱萸 12 g，泽泻 15 g，茯苓 20 g，炒山药 20 g，车前子 15 g（包煎），肉桂 6 g，附子 6 g（先煎），干姜 6 g，淫羊藿 30 g，菟丝子 12 g。14 剂，水煎服，日 1 剂，早晚分服。

二诊：患者服药后自述未觉明显变化，舌脉同前。上方加细辛 6 g，鹿角霜 6 g。14 剂，水煎服，日 1 剂，早晚分服。

三诊：患者服药后出现盗汗，口干苦，纳、眠可，大便偏干，小便可。舌淡，苔薄白，脉弦。上方去细辛、泽泻、茯苓、附子，加白芷 6 g，苍耳子 12 g，肉苁蓉 10 g，牡丹皮 10 g。14 剂，水煎服，日 1 剂，早晚分服。

四诊：服上方诸症效，患者诉未见明显不适，纳、眠可，二便调。舌淡，苔薄白，脉弦。守上方 14 剂，水煎服，日 1 剂，早晚分服。

方解：处方以济生肾气丸加减温肾益精充腠，郑钦安在《医理真传》中云："非附子不能挽欲绝之真阳，非姜术不足以培中宫之土气"，方中附子以益火之源，肉桂可引火归原，以防虚阳外浮。干姜温脾肾腠理，又加菟丝子温补固精、平补肾阳，淫羊藿补肾壮阳。经曰"动则养阳"，阳气生又可推动精子的运动，提高精子活动率及活力。

二诊时，患者诉未见明显变化，辨证同前，在上方基础上加用细辛温肺腠，宣发上焦玄府腠理，上通则下畅。加入鹿角霜以治肾寒羸瘦，生阳气，补精髓。

三诊时，患者出现口干、口苦，盗汗，表明温里药物虽有散寒布津之效，亦可因其药性偏于燥烈，存在耗津伤液之弊，去细辛、附子等辛温辛热之品，同时去泽泻、茯苓以防伤津更过。酌加肉苁蓉等甘温柔润之品，平补而不生燥热，少火生气以助元阳；牡丹皮辛散苦泄微寒，善降火生津。因患者有鼻炎病史，故加入白芷、苍耳子宣通鼻腠。

四诊时，患者服药诸症效，效不更方，继服上方巩固疗效。

按语：男性不育症的发病率占 30%，临床上把男性不育分为性功能障碍和性功能正常两类，后者依据精液分析结果可进一步分为无精子症、少精子症、弱精子症、精子无力症和精子数正常性不育。男性生育能力下降是影响不育的主要原因，其中年龄因素、环境因素、生活习惯、遗传因素、病理因素等诸多因素均会影响男性生殖健康，出现不育问题。

男性不育症属中医学“无子”范畴，中医学对于男性生育的认识主要是通过《黄帝内经》的“肾主生殖”理论来阐述的。《素问·六节藏象论》言：“肾者，主蛰，封藏之本，精之处也。”男性生育以肾为本，以精为用，肾精亏虚是男性不育症的直接病因，而饮食失调、情志内伤、久病劳倦、毒邪侵袭等病理因素也可以损伤其他脏腑，进而伤及肾精，造成肾精亏虚，导致不育。肾阴是精子形成的物质基础，而肾阳是精子产生的原动力。肾气充盛，温煦脾阳，脾气健运，消化吸收水谷精气，滋养肾精。

该患者精子活力下降，多与“阳化气”不足有关，肾阳虚衰，肾中阳气无法对精子起到温煦作用，男性肾阳亏虚，肾气化失调，津液蒸腾无力，精液无以化生。手足冷、双下肢怕冷、腰痛、早泄亦为佐证。故脾肾阳虚，腠虚精少为基本病机。治当温补脾肾，填精充腠。

二、遗精

杨某，男，37岁，2024年4月20日初诊。

主诉：遗精7个月余。

现病史：患者7个月前无明显原因及诱因出现梦中遗精，遗精后肛门刺痛，午后夜间手足发热，腰酸痛，耳鸣，尿频，尿急，涩痛，尿浑浊，纳可，眠差，平素性欲望强。舌红苔少，脉弦细。

既往史：既往无其他慢性病及传染病，否认遗传病史。

西医诊断：遗精。

中医诊断：遗精。

证型：阴虚火旺，肾腠不密。

治则治法：滋阴降火，密腠固精。

处方：柴胡10 g，煅龙骨30 g（先煎），煅牡蛎30 g（先煎），牡丹皮10 g，山栀子10 g，龟甲24 g（先煎），鳖甲18 g（先煎），金樱子10 g，芡实10 g，远志10 g，地骨皮12 g，甘草6 g。14剂，水煎服，日1剂，早晚分服。

二诊：服药后遗精改善，偶有腰酸、耳鸣，小便频，色黄，无尿急、涩痛及尿浑浊等症，大便正常。处方：上方加山茱萸10 g。14剂，水煎服，日1剂，早晚分服。

2024年6月30日，电话回访，患者表示目前已无遗精表现，小便基本正常。

方解：《金匮要略》云："夫失精家，少腹弦急，阴头寒，目眩，发落，脉极虚芤迟，为清谷，亡血，失精。脉得诸芤动微紧，男子失精，女子梦交，桂枝加龙骨牡蛎汤主之。"龙骨、牡蛎为固精止遗之要药，煅用则收敛密腠之功更甚。《长沙药解》云："龙骨蛰藏闭涩之性，保摄精神，安惊悸而敛疏泄，凡带浊遗泄，崩漏吐衄，一切失精亡血之证皆医。"《长沙药解》亦云："牡蛎咸寒降涩，秘精敛神，清金泄热，安神魂而保精液。凡心悸神惊、遗精盗汗之证皆医，崩中带下、便滑尿数之病俱疗。"柴胡舒畅气机、行散气滞，能发表，能和里，使一身上下玄府通畅。《本草从新》谓其："能散十二经疮疽血凝气聚，功同连翘。"《长沙药解》云柴胡："清胆经之郁火，泄心家之烦热，行经于表里阴阳之间，奏效于寒热往来之会。"柴胡与煅龙骨、煅牡蛎合用，一散一敛，恢复玄府正常开阖功能。芡实甘、涩，平，补益脾肾固精，以助龙骨、牡蛎之力。《本草新编》谓："芡实不特益精，且能涩精补肾。"《本草崇原》云："禀秋金收敛之气，故治三虚之暴疾，益精气，强志。"龟甲养肝肾精血，鳖甲滋补肝肾阴，二药滋阴而益精，补精血之虚。《本草崇原》云："介虫三百六十，而龟为之长，龟形象离，其神在坎，首入于腹，肠属于首，是阳气下归于阴，复通阴气上行之药也。"《本草崇原》云鳖甲："皮可以贯鼓，肉至补益"，地骨皮、牡丹皮共入阴血分而清虚热，为凉血退热除蒸之绝佳搭档，《本草崇原》云地骨皮"气味苦寒。主去骨热、消渴"。《本草经疏》记载："牡丹皮，其味苦而微辛，其气寒而无毒，辛以散结聚，苦寒除血热，入血分，凉血热之要药也。"栀子苦寒，开玄泄热，《长沙药解》云栀子"清心火而除烦郁，泄脾土而驱湿热，吐胸膈之浊瘀，退皮肤之熏黄"。地骨皮、牡丹皮、栀子合用，阴亏阳盛之热可除。二诊时，患者感觉良好，说明方证对应，故原方基础上加山茱萸巩固调理。

按语：遗精是指以不因性活动而精液自行频繁泄出为主症的疾病，常伴有头昏、精神萎靡、腰腿酸软、失眠等。因梦而遗精者称为梦遗；无梦而遗精，或清醒时无性刺激情况下精液流出者称为滑精。春秋战国时期，《黄帝内经》首次记载了本病，称遗精为“精时自下”。《灵枢·本神》曰：“恐惧而不解则伤精，精伤骨酸痿厥，精时自下”，指出遗精与情志内伤有关。东汉张仲景在《金匮要略·血痹虚劳病脉证并治》称为“失精”，病因于虚劳，谓：“夫失精家，少腹弦急，阴头寒，目眩，发落”，“梦失精，四肢酸疼，手足烦热，咽干口燥”，创桂枝加龙骨牡蛎汤以调和阴阳、固涩精液。宋代许叔微首次提出遗精和梦遗，《普济本事方·膀胱疝气小肠精漏》云：“梦遗不可全作虚冷，亦有经络热而得之。”宣通医学认为本病因由劳心太过、欲念不遂、饮食不节、恣情纵欲等因素，引起肾腠不密，而致肾失封藏，精关不固。治疗上总以密腠涩精为主。

三、早泄

张某，男，30 岁，2024 年 5 月 10 日初诊。

主诉：射精过快 1 年余。

现病史：射精过快（1 min 以内），性欲淡漠，情绪易怒，勉强行房，进而不深，精液即泄，甚至将行之时，精液泄出，精液稀薄不稠。自觉疲乏，房事后易出汗，食凉后易腹泻，眠差，难入睡，尿频，近期体重无明显变化。舌淡红，苔白厚，脉迟细。

既往史：既往无其他慢性病及传染病，否认遗传病史。

西医诊断：早泄。

中医诊断：早泄。

病因病机：肾腠不固。

治则治法：固肾密腠，涩精止遗。

方药：黄芪 30 g，煅龙骨 30 g（先煎），煅牡蛎 30 g（先煎），牡丹皮 10 g，栀子 10 g，桂枝 15 g，白芍 30 g，山茱萸 12 g，远志 10 g，金樱子 15 g，芡实 12 g，五味子 6 g。14 剂，水煎服，日 1 剂，早晚分服。

二诊：服药后，大便不成形，小便次数多。舌淡红，苔白，脉迟。处方：熟地黄 24 g，山茱萸 10 g，泽泻 10 g，茯苓 20 g，炒山药 15 g，车前子 10 g（包煎），菟丝子 12 g，枸杞子 12 g，补骨脂 6 g，鹿角胶 6 g（烊化），益智仁 6 g，巴戟天 10 g，肉苁蓉 10 g，附子 6 g（先煎），五味子 6 g。14 剂，水煎服，日 1 剂，早晚分服。

三诊：早泄改善，平素易汗出，起夜 2 次，血压 120/80 mmHg 大便不成形。舌淡红，苔白，脉迟。处方：柴胡 10 g，鹿角霜 6 g（冲），煅牡蛎 30 g（先煎），牡丹皮 10 g，山栀子 10 g，山茱萸 12 g，芡实 12 g，炒山药 15 g，金樱子 12 g，龟甲（先煎）18 g，远志 10 g，甘草 6 g。14 剂，水煎服，日 1 剂，早晚分服。

方解：初诊方为桂枝甘草龙骨牡蛎汤加减。煅龙骨，味甘、涩，敛汗固精；煅牡蛎，味咸，性寒，敛阴潜阳，二者配合收敛固涩效更强，可固密过疏之腠理。金樱子，固精止泻，《名医别录》言其："止遗泄。"芡实，补肾固精止泻，《本草纲目》言其："止渴益肾。治小便不禁，遗精，白浊，带下。"五味子味酸，性温，敛肺止咳，生津敛汗。山茱萸性微温，味酸、涩，可补肾密腠，《雷公炮炙论》言其："壮元气，秘精。"金樱子、芡实、五味子、山茱萸相配，能密腠固精。牡丹皮，清泄腠理，能凉血以清瘀久所化之热；栀子味苦，性寒，可泄腠理郁热，《长沙药解》言其："清心火而除烦郁，泄脾土而驱湿热"，二者相配可清腠理郁热。黄芪味甘，气平，能益气充腠，补气固表；桂枝甘、辛，气香，性温，能温散腠理，《长沙药解》言其"善解风邪，最调木气，升清阳脱陷"；白芍味酸、微苦、微寒，润腠阖玄府，《长沙药解》言其"崩漏胥断，泻痢与淋带皆灵，痔瘘共瘰疬并效"，可见白芍收敛之用。黄芪、桂枝、白芍相配，可益气密腠固精。远志，味苦，温，《神农本草经》言其"主咳逆伤中，补不足，除邪气，利九窍，益智慧，耳目聪明，不忘，强志倍力"。全方共奏固肾密腠、涩精止遗之效。

按语：早泄是指过早的射精，但射精的早迟与夫妇的年龄、体质、性事经验、精神因素、同房次数和性欲以及情欲高潮出现的快慢有关。《沈氏尊生书》将本病的表现描述为"未交即泄，或乍交即泄"。《石室秘录》则认为过早射精、阴茎软缩，是由于肾之开阖功能失常引起，所谓"见色倒戈者，关门不守，肾无开阖之权矣”。《金匮要略·血痹虚劳病》：“夫失精家，少腹弦急，阴头寒，目眩发落，脉极虚芤迟，为清谷、亡血、失精。脉得诸芤动微紧，男子失精，女子梦交，桂枝龙骨牡蛎汤主之。”本案患者自觉疲乏、房事后易出汗，明显腠理过于疏松，不能固护肾精，故治疗当固肾密腠，涩精止遗。选桂枝龙骨牡蛎汤加减，方中桂枝、白芍和营卫以调气血（阴阳），加龙骨、牡蛎镇动悸而敛浮越，配合金樱子、芡实、五味子、山茱萸能固涩滑脱，固密腠理。

第六节　肿瘤科医案

一、肺癌

赵某，男，50岁，2021年10月8日初诊。

主诉：活动后胸闷、憋气伴咳嗽3个月余。

现病史：患者4个月前于当地医院行肺癌切除术（具体不详），术后恢复良好，出院休养，后出现胸闷、憋气、咳嗽症状，于当地医院进行检查和诊疗，效果不佳。现症见：劳累、活动后感胸闷、憋气伴咳嗽，咳白痰，质黏难咳出，周身乏力，无头晕、头痛，无胸痛，无怕热、怕冷，无腹胀、腹痛。纳可，眠差，易醒，大便不成形，粘马桶，小便调。舌淡红，苔薄白，脉沉缓。

既往史：既往无其他慢性病及传染病，否认遗传病史。

西医诊断：肺癌术后。

中医诊断：虚劳。

病因病机：气虚腠闭，痰湿互结。

治法治则：益气充腠，化痰散结。

处方：柴胡6 g，枳实15 g，姜半夏15 g，黄芩10 g，瓜蒌30 g，金荞麦30 g，白花蛇舌草30 g，浙贝母10 g，仙鹤草20 g，干姜10 g，人参10 g，白芥子6 g，细辛6 g，煨诃子肉12 g，葶苈子15 g（包煎），石菖蒲10 g。14剂，水煎服，日1剂，早晚分服。

二诊：服上方诸症效。周身乏力及咳嗽、咳痰较前减轻，晨起后感胸闷、憋气，稍微活动后胸闷、憋气感减轻。纳、眠可，夜尿频，小便1～3次/夜，大便已成形。舌淡红，苔薄白，脉沉。处方：上方去煨诃子肉，加石韦15 g。14剂，水煎服，日1剂，早晚分服。

三诊：服上方诸症效。胸闷憋气较前明显缓解，咳嗽咳痰较前减轻，咯白痰。纳可，眠差，情绪不佳影响睡眠，夜尿1～2次/夜，大便可。舌淡红，苔薄白，脉弦细。

体格检查：2021年11月4日（本院）查胸部CT提示，①符合右肺中叶术后改变；②左肺上叶及右肺下叶小结节。

处方：柴胡6 g，枳实15 g，瓜蒌15 g，黄芩10 g，姜半夏20 g，金荞麦30 g，石韦15 g，夏枯草30 g，车前草30 g，白花蛇舌草30 g，浙贝母10 g，玄参15 g，白芥子6 g，葶苈子15 g（包煎），石菖蒲10 g，合欢皮15 g。14剂，水煎服，日1剂，早晚分服。

四诊：服上方诸症效，胸闷憋气明显好转，失眠明显缓解，纳可，小便调，大便不成形，黏马桶。舌淡红，苔薄白，脉弦滑。处方：三诊处方未变，14剂，水煎服，日1剂，早晚分服。

方解：本病是肺癌术后，元气大伤，三焦腠理因气虚陷下而闭塞，上焦腠理玄府不开，中焦腠理玄府不通，下焦腠理玄府失阖。三焦腠理玄府失畅，气机不利。《伤寒论后条辨》："夫不通属下焦者从导，不通属上焦者从升，小柴胡汤主之。"小柴胡汤中柴胡辛散，疏腠理开玄府，恢复肝气升发的功能，黄芩苦寒以清泄上焦腠理郁热；半夏可祛痰降气；人参大补元气充三焦腠理，助三焦玄府开阖启闭有序，营卫内外上下出入有常。仙鹤草、诃子肉收腠、涩腠、密腠，实卫固脱补虚。石韦、车前草、葶苈子宣解通透上下腠理玄府、畅气机。枳实下气通腠，泄热破结，《雷公炮制药性解》载枳实可"主消胸中之痞满，逐心下之停水，化日久之稠痰"。瓜蒌疏腠阔玄府以宽气道，黄元御在《长沙药解》载瓜蒌"清心润肺，洗垢除烦，开胸膈之痹结，涤涎沫之胶黏，最洗瘀浊，善解懊侬"。枳实、瓜蒌相合有阔腠宽胸畅气之效。石菖蒲辛散温通，芳香而散，利九窍通玄府。夏枯草、玄参、浙贝母清热散结，《本草正》谓浙贝母“大治肺痈、肺痿、咳喘、吐血、衄血，最降痰气，善开郁结，止疼痛，消胀满”。为防寒性和收涩药物涩腠密腠太过滞气机，故配伍干姜、细辛、白芥子开腠、散腠且均有辛温化痰之功。金荞麦及白花蛇舌草均是抗癌解毒之品，为援药。上药相伍，共奏益气充腠阔玄府、宽胸畅气化痰瘀之功。

按语：患者既往肺癌，经手术治疗后出现活动后胸闷、憋气伴咳嗽等症状，属中医“虚劳”范畴。肺癌作为一种慢性消耗性疾病，其临床表现本与古代医家所述虚劳极为贴切，而经过手术治疗的患者，虽延长了生存期，但也在一定程度上损伤人体阴阳气血，且手术本身对患者自身组织器官具有极大伤害，使患者正气更衰，气血津液诸不足更甚，使得虚劳日久难复。正如《证治准绳》所云，为：“不因气动而病生于外，外受有形之物所伤”，手术使有形之“血肉筋骨受病”，又损无形之气精，进一步耗损人体气血阴阳，实为《医学入门·破伤》所述“其实乃气血俱虚也”。《素问·脏气法时论》云“肺病者，喘咳逆气……汗出，尻阴股膝髀腨胻足皆痛，虚则少气不能报息”，故诊为虚劳。《太平圣惠方·治肺虚补肺诸方》：“若肺虚则生寒，寒则阴气盛，阴气盛则声嘶，语言用力，颤掉缓弱，少气不足，咽中干，无津液，虚寒之气，恐怖不乐，咳嗽及喘，鼻有清涕，皮毛焦枯，诊其脉沉缓者，此是肺虚之候也。”本案是肺癌术后，元气大伤，三焦腠理因气虚陷下而闭塞，上焦腠理玄府不开，中焦腠理玄府不通，下焦腠理玄府失阖。三焦腠理玄府失畅，痰湿浊瘀互结，气机不利。故应益气充腠阔玄府，宽胸畅气化痰瘀。

二、子宫癌

于某，女，49岁，2021年8月25日初诊。

主诉：腰痛、腹痛4个月，加重1周。

现病史：患者4个月前于当地医院行子宫癌切除术，术后恢复良好后出院。出院后时感腰痛、腹痛，持续时间较长，难以缓解，于当地医院诊疗后未见明显好转。近1周上述症状加重，遂来我院门诊。现症见：腰痛，腹痛，双手关节肿痛，腹胀，小便灼热感，无头晕、头痛，无胸闷、胸痛，无恶心、呕吐，无咳嗽、咳痰，无腹泻，月经初潮 $13\frac{4\sim6}{29}49$，胎 1 产 1。纳、眠可，大便调，小便灼热感。舌淡红，苔薄白，脉细。

既往史：既往无其他慢性病及传染病，否认遗传病史。

西医诊断：子宫癌术后。

中医诊断：癥瘕。

中医辨证：气虚腠萎，玄府不畅。

治法治则：充腠开玄，宣通瘀结。

处方：黄芪 60 g，当归 15 g，甘草 10 g，薏苡仁 30 g，酒大黄 10 g（后下），白芍 30 g，醋延胡索 10 g，牡丹皮 10 g，全桃仁 10 g，金银花 30 g，蒲公英 30 g。14 剂，水煎服，日 1 剂，早晚分服。

二诊：服上方诸症效。患者自述服药后感觉良好，仍有腰痛、腹痛，持续时间较前缩短，双手关节疼未见改善，仍有小便灼热感。纳、眠可，大便调。舌淡红，苔薄白，脉细尺涩。处方：上方加白花蛇舌草 30 g，连翘 30 g，车前草 30 g。14 剂，水煎服，日 1 剂，早晚分服。

三诊：服上方患者自诉腰至腿痛、腹痛减轻，仍有双手关节肿痛，腹胀，矢气多，大便时排气多，小便频数但无灼热感，肩背部偶有疼痛，畏风怕冷，久坐腹胀气。纳、眠可，夜尿 2 ~ 3 次 / 夜，大便调。舌淡红，苔薄白，脉细涩。实验室检查：白细胞计数低。处方：黄芪 30 g，当归 15 g，白芍 30 g，金银花 30 g，白花蛇舌草 30 g，薏苡仁 30 g，酒大黄 6 g（后下），附子 12 g（先煎），石菖蒲 10 g，醋延胡索 10 g，怀牛膝 15 g，车前草 30 g，细辛 8 g，干姜 6 g，甘草 6 g。14 剂，水煎服，日 1 剂，早晚分服。

四诊：服上方诸症效。服药期间未再腹痛，肩背部疼痛偶发 1 次，腹胀较前明显减轻，纳、眠可，夜尿 1 ~ 2 次 / 夜，大便调。舌淡红，苔薄白，脉滑。为巩固疗效，前来复诊。效不更方，守上方 14 剂善后。

方解：患者子宫癌术后 4 个月，病体正虚，气虚腠萎，营卫、气血、津液运行受阻而积聚，玄府不畅，腠理闭塞，郁热不得泄越，则热毒内蕴三焦腠理“留而不去，传舍于经，在经之时，洒淅喜惊。留而不去，传舍于输，在输之时，六经不通，四肢则肢节痛，腰脊乃强。留而不去，传舍于伏冲之脉，在伏冲之时，体重身痛，留而不去，传舍于肠胃，在肠胃之时，贲响腹胀，多寒则肠鸣飧泄，食不化，多热则溏出糜。留而不去，传舍于肠胃之外、募原之间，留著于脉，稽留而不去，息而成积。或著孙脉，或著络脉，或著经脉，或著输脉，或著于伏冲之脉，或著于膂筋，或著于肠胃之募原，上连于缓筋，邪气淫泆，不可胜论”（《灵枢·百病始生》）。治当益气充腠扩络以行血活血化瘀，宣解通透三焦腠理玄府以助解毒药泄热外出。

方中黄芪补气充腠开玄扩络，以助当归、白芍养血荥腠，通络止痛。而白芍本身又可以止腹痛，利小便，《本草经集注》载白芍："主治邪气腹痛，除血痹，破坚积，寒热，疝瘕，止痛，利小便，益气。"《名医别录》："通顺血脉，缓中，散恶血，逐贼血，去水气，利膀胱大小肠，消痈肿，时行寒热，中恶，腹痛，腰痛。"醋延胡索、牡丹皮、桃仁通腠活络化瘀，行气止痛。醋延胡索辛散温通，善治气滞血瘀。桃仁不去皮尖者，以其皮赤能入血分，尖乃生发之机，又善通气分。细辛，辛温解表，发腠理，开玄府泄热，酒大黄辛苦发散，通泄三焦腠理玄府，具有泻下攻积、凉血止血、泻火解毒、活血祛瘀、清泻湿热等功效，与细辛配伍具有宣解通透三焦壅热，并助蒲公英、金银花、连翘、车前草清上通下腠理玄府，利湿通淋，泄热外出。白花蛇舌草消除肿毒，具有援药之功。三诊，患者自诉腰至腿痛、腹痛减轻，仍有双手关节肿痛，腹胀，矢气多，大便时排气多，小便频数但无灼热感，肩背部偶有疼痛，畏风怕冷，久坐腹胀气，乃是苦寒通淋太过，气不得还，或留止，"或为风肿汗出，或为消瘅，或为寒热，或为留痹，或为积聚"（《灵枢·五变》）。故加黑附子、干姜温阳以助三焦腠理通行元气，气化津液，升举阳气。上药充腠荥腠与温腠通腠相得益彰，共俱宣解通透三焦腠理玄府以泄热解毒，祛除留瘀之功。

按语："瘕"首载于《黄帝内经》，"癥"始见于《神农本草经》。隋代巢元方最早对"癥瘕"作具体的描述，"块盘牢不移动者，是癥也""若病虽有结瘕，而可推移者，名为瘕"。癥瘕涵盖了现代的许多疾病，顾思纯等对癥瘕的病症范围进行了系统的论述，认为在人体范围内，凡符合聚集有形，即“有形可征”或者“假物成形”特点的结块，都可被纳入癥瘕、积聚的病证范畴（积聚，癥瘕之别名），不论是宏观的或微观的、局部或广泛的，还是肉眼所见或其他精密设备所见。女子癥瘕属于妇科杂病，专指妇女下腹的结块，可伴随胀、满、痛不适感。癥者，其形可征，按之坚硬成块，位置固定不移，推揉之不散，痛有定处；瘕者，痞满而无形，时聚时散，推揉可移动，痛无定处。临床上，癥瘕不能截然分开，故常并称。现代西医学上的女性生殖系统肿瘤、盆腔炎性包块、多囊卵巢综合征、卵巢过度刺激综合征、卵巢子宫内膜异位囊肿、子宫腺肌症、异位妊娠陈旧性包块等都可归属本病范畴。癥瘕的病因责之于“瘀血”和“寒积”两个方面，用药当消补兼施、顾护正气。对于瘀血阻于冲任的癥瘕，以扶正祛瘀为主。癥瘕日久损伤正气，易成本虚标实之证，此时既当消其有形之积，又当不忘顾护其本；或其人素体本虚，不耐药物之攻伐，亦当消补兼施。本案患者子宫癌术后不久，病体正虚，气虚腠萎，营卫、气血、津液运行受阻而积聚，玄府不畅，腠理闭塞，郁热不得泄越，则热毒内蕴三焦腠理，留而不去所致。故选用益气充腠扩络以行血活血化瘀，宣解通透三焦腠理玄府以助解毒药泄热外出的治疗法则。

三、胆管癌

郭某，男，50岁，2024年6月4日初诊。

主诉： 胆管恶性肿瘤4期。

现病史： 患者4个月前因胁痛于当地医院诊治，检查结果为胆管恶性肿瘤4期，并转移至胃、腹膜和淋巴结，现口服化疗药物调理，效果不佳。现症见：右侧胁下持续性疼痛，进食难以下咽，恶心，周身乏力，无头晕、头痛，无胸痛，无怕热、怕冷，纳可，眠差，易醒，大便不成形，小便调。舌淡红，舌中有裂纹，苔厚腻，脉滑。

既往史： 既往无其他慢性病及传染病，否认遗传病史。

西医诊断： 胆管恶性肿瘤4期。

中医诊断：积聚。

证型：胆腠郁滞，浊瘀内结。

治法治则：通透腠理玄府，化浊散瘀解结。

处方：柴胡 12 g，枳实 15 g，姜半夏 10 g，黄连 10 g，人参 6 g，白术 15 g，炒白芍 30 g，酒大黄 6 g（后下），竹叶 6 g，炒鸡内金 15 g，砂仁 6 g（后下），石菖蒲 10 g，干姜 10 g，延胡索 10 g，夏枯草 30 g，车前草 30 g。14 剂，水煎服，日 1 剂，早晚分服。

二诊：服上方效，右侧胁下疼痛好转，纳差改善，乏力，睡眠可，二便调。舌淡苔厚，脉滑。处方：柴胡 10 g，枳实 15 g，白术 15 g，黄芩 10 g，熟大黄 10 g（后下），炒鸡内金 15 g，醋白芍 30 g，延胡索 10 g，砂仁 10 g（后下），车前草 30 g，夏枯草 30 g，茵陈 10 g，干姜 10 g，附子 6 g（先煎），人参 15 g，山楂 30 g。14 剂，水煎服，日 1 剂，早晚分服。

三诊：诸症改善，偶有疼痛，乏力，继续调理。舌淡苔白，脉弦。处方：柴胡 10 g，枳实 15 g，黄连 10 g，炒鸡内金 15 g，酒大黄 6 g（后下），砂仁 6 g（后下），人参 10 g，附子 6 g（先煎），干姜 10 g，炒白芍 20 g，石菖蒲 10 g，甘草 6 g，升麻 6 g，鳖甲 18 g（先煎），延胡索 10 g，竹茹 6 g。14 剂，水煎服，日 1 剂，早晚分服。

方解：方中柴胡辛、苦，微寒，能疏腠开玄以解除气机闭郁，可解胆气郁结，《长沙药解》云柴胡："入足少阳胆经。清胆经之郁火，泄心家之烦热，行经于表里阴阳之间，奏效于寒热往来之会。"枳实辛行苦降，理气开玄，化痰散结，《本经》记载枳实："除寒热结。"柴胡配枳实可一升一降，加强舒畅气机之功，并奏升清降浊之效。半夏辛温而燥，功在化痰浊而开玄扩络散结，《名医别录》云半夏："消心腹胸膈痰热满结。"黄连大苦大寒，清热燥湿解毒之力优，能开玄泄热，《长沙药解》云："黄连清君火而泄热也。"酒大黄走而不守，可散瘀结血闭，又可泄下通腑。以上四味药协同增效，共同起通透腠理玄府，化浊散瘀解结之效。夏枯草可疏肝腠、清肝火、平肝阳、散痰核、散结消肿，《神农本草经》记载夏枯草："主寒热、瘰疬、鼠瘘、头疮，破癥，散瘿结气，脚肿湿痹”；车前草清上通下腠理玄府，利湿通淋，泄热外出。夏枯草、车前草相伍开上下，通三焦腠理；二药共助柴胡、枳实、半夏、黄连通透散结之功。炒白芍敛阴和血，补虚开玄，延胡索行气开玄止痛，炒白芍与延胡索合用，共奏开玄通腠止痛之功。肝病及脾，故患者纳差、恶心，故以炒鸡内金开胃腠，清胃肠积滞，以砂仁开脾腠，行脾胃痰阻气滞，二药开中腠、畅气机固脾胃。石菖蒲辛散温通，芳香而散，利九窍，赖以祛痰秽之浊而卫宫城，并能滋养，其香窜力量虽远不如麝香之类，却平常易得，开通心之玄府而交营卫，故能舒心气、畅心神、怡心情、益心志。《黄帝内经》云“邪之所凑，其气必虚”“正气存内，邪不可干”，故以人参、白术、干姜益气温腠充元扶正。二诊时，患者症状改善，苔不及从前厚腻，脉上盛下虚，故去姜半夏，黄连易为黄芩，加茵陈，清热疏腠开玄。加附子温阳益元，助腠气化。三诊时，患者症状好转，病情趋于平稳，故原方思路不变，加升麻、鳖甲等继续巩固调理，鳖甲引诸药直入阴分腠理，升麻又有透散之力，清热透络，引诸药透邪外出，使整方化浊散瘀解结之功再著。

按语：《黄帝内经》认为“瘤”与“营气不通”有关。《灵枢·五变》云：“皮肤薄而不泽，肉不坚而淖泽，如此则肠胃恶，恶则邪气留止，积聚乃作。脾胃之间，寒温不次，邪气乃至，蓄积留止，大聚乃起。”《灵枢·百病始生》云：“温气不行，凝血蕴里而不散，津液涩渗，著而不去，而积皆成矣。”宣通医学流派认为，积聚的发生，乃脏腑内外玄府腠理闭塞，引起营卫气血津液运行受阻所致，肝胆之积名肥气，肝为刚脏，体阴而用阳，喜条达而恶抑郁，郁则肝腠失疏，玄府不畅，易导致气机阻滞，瘀血内结，或兼痰湿凝滞，而成肝胆积聚。肝胆积聚治疗上当开通肝腠玄府，疏畅气机，注重用开玄散瘀药物，活血化瘀、软坚散结。要注意根据病情发展、病机演变，区分不同阶段，适当调整攻补策略。明代李中梓《医宗必读·积聚》指出：“初者，病邪初起，正气尚强，邪气尚浅，则任受攻；中者，受病渐久，邪气较深，正气较弱，任受且攻且补；末者，病魔经久，邪气侵凌，正气消残，则任受补。”

四、肠癌

梁某，男，64 岁，2024 年 5 月 28 日初诊。

主诉：肠癌术后，肝转移 3 个月余。

现病史：患者肠癌术后，B 超示：肝上 7 cm × 7 cm 肿块，转氨酶升高，精神可，纳可，眠差。腹泻严重，近 3 个月体重明显减轻。舌暗红，苔滑腻，脉滑。

既往史：既往无其他慢性病及传染病，否认遗传病史。

西医诊断：大肠癌。

中医诊断：肠蕈。

中医辨证：肠腠密塞，浊瘀内阻。

治则：通透腠理，化浊散瘀。

处方：通闭解结汤加减。夏枯草 30 g，车前草 30 g，枳实 15 g，瓜蒌 15 g，丹参 30 g，砂仁 6 g（后下），姜半夏 9 g，浙贝母 10 g，酒大黄 6 g（后下），石菖蒲 10 g，醋延胡索 10 g，白花蛇舌草 30 g，人参 6 g，海螵蛸 20 g，地榆炭 12 g。14 剂，水煎服，日 1 剂，早晚分服。

二诊：服上方效，腹泻明显减轻，继续调理。处方：去瓜蒌、姜半夏、浙贝母，加白术 15 g，炒白芍 30 g，附子 10 g（先煎），明矾 2 g。14 剂，水煎服，日 1 剂，早晚分服。

方解：方中枳实辛行苦降，入大肠经，破气消积，可通透肠腠玄府，《长沙药解》云枳实："泄痞满而去湿，消陈宿而还清。"大黄走而不守，通腑泄浊，通过泻下祛除胃肠郁热、积滞、浊毒，不仅能使肠胃之玄府开通，气机和调，气液渗灌自如，而且有助于身体其他部位的玄府得以随之开通，所谓"一窍通诸窍皆通，大关通而百关尽通也"(《温疫论》)。《神农本草经》谓大黄："味苦寒。主下瘀血，血闭，寒热，破癥瘕积聚。"枳实和大黄能开通肠胃玄府。姜半夏辛散温通，化痰开玄，《名医别录》曰其："消心腹胸膈痰热满结，咳嗽上气，心下急痛坚痞，时气呕逆。"瓜蒌清热涤痰，宽胸散结润络。浙贝母清热化痰，消痈散结。姜半夏、瓜蒌、浙贝母三者共奏涤痰开玄之功。丹参活血开玄，化瘀通腠，《名医别录》记载丹参："养血，去心腹痼疾结气"，醋延胡索理气开玄，活血扩络，功善止痛，《本草纲目》："延胡索，能行血中气滞，气中血滞，故专治一身上下诸痛。"砂仁温通利湿开玄，石菖蒲开窍豁痰，夏枯草消痈散结，车前草化痰利尿，均有利于肠道玄府的开通。白花蛇舌草苦、寒，有较强的解毒散结、扩络通腠作用，《泉州本草》记载白花蛇舌草："清热散瘀，消痈解毒。"现代研究证明，白花蛇舌草对肿瘤细胞也有明显的抑制作用。诸药共用能开通肠胃玄府，使一身上下表里之玄府开通。二诊时，患者症状明显好转，减化痰散结通腠之瓜蒌、姜半夏、浙贝母，加白术健脾，白芍敛阴止血，附子温通腠理，明矾收敛止血。

按语：历代医著中的"积聚""瘰疬""噎膈""癥""癖""岩""菌""瘕""瘤"等与癌病有相似之处。殷墟甲骨文有"瘤"的记载。《灵枢·水胀》言肠蕈成因为"寒气客于肠外，与卫气相抟，气不得荣，因有所系，瘕而内着，恶气乃起，息肉乃生。其始生也，大如鸡卵，稍以益大，至其大，如怀子之状，久者离岁，按之则坚，推之则移，月事以时下，此其候也"。明代王肯堂《证治准绳·积聚》提出"治疗是病必分初、中、末三法"。张景岳《景岳全书·积聚》提出积聚治疗的"攻、消、散、补"四法。李中梓《医宗必读·积聚》把攻、补两大治法与癌病病程初、中、末三期有机结合，指出治积不能急于求成，可以"屡攻屡补，以平为期"。该患者肠道气机阻滞，瘀血内结，或兼痰湿凝滞，而成肠腑积聚。治疗上当开通肠腠玄府，通泄浊瘀，注重用开玄散瘀药物，活血化瘀、软坚散结。